Die Macht des Schönen

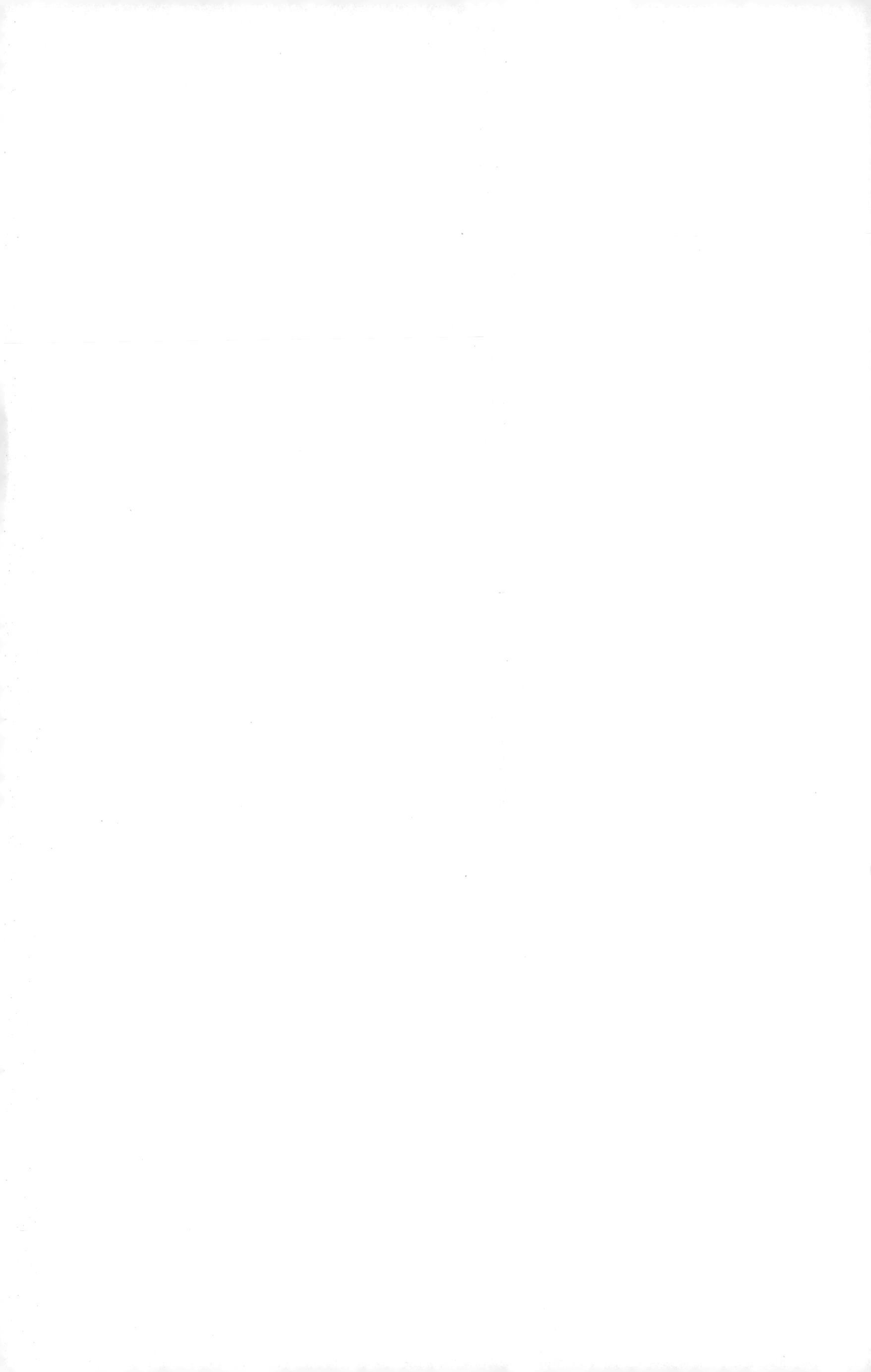

Marga B. Wagner-Pischel
(Hrsg.)

Die Macht des Schönen

Ästhetik zwischen Denken, Fühlen und Heilen

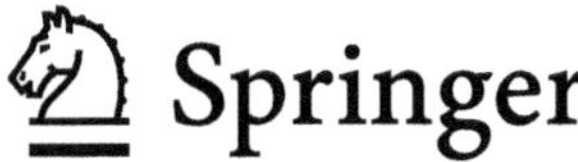

Springer

Hrsg.
Marga B. Wagner-Pischel
(DPU)
Danube Private University GmbH
Krems an der Donau, Österreich

ISBN 978-3-662-72580-1 ISBN 978-3-662-72581-8 (eBook)
https://doi.org/10.1007/978-3-662-72581-8

Die Deutsche Nationalbibliothek verzeichnet diese Publikation in der Deutschen Nationalbibliografie; detaillierte bibliografische Daten sind im Internet über https://portal.dnb.de abrufbar.

Planung: Renate Eichhorn
Lektorat: Karin Dembowsky
Grafik: Herbert Stadler
Springer ist ein Imprint der eingetragenen Gesellschaft Springer-Verlag GmbH, DE und ist ein Teil von Springer Nature.
Die Anschrift der Gesellschaft ist: Heidelberger Platz 3, 14197 Berlin, Germany

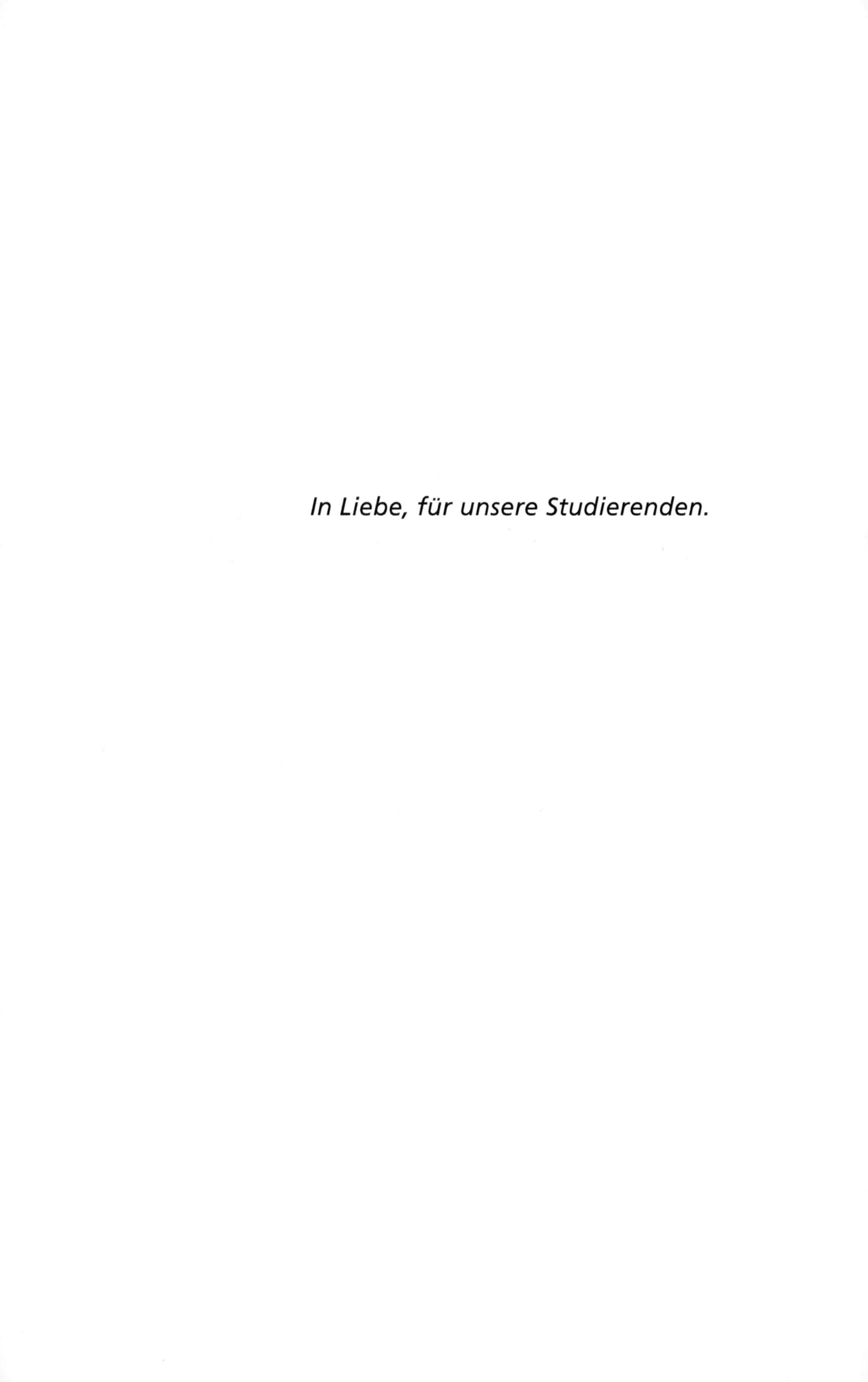

In Liebe, für unsere Studierenden.

Verzeichnis der Autorinnen und Autoren

Prof. h.c. Marga Brigitte Wagner-Pischel (Hrsg.)
Präsidentin und CEO der Danube Private University GmbH

Dr. Guenda Bernegger
Dozentin und Forscherin an der SUPSI; Präsidentin der Società filosofica della Svizzera italiana; stellv. Leiterin des Instituts für Sozialästhetik und psychische Gesundheit, SFU Berlin

Prof. Dr. Michael Hauskeller
Department of Philosophy, University of Liverpool

Prof. Dr. med. Hermes Andreas Kick
Geschäftsführender Direktor, Institut für medizinische Ethik, Grundlagen und Methoden der Psychotherapie und Gesundheitskultur (IEPG), Mannheim

Michael Korth
Autor, Sänger und Librettist, Spezialist für die Musik des Mittelalters

Prof. Dr. Dr. h.c. Karl-Josef Kuschel
Literaturwissenschaftler und Theologe, Katholisch-Theologische Fakultät, Universität Tübingen

Univ. Prof. em. Dr. Thomas Macho
Prof. em. für Kulturgeschichte, Humboldt-Universität Berlin; ehem. Leiter Internationales Forschungszentrum Kulturwissenschaften (IFK) der Kunstuniversität Linz in Wien

Prof. (i. R.) Dr. Dr. h.c. Käte Meyer-Drawe
Ehem. Institut für Erziehungswissenschaft, Ruhr-Universität Bochum

Prof. Dr. Achatz Freiherr von Müller
Em. Professor für Geschichte, Universität Basel

Ao. Univ.-Prof. i. R. Dr. Otto Neumaier
Fachbereich Philosophie an der Gesellschaftswissenschaftlichen (GW) Fakultät der Paris-Lodron-Universität Salzburg

Prof. Dr. Hildegunde Piza
Chirurgin, prägend im Fachgebiet der Plastischen und Wiederherstellungschirurgie, namentlich der Handchirurgie

Prof. Dr. Axel R. Pries
Pro-Rektor Humanmedizin, Danube Private University Krems

Ass.-Prof. Dr. Christoph Quarch
Philosoph, Autor, Gründer der Stiftung Neue Platonische Akademie, Center of Natural and Cultural Human History; DPU Krems

Prof. Dr. Rüdiger Safranski
Literaturwissenschaftler, Philosoph und Schriftsteller

Prof. Dr. Wilhelm Schmid
Freier Philosoph mit Schwerpunkt Lebenskunst, außerplanmäßiger Professor für Philosophie an der Universität Erfurt, im Ruhestand seit 2019

Dr. Martin Tauss
Wissenschaftsjournalist, Ressortleiter bei der österreichischen Wochenzeitung DIE FURCHE

Prof. em. Dr. Charlotte Uzarewicz
Pflegewissenschaftlerin, Katholische Stiftungshochschule München

Em. Univ.-Prof. Dr. Günter Virt
Emeritierter Professor für Moraltheologie an der Universität Wien

Prof. em. Dr. Wolfgang Welsch
Ehem. Philosophische Fakultät, Friedrich-Schiller-Universität Jena

Sebastian Witte
Redakteur bei der Zeitschrift GEO

Inhalt

Vorwort
Marga Brigitte Wagner-Pischel (Hrsg.)

Kunst, Moral und Weltflucht 1
Rüdiger Safranski

Der Aufstieg des Schönen 19
Achatz von Müller

Schönheitsideale – Natur oder Kunst: Schönheit im Wettstreit 29
Thomas Macho

Die transformative Kraft der Schönheit 49
Erkenntnisse aus der altgriechischen
Mythologie, Philosophie und Medizin
Christoph Quarch

Die Weisheit des Hippias 71
Reflexionen zum Problem des Schönen
Michael Hauskeller

Die Schönheit der Liebe und der Liebenden 85
Wilhelm Schmid

Die Kunst, das Schöne und das Ästhetische in der Medizin 99
Betrachtungen in Anschluss an Aristoteles
Otto Neumaier

Schiller: Die Natur ruft uns Menschen zur Freiheit auf 129
Wolfgang Welsch

„Auch das Schöne muss sterben" (Schiller) 145
Vergänglichkeit und Dauer des Schönen
Karl-Josef Kuschel

Ästhetische Achtsamkeit 161
Sebastian Witte

Vom Ehebruch als einem der schönen Künste 174
Michael Korth

Die Macht der Schönheit – 193
Eine evolutionsbiologische Perspektive
Axel R. Pries

Die Bedeutung der „Ästhetik" für medizinethische 201
Fragestellungen
Günter Virt

Winterfeste Gesichter 215
Kosmetisches Enhancement und seine Folgen
Käte Meyer-Drawe

Ästhetik und Ethik in der Plastischen Chirurgie 227
Hildegunde Piza-Katzer

Grenzsituative und künstlerische Herausforderung 241
in Wissenschaften, Medizin und Philosophie
Ontologische und epistemologische Dualitäten
Hermes Andreas Kick

Ästhetische Arbeit in Langzeiteinrichtungen – 266
Ein atmosphärisches Beispiel
Charlotte Uzarewicz

Blicke und Haltungen: 298
Ethische und ästhetische Betrachtungen
Guenda Bernegger

Präsenz aus dem Geist von Ästhetik und 316
Therapie: Eine Spurensuche
Martin Tauss

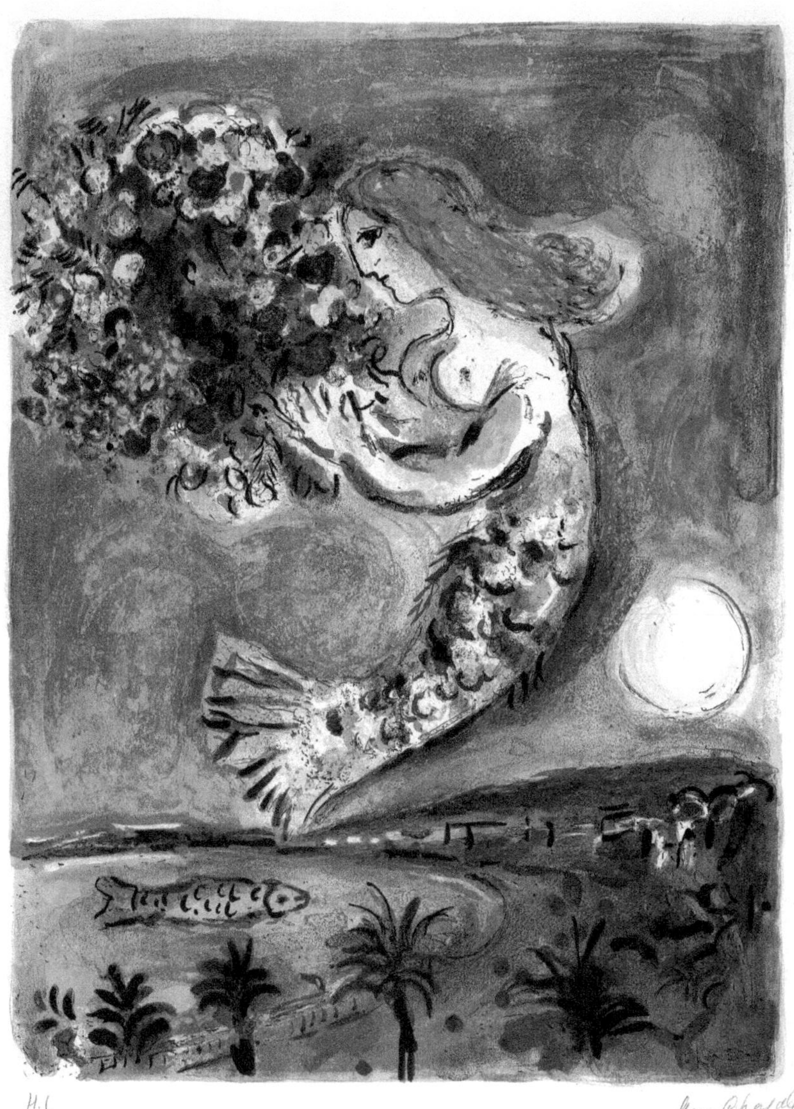

Marc Chagall: *La Baie des Anges* (Saint Paul de Vence, 1961/62)
Farblithographie auf Vélin, 95 x 65,8 cm, Sammlung M.B. Wagner-Pischel

Vorwort

Jeder Mensch hat ganz eigene Vorstellungen von dem, was er als schön empfindet. Einen universellen Schönheitsbegriff aufzuspüren, ist daher ein besonders schwieriges Unterfangen, wenn es überhaupt gelingen sollte.

Das Schönheitsempfinden weist Charakteristika auf in den unterschiedlichsten Epochen menschlicher Geschichte und Kultur. In nicht so weit zurückliegender Vergangenheit, zum Beispiel nach dem Zweiten Weltkrieg, war das Wort „schön" bei vielen Intellektuellen und Kulturschaffenden sogar verpönt. Einfach nur schön sein, Schönes empfinden, war nicht erstrebenswert. Wertigkeit besaß nur gesellschaftskritisches Schaffen, Denken und Handeln. Eine Oper oder sogar die Gedichte Goethes als schön zu empfinden, galt als Auswurf armen Spießertums. In den Ateliers der großen Künstler entstanden dunkle Bilder, geprägt von Schwarz und Grau, Farben waren lange tabu. Es dauerte eine geraume Zeit, die furchtbaren Ereignisse des Krieges und Naziregimes zu überwinden und wieder Mut zu den positiven und schönen Dingen des Lebens aufzubringen, die Lebensfreude propagierten.

In unserem neuen Jahrtausend gelangt der aktuell grundlegende Transformationsprozess, bedingt durch die Technik und künstliche Intelligenz, zu einem Einschnüren menschlicher Empfindungsmöglichkeit und damit auch zu einer verringerten Wahrnehmung des Erlebens von Schönem. Dieser tunnelartige Blickwinkel durch digitales Erleben und Social Media verengt die die Macht des Schönen, das die Welt zu bieten vermag. Schönes kann überall entdeckt werden und Gesundheitsimpulse zu mehr Wohlempfinden erwecken.

Wenn wissenschaftlich nachgewiesen werden kann, dass ein Krankenzimmer mit Blick auf die Natur schnellere Heilung bewirkt als der Blick auf kahle Mauern, dann ist jedem klar, welchen Einfluss allein die Schönheit der Natur an positiven Impulsen zu geben vermag, wie auch unsere Kultur in ihrer Gesamtheit, in der Kommunikation des Miteinanders, in der Freundlichkeit, der Aufmerksamkeit, der Empfindsamkeit von Mensch zu Mensch, der Wahrnehmung der Musik, der bildenden Kunst, schlichtweg von allem, was sich im Rahmen unserer Kultur und Ästhetik bewegt.

Das vorliegende Buch greift vor diesem Hintergrund den Begriff des Schönen auf und verankert ihn in seinen historischen wie philosophischen und medizinischen Bezügen, in dem Anliegen, die Heilkunde in einem umfassenderen Sinn zu verstehen und Impulse dahingehend zu geben, dass das Heilsame sich aus der Verknüpfung von zielgerichtetem zweckrationalem Vorgehen und wohltuender atmosphärischer Einbettung ergibt.

Prof. h. c. Marga B. Wagner-Pischel
Präsidentin und CEO der Danube Private University
Gründerin und Vorstandsvorsitzende der Heracles-Hebe-Stiftung der DPU

Kunst, Moral und Weltflucht

Rüdiger Safranski

Wir sind nicht nur mit einem Realitätssinn ausgestattet, sondern auch mit einem Möglichkeitssinn und sogar mit einem Sinn für das Unmögliche und Unwahrscheinliche. Wir können uns auf das Gegebene fixieren, wir können aber auch abschweifen in irreale Sphären. Wir sind Wesen, die immer auch woanders sind, wir phantasieren, träumen, spekulieren. Der Mensch ist nicht ganz dicht, er entweicht ins Imaginäre. Es gibt einen Sinn für das Reale und einen für das Irreale. Immer schon hat man das Diesseits um ein Jenseits erweitert, und mit dem Verschwinden des alten Glaubens und des alten Jenseits ist man dazu übergegangen, ein Jenseits im Diesseits zu erfinden. Das ist die Domäne der Kunst (Kunst im weiten Sinne verstanden, also Musik, Dichtung, Malerei etc.). In mancher Hinsicht ist sie die Fortsetzung der Religion mit ästhetischen Mitteln. Sie hat es mit dem Erhabenen, dem Geheimnisvollen, zu tun. Sie hat ihre eigenen Liturgien und Rituale, ihre abgesonderten und andachtsvoll verehrten Orte. Dort mag es zwar auch geschäftstüchtig zugehen, dort wird auch Geld verdient und um Ansehen gerungen. Der nüchterne Realitätssinn ist also auch im Spiel, aber eigentlich geht es dort doch um etwas, das über den normalen Realitätsbetrieb hinausgeht.

M. B. Wagner-Pischel, *Die Macht des Schönen*,
https://doi.org/10.1007/978-3-662-72581-8_1

Nehmen wir Thomas Manns Roman *Der Zauberberg*, eine tausendseitige Parabel über den anderen Zustand der künstlerischen Sphäre.

Der Protagonist Hans Castorp, ein angehender Ingenieur aus gutbürgerlichem Hause, ist vom norddeutschen Flachland nach Davos ins Lungensanatorium hinaufgefahren, um seinen kranken Vetter Joachim Ziemßen zu besuchen. Dort oben wird er in Kreise gezogen, die vom Realitätsprinzip der sonstigen Lebenspflichten eine Auszeit genommen haben – zu Heilungszwecken. Es handelt sich also zunächst nur um eine befristete Wirklichkeitsflucht. Der Sog aber, der vom Zauberberg ausgeht, verwandelt den eigentlich vorübergehenden Zustand in einen dauerhaften. Die Bindungen zum Flachland der Normalität lösen sich auf. Im Bannkreis des Zauberberges, diesem hermetischen Ort, wird gedacht, gefühlt, gelebt wie sonst nirgendwo, weil abgekoppelt von den Realitätspflichten und den gewöhnlichen Denk- und Verhaltensweisen.

Die Menschen hier oben haben viel Zeit, leere Zeit, die sie mit ihren eigenen Ritualen füllen und gliedern, die Mittagstafel, die Musik am Abend, die Seelenzergliederungen des Doktors Krokowski, die Visiten des jovial-zynischen Chefarztes Behrens, das Türenschlagen der Madame Chauchat. Und doch bewirkt die Langeweile ein Rendezvous mit dem Nichts, symbolisiert durch den Schnee, der sich still auf alles Lebendige legt. Die Todesdrohung ist allgegenwärtig und gibt dem Leben, im Kontrast dazu, eine eigentümliche Intensität. Bei den Liegekuren auf den Balkons des Sanatoriums überlässt sich Hans Castorp, in Decken fest eingewickelt, seinen Meditationen über die Zeit. Auf langen gemeinsamen Wanderungen lauscht er den Streitgesprächen zwischen Settembrini, dem Aufklärer, und Naphta, dem mystischen Dunkelmann, Gespräche über Tod und Leben, Fortschritt und Reaktion, Erlösung und Apokalypse. Das alles spiegelt zwar von Ferne reale Probleme des Flachlandes, doch wirklich nur von Ferne und so, dass man merkt: es kommt nicht mehr auf Eingriff, Veränderung, kurz auf realitätstüchtiges Verhalten an. Auf dem Zauberberg herrschen andere Verbindlichkeiten, und es hat sich hier ein ganz eigener Spielraum aufgetan, es ist das Asyl der Kunst. Ihr Fluchtraum. Aber auch eine Art Laboratorium. Hans Castorps Bildungsgeschichte wird am Modell des mittelalterlichen alchemistischen Prozesses veranschaulicht: ein einfacher Stoff erfährt bei den Goldmachern in hermetischer Abgeschlossenheit durch Einwirkung bestimmter Kräfte eine ungeahnte Veredelung. Folgerichtig nennt Thomas Mann die Entwicklung Castorps eine *„alchemistische Steigerung"* in der *„hermetischen Retorte"* (Thomas Mann, Essays, Band 3, Frankfurt 1994, S. 212) der Berghofswelt.

Dort oben, in der Retorte des Zauberbergs, wird mit Gefühlen und Gedanken gespielt, die sich frei entfalten können, weil sie von den Erfordernissen praktischer Lebensbewältigung abgelöst sind. Sie sind keinem sozialen Zweck, keiner moralischen und sonstigen Nützlichkeit verpflichtet. Der menschliche Geist feiert, könnte man sagen.

Die Leute im Flachland aber schütteln in der Regel über solches Treiben auf dem Zauberberg die Köpfe und sie sind stolz auf ihre Lebenstüchtigkeit. Gleichwohl, so lehrt der Erfolg des Romans, lässt man sich doch auch gerne verzaubern, wenn auch nur als Zaungast. Thomas Mann gab sich nach der hundertsten Auflage des Romans verwundert: *„War zu glauben gewesen,"* schreibt er in seinem Lebensabriß von 1930, *„daß ein wirtschaftlich bedrängtes und gehetztes Publikum aufgelegt sein werde, den träumerischen Verknüpfungen dieser in 1200 Seiten ausgebreiteten Gedankenkomposition zu folgen?"* (Ebenda, 211).

Während der Arbeit am Zauberberg witzelte Thomas Mann über die Fragwürdigkeit des Dichters:

> *In der Tat wird mein Erstaunen über die Ehre, welche die Gesellschaft dieser Spezies erweist, niemals enden. Ich weiß, was ein Dichter ist, denn bestätigtermaßen bin ich selber einer. Ein Dichter ist, kurz gesagt, ein auf allen Gebieten ernsthafter Tätigkeit unbedingt unbrauchbarer, einzig auf Allotria bedachter, dem Staate nicht nur nicht nützlicher, sondern sogar aufsässig gesinnter Kumpan ... übrigens ein innerlich kindischer, zur Ausschweifung geneigter und in jedem Betracht anrüchiger Charlatan,*

der von der Gesellschaft nichts anderes sollte zu gewärtigen haben als stille Verachtung. Tatsache aber ist, daß die Gesellschaft diesem Menschenschlage die Möglichkeit gewährt, es in ihrer Mitte zu Ansehen und höchstem Wohlleben zu bringen. Mir kann es recht sein; ich habe den Nutzen davon. Aber es ist nicht in der Ordnung.

Natürlich ist die Selbstbezichtigung als *„Charlatan"* ironisch gemeint, und der unterschwellige Spott richtet sich gegen die beflissenen Versuche, den Dichter, diesem *„Allotria"* treibenden Kumpan, doch noch als nützliches Glied der Gesellschaft auszuweisen. Doch sollte man sich von Ironie und Spott nicht täuschen lassen. Denn die vom üblichen Realitätssinn abweichende Geisteshaltung setzt gerade jemanden wie Thomas Mann, der besonders sensibel war für die Spannung zwischen Kunst und bürgerlicher Existenz, unter Rechtfertigungsdruck.

Vieles hat man sich einfallen lassen, um der Kunst ihren Nutzen und ihre Unverzichtbarkeit in der bürgerlichen Welt zu erweisen. Es geht um Rechtfertigung und es ist natürlich die Kunst, die sich rechtfertigen muss, damit sie für voll genommen werden kann. Allerdings – das wissen wir auch – wenn sich die großen ökonomischen Erfolge einstellen, wie etwa damals bei Thomas Mann oder heute in der Malerei der Baselitz oder Richter erübrigen sich solche Rechtfertigungsdiskurse in der Regel sehr schnell. Wenn die Kaufkraft oder sogar das Kapital in die Kunst fliehen, ist umgekehrt die ominöse Wirklichkeitsflucht der Kunst kein Thema mehr.

Und doch, es gibt eine Dimension der Fragwürdigkeit der Kunst, die nicht immer, aber immer wieder zum Vorschein kommt. Eine hartnäckige Fragwürdigkeit, die unterschwellig wirkt und erst dann ins Bewusstsein drängt, wenn man sie als solche ausdrücklich benennt. Eine Fragwürdigkeit in einer moralischen Dimension, welche die Existenz der Kunst in schlechten Zeiten sehr grundsätzlich infrage stellt.

Man spürt es in Krisensituationen. Auf dem Höhepunkt der Corona-Pandemie etwa, als die meisten Kulturveranstaltungen vom Lockdown betroffen waren und nicht stattfinden konnten, regte sich nur schwacher Protest. Auch die Kulturschaffenden sahen zunächst ein, dass Kultur zwar wichtig, aber so wichtig dann doch auch wieder nicht war. Ähnliches geschah beim Überfall Russlands auf die Ukraine, der mit einer Atomkriegsdrohung verbunden war. Beide Male handelt es sich um Ereignisse, bei denen Kunst als nebensächlich, sogar als weltflüchtig erscheinen kann. Plötzlich wirkt sie als schöne Nebensache, und man empfindet es als moralisch fragwürdig, wenn man sich zu sehr mit ihr beschäftigt.

Um diese Art der Delegitimierung der Kunst zu verstehen, hilft Odo Marquards These, wonach die Moderne unterschwellig immer noch von der Theodizee-Frage umgetrieben wird (vgl. Odo Marquard: Entlastungen, in: O.M. Zukunft braucht Herkunft. Philosophische Essays, Stuttgart 2003).

Die klassische Theodizee-Frage lautet bekanntlich: Wie lässt sich angesichts der Übel in der Welt die Existenz Gottes erweisen. Der gute Gott war also in einer bösen Welt unter Rechtfertigungszwang geraten, und man musste nun mit großem theologischem Aufwand begründen, dass Gott doch bestehen kann trotz der Übel in der Welt.

Seitdem in der Moderne Gott verblasst, wird nun die Theodizee-Frage an die Kunst gestellt und lautet dann: Wie lässt sich angesichts des Übels in der Welt das vergleichsweise luxurierende Unternehmen der Kunst rechtfertigen? Wenn anderswo Menschen Hungers sterben oder durch politische Gewalt und Krieg umgebracht werden, darf man dann sein Vergnügen an der Kunst – und es ist ja immer auch Vergnügen dabei – ausleben? Ist die Kunst mit ihrem Willen zur Schönheit in solchen Konstellationen nicht verantwortungslos, weltflüchtig, treibt also Allotria, wie es bei Thomas Mann heißt? Ist es in Ordnung, wenn die einen Kunst machen und genießen können, also im Überfluss leben, und es den anderen am Nötigsten fehlt? In einem Gedicht des jungen Hofmannsthal heißt es:

Manche freilich müssen drunten sterben
wo die schweren Ruder der Schiffe streifen
andre wohnen bei dem Steuer droben,
kennen Vogelflug und die Länder der Sterne ...

(Hugo von Hofmannsthal: Gedichte und Dramen. Frankfurt/M 1970, S. 19)

Auf der Kunst lastet also ein Rechtfertigungsdruck, mehr oder weniger stark – je nach Zeitumständen.

Tolstoi beispielsweise hat gegen Ende seines Lebens angesichts des ungeheuren sozialen Elends um ihn herum dazu aufgefordert, sozial Nützlicheres zu tun als erfundene Geschichten zu erzählen. Er jedenfalls hörte damit auf.

Es gibt also einen Verrat an der Kunst aus Solidarität mit Elend und der Ungerechtigkeit. Im bolschewistischen Russland kam die revolutionäre Zerstörung der Kultur auch aus dieser Quelle. Kunst geriet unter das Regime eines politisch-moralischen Utilitarismus. Sie muss sich, im „fortschrittlichen" Sinne, nützlich machen. Das führt zur berüchtigten Dienstverpflichtung der Kunst im totalitären System. Die autonome Kunst wird liquidiert.

Diese Problematik wird immer wieder aktuell in politisch erregten, krisenhaften Zeiten. Zum Beispiel auch in der politischen Kulturrevolution um 1968. Man verkündete damals aus Gründen des politisch-moralischen Utilitarismus den Tod der Literatur und forderte rigoros eine neue Kunst und Literatur, die sich engagiert und aus dem Elfenbeinturm, wie man sagte, herauskommt. In Vietnam, so hieß es, werden Kinder von amerikanischen Napalmbomben verbrannt, deshalb werde Kunst, die darüber hinweggeht, zur Lüge. Da ist sie dann wieder – die Theodizee-Frage an die Kunst: Wie kann das Schöne existieren neben dem Bösen in der Welt?

Die politisch und moralisch Radikalen erklären: Die Verpflichtung für das sozial Gute lässt für das Schöne keinen Platz. Die Hingabe an das Schöne gilt dann als schlaffer Genuss, Ästhetizismus, Luxus, als falsche Versöhnung. Wenn die Waffen regieren, soll die Kunst selbst auch zur Waffe werden. Literarisch hieß das in der 68er-Revolte zum Beispiel: Straßentheater, Flugblatt, Reportage, Dokumentation. Kunst im Handgemenge also, nicht aber das Eintauchen in die Welten großer Werke.

Es muss nicht immer so grobschlächtig zugehen. Bei Adorno findet man Feinsinnigeres zur Theodizee der Kunst. Adorno, der erklärt hatte, dass nach Auschwitz eigentlich kein Gedicht mehr möglich sei, entwickelt eine höchst subtile Rechtfertigung der Kunst. Sie hält, ihm zufolge, in einer unversöhnten Welt den Anspruch auf Versöhnung aufrecht, nicht als Botschaft, sondern in der inneren Logik des Gebildes. Das soziale Gewissen verwandelt sich in ein überaus sublimes künstlerisches Gewissen. Demzufolge kann Kunst mit dem Leiden in der Welt koexistieren, sofern nur die Künstler bereit sind, unter den strengen Anforderungen ihrer Kunst – zu leiden. Nur dann brauchen sich die Künstler vor einer Welt, die im Argen liegt, nicht zu schämen. Gerechtfertigt sind sie durch die Strenge ihres Kunstwillens.

Bei der Documenta in Kassel 2022 konnte man die totale Politisierung der Kunst wieder erleben. Man wollte den westlichen individualistischen Geniemythos hinter sich lassen, stattdessen sollten die politischen Anliegen des „globalen Südens" das Thema sein, also Anti-Kolonialismus. Eingeladen waren in der Regel auch nicht einzelne Künstler, sondern Kollektive, die einer sozialen, ökologischen, politischen Agenda folgten. Die individuelle Autonomie der Kunst erscheint aus dieser Sicht als rückschrittlich, elitär, als eine Art Neokolonialismus auf dem Gebiet der Kunst. In Wirklichkeit aber ist die Autonomie der Kunst eine Form der Distanz. Man entkommt der Unmittelbarkeit der Affekte, Gedanken, Bekenntnisse. Die Kunst spielt mit ihnen. Wenn aber alles politisch sein soll, kann man auch nur politisch darauf reagieren. Der Zwischenraum der Kunst, der immer auch ein Raum der spielerischen Freiheit ist, verschwindet. Und deshalb war in der größeren Öffentlichkeit dieser skandalumwitterten Documenta von 2022 fast ausschließlich vom vermeintlichen oder auch wirklichen Antisemitismus einiger Künstlerkollektive die Rede. Es ging dann nur noch um die richtige Gesinnung, nicht um Originalität, sondern um Gruppenidentität.

Kunst ist selbstverständlich immer auch moralisch und damit auch politisch. Trotz der Autonomie ist eine Abspaltung des Moralischen von der Kunst nicht möglich, weil die Kunst mit dem Ganzen unserer geistigen und seelischen Existenz verwoben ist und deshalb auch mit der moralischen Sphäre.

Doch es macht einen großen Unterschied, ob diese moralische Durchdringung von innen her, aus sich selbst, geschieht oder von außen aufgedrängt und verordnet wird. Der freie Kunstwille widersetzt sich einem äußeren, gar politisch verordneten moralischen Regime. Er will sich nicht einspannen lassen in den politisch-moralischen Utilitarismus.

Doch der Druck ist bisweilen so stark, dass sich die Kunst den Forderungen des Engagements für die vermeintlich „gute" Sache nicht entziehen kann. Das gilt nicht nur in totalitären und autoritären politischen Systemen, in denen die Kunst sowieso wenig freien Spielraum hat und unter ideologischer Kontrolle steht. Das gilt auch für unsere freiheitlichen Verhältnisse, in denen es eben auch, wenn auch subtiler und sanfter, eine Dienstverpflichtung der Kunst für die vermeintlich gute Sache gibt, also für das, was gerade als „politisch korrekt" gilt. Dieser Druck ist stärker, wenn staatliche Subventionen fließen. In Kassel waren es über 40 Millionen Euro. Deshalb wurde die Documenta 2022 auch zu einer Hochburg der antikolonialen Gesinnungsästhetik, wo man ermuntert wurde, zugleich Schöngeist und guter Mensch zu sein.

Gegen solche Gesinnungsästhetik hat die Kunst immer wieder protestiert. Im französischen *l'art pour l'art* in der zweiten Hälfte des 19.Jahrhunderts wollte man von dieser politisch-moralischen Zweckbestimmung der Kunst nichts wissen; Kunst sollte ihren Zweck in sich selbst haben, der Bereich des Ästhetischen sollte frei bleiben von sonstigen Zwecksetzungen, und die ästhetische Erfahrung wurde jenseits von Gut und Böse lokalisiert. Theophil Gautier bekennt:

Mir ist das Bewußtsein von Gut und Böse völlig verloren gegangen, ich könnte kaltblütig die grausamsten Szenen ansehen … im Leiden und Missgeschick der Menschheit liegt etwas, was mir nicht missfällt.

Die künstlerische Avantgarde damals experimentierte mit einer Ästhetik des Schreckens. Flaubert imaginierte in seinem Roman Salambo einen barbarisch wilden Orient und wollte das Böse *„im Nahkampf packen"*, wie er sagte, ungerührt, kalt – ohne moralischen Vorwurf. Für ihn galt: Kunst schützt vor dem Bösen nur, indem man sich ihm vorbehaltlos überlässt. Man wird seine bösen Träume nicht dadurch los, dass man sie zensiert. Sie müssen sich austoben dürfen, und die Kunst beginnt dort, wo man sie kalten Blutes und mit dem stolzen Willen zum Stil protokolliert. Auch wenn man damit bei den moralischen Konventionen der Gesellschaft Anstoß erregt. Davon soll man sich nicht beeindrucken lassen. *„Wer bist du denn, O Gesellschaft, um mich zu irgendetwas zu zwingen? Welcher Gott hat dich zu meinem Herrn gemacht?"* So heißt es in einem Brief Flauberts (Gustav Flaubert. Briefe, Stuttgart 1964, S. 379).

Baudelaire, nicht weniger verfeindet mit der bürgerlichen Gesellschaft, provoziert mit seinen Blumen des Bösen den bürgerlich guten Geschmack und die öffentliche Moral. Er gibt sich blasphemisch und sadistisch, wenn er die Kreuzigung feiert und von *„Blutgerüsten träumt"*. Er verweigert sich nicht nur dem moralischen Regime, er bekennt sich ausdrücklich zur Amoralität, zu einer Poesie jenseits von Gut und Böse.

Wenn Künstler wie Baudelaire die bürgerliche Normalität und ihre Moral verachten, dann spielen sie sich nicht auf als die moralisch Besseren, sie haben nicht den Ehrgeiz, zum Gewissen der Nation zu werden. Sie wollen sich nicht in Dienst nehmen lassen. Was man ihnen vorwirft, dazu bekennen sie sich: Sie wählen den sogenannten Elfenbeinturm – gegen den Versuch ihrer moralischen und gesellschaftspolitischen Indienstnahme.

Wenn auch der politisch-moralische Utilitarismus gegenwärtig ein sehr behutsamer ist, so kann man sich ganz gut vorstellen, dass er wieder in einen handfesten umschlagen kann. Die gesellschaftlich-politische Situation muss sich nur dramatisch verschlimmern, es müssen nur einige der Katastrophen, die so lange schon beschworen werden, wirklich eintreten – ökologisch, demoskopisch, ökonomisch – dann könnte es schlechte Zeiten geben für die autonome Schönheit, dann wird vielleicht der Ernstfall auch für die Kunst wieder ausgerufen, die Dienstverpflichtung am Großprojekt der Menschheitsrettung, dann könnte wieder der Verdacht gegenüber den Künsten Konjunktur haben, sie betreibe Wirklichkeitsflucht, Eskapismus. Als Anselm Kiefer 2008 den Friedenspreis des Deutschen Buchhandels erhielt, schrieben einige Zeitungen, er sei die falsche Wahl, weil er nicht für den Frieden wirke, sondern sich wirklichkeitsfremd in seine archaische Mythenwelt vergrabe.

Kunst würde nicht aus der Perspektive eines alltäglichen Realismus unter Verdacht geraten, wenn man nicht in ihr irgendwelche außerordentliche Geisteszustände, höhere oder tiefere, vermuten würde. Es ist dabei immer auch Neid und Ressentiment im Spiel, wenn die sublimen Spiele der Kunst unter Verdacht geraten.

Man könnte eine lange Geschichte dieses Ressentiments erzählen. Hier nur so viel: Es gibt ein Ressentiment von oben und von unten.

Von oben – das heißt von einer Art höheren Vernunft aus, die sich religiös oder wissenschaftlich versteht, jedenfalls entscheiden zu können glaubt, wo die Kunst von der „wahren" Wirklichkeit abirrt.

Von unten – wenn Kunst als Privileg, Luxus, als unerlaubte Selbsterhöhung scheel angesehen wird. Das ist der Verdacht gegen die Magie der Schönheit, gegen ihren Zauber. Ist es nicht so, fragt dieses Ressentiment, dass die Künstler das schwere Gewicht der Welt auf andere abwälzen, dass sie es sich leicht machen und es mit künstlerischen Mitteln wie im Rausch überfliegen und vergessen lassen? Die Künstler als Überflieger, als Ariel, wie in Goethes *„Faust II"*. Das Ressentiment wünscht diesen Überfliegern das Schicksal des Ikarus auf den Hals: Herunter kommen sie immer!

Auf diesem Hintergrund nimmt es nicht wunder, dass die Künstler bisweilen, in vorauseilender Anpassung, ihre Mühen hervorkehren, ihre Opferbereitschaft, gar ihren Heroismus. Sie wollen als Menschen gesehen werden, die schwer mit ihrem Werk ringen. Der Künstler will alles, bloß kein Luxusgeschöpf sein, auch er kehrt die Arbeit hervor. Er verrichtet Erkenntnisarbeit, Trauerarbeit, Bewältigungsarbeit. Auch der Künstler sitzt auf der Galeere und buhlt um Anerkennung bei den anderen Mühseligen und Beladenen.

Diese Art der Rechtfertigung ist in der demokratischen Arbeitsgesellschaft besonders zeitgemäß. Man meidet den Geniekult, auch wenn Kreativität überall gefordert wird. Es soll aber die gewöhnliche Kreativität sein. Das Erhabene hat man nicht so gerne. Man fordert die Veralltäglichung der Kunst. Auch ein Urinal kann Kunst sein. Siehe Duchamp. Kunst ist, was man dazu ernennt. Wenn alles Kunst sein kann, kann auch jeder ein Künstler sein, erklärte einst Joseph Beuys. Das Problem ist nur: wenn die Demokratisierung der Kunst in diesem Sinne gelänge, wäre im selben Augenblick die Kunst entwertet, denn sie lebt von der Differenz zur Nichtkunst. Wenn jeder Künstler ist, ist es keiner. Das Bewusstsein, etwas Besonderes zu sein, gehört zu den produktiven Voraussetzungen des Künstlers. Dieser heimliche oder unheimliche Aristokratismus führt zu Spannungen bei der demokratischen Vergesellschaftung der Kunst.

Das hatte wohl keiner so deutlich empfunden und ausgesprochen wie Friedrich Nietzsche. Ich nehme ihn als vielsagendes Beispiel für die widersprüchliche Bewertung der Kunst. Nietzsche wurde von seinen Extremen hin- und hergerissen – hier die beispiellose Rangerhöhung der Kunst als eigentlich metaphysische Tätigkeit, dort die Denunziation der Kunst als Ersatzreligion und triviales Befriedigungsmittel. Es ist lehrreich, ihm bei diesem

Perspektivwechsel zu folgen, weil dadurch die ganze Amplitude des möglichen Kunstverständnisses sichtbar wird.

Die wahre Kunst hat für ihn zunächst etwas Ekstatisches, Berauschendes. Sie versetzt in einen außerordentlichen Zustand, das „Dionysische". Sie ist Sirenenklang. Sie ist entsetzlich schön, man möchte darin untergehen. Hört man sie, gehört man zum wahren Leben. Man hält es kaum aus, man hält es aber auch nicht aus, wenn sie aufhört und man wieder ins normale Leben zurückkehrt. Dann stellt sich die postsirenische Traurigkeit ein. Vom Alltagsbewusstsein her gesehen ist das Dionysische verführerisch, aber auch bedrohlich. Wer aber ins Dionysische eintaucht, dem erscheint die alltägliche Wirklichkeit langweilig. Das wache Leben bewegt sich zwischen beiden Möglichkeiten. Es ist dies aber eine Bewegung, die eher einem Zerrissenwerden gleicht. Hingerissen vom Dionysischen, mit dem das Leben Fühlung behalten muss, um nicht zu veröden, andererseits aber doch angewiesen auf den haltgebenden Alltagsverstand und die überlebensdienliche Zivilisation. Als mythisches Sinnbild für das Aushalten der Spannung wählt Nietzsche Odysseus, der sich an den Mastbaum binden lässt, um den Sirenengesang hören zu können, ohne ihm zu seinem Verderben folgen zu müssen. Der Wille zur gewöhnlichen Selbsterhaltung widerstreitet der Lust an der dionysischen Selbstauflösung.

Wir wissen, dass man das alles inzwischen auch billiger haben kann. Ein erheblicher Teil der Menschheit zwischen zehn und vierzig lebt heute mit Stöpseln im Ohr in den dionysischen Räumen von Pop und Techno. Diese Musikfluten unterspülen den Alltag, kennen keine Grenzen und stiften neue Gemeinschaften. Auch diese Musik versetzt in einen anderen Zustand und lässt den Alltag blass erscheinen. Nietzsches erhabene Vision des Dionysischen ist hier auf ziemlich banale Weise wirklich geworden.

Für Nietzsche jedenfalls ist das Dionysische etwas verlockend Ungeheures, wie ein Meer oder ein glühendes Leben.

Nietzsche ist allerdings nicht bei dieser Philosophie der dionysisch-ekstatischen Kunst stehengeblieben. Es kommt der Augenblick, da regt sich in ihm der Verdacht gegen die Wonnen der Verzauberung. Argwöhnisch belauert er seinen künstlerischen Enthusiasmus und rückt mit forcierter Nüchternheit gegen seine Begeisterung vor, er will nicht *„in irgendeinem Winkel berauscht sitzen“* bleiben. Als Aufklärer seiner selbst agiert er wie ein trockengelegter Alkoholiker, der sich gegen Versuchungen wappnet. Die Kunst, erklärt er, erschleicht sich im Gewande großer Gefühle Wahrheitsansprüche. Ihre Tiefe, ihre Ahnungen, ihre Sirenenklänge – alles fauler Zauber.

Das schreibt er, als er dabei ist, sich vom Zauber Richard Wagners zu lösen. Er entwirft in *Menschliches, Allzumenschliches* von 1878 eine boshafte Skizze der gegenwärtigen Kunstbedürfnisse (Friedrich Nietzsche. Sämtliche Werke. Kritische Studienausgabe Band 2, 447ff). Wer verlangt nach der Kunst und was verlangt man von ihr? Da gibt es die Gebildeten, die zwar den Weihrauch nicht mehr als Wohlgeruch empfinden, jedoch noch nicht frei genug sind, um auf die *„Tröstungen der Religion“* ganz verzichten zu können und darum die Kunst schätzen, weil sie dort das Echo der verklungenen Religion vernehmen. Da gibt es die Unentschlossenen, die eigentlich ein anderes Leben führen möchten, aber nicht die Kraft zur *„Umkehr“* besitzen und deshalb nach dem anderen Zustand in der Kunst verlangen; dann die Eingebildeten, welche die *„aufopfernde Arbeit“* scheuen und denen die Kunst zum Faulbett wird; da sind die unbefriedigten Frauen aus gutem Hause, die nach der Kunst verlangen, weil ihnen ein Kreis von Pflichten fehlt; Ärzte, Kaufleute, Beamte, die ihre tüchtige Arbeit tun, aber mit einem *„Wurm im Herzen“* nach dem Höheren schielen. Nicht der *„Selbstgenuss“*, sondern der *„Selbstverdruss“* verlangt heutzutage nach Kunst, behauptet Nietzsche. Dem Selbstverdruss beim Publikum entspricht der rücksichtslose Selbstgenuss bei manchen Künstlern. Sie lieben ihre Werke bisweilen so übermäßig, dass sie einen *„Umsturz aller Verhältnisse“* herbeiwünschen, bloß um die Wirkungsmöglichkeiten ihrer Werke zu verbessern. Nietzsche nennt keine Namen, aber offensichtlich ist Richard Wagner gemeint, der ja tatsächlich zum politischen Revolutionär wurde – seiner Kunst zuliebe.

Nietzsche geht sehr streng mit der Kunst und mit seiner eigenen Leidenschaft für sie ins Gericht. Er schont auch nicht seine Liebe zur Musik. Er schreibt mit dem forcierten Mut, der sich selbst nicht schont: *„An sich ist keine Musik tief und bedeutungsvoll, sie spricht nicht vom ‚Willen', vom ‚Ding an sich'."* Musik, sagt er, ist *„leeres Geräusch"*, das erst durch Kindheitserinnerungen, Bildassoziationen, Körpergefühle allmählich mit Sinn aufgeladen wird. Jedenfalls ist sie keine *„unmittelbare Sprache des Gefühls"* (Nietzsche 2, 175).

Mit diesen Bemerkungen will er alles treffen, was nach mehr aussieht und sich nach mehr anhört, als es ist. Cosima Wagner, als sie diese Sätze las, bemerkte: *„Ich weiß, daß hier das Böse gesiegt hat."*

So also unterzieht sich Nietzsche einer Ernüchterungskur, so treibt er sein Experiment der Abkühlung voran. Doch wie auf der Bühne der Protagonist bisweilen beiseite spricht und seine Gedanken verrät über das hinaus, was er an der Rampe zu Gehör bringt, lässt auch Nietzsche durchblicken, dass seine Überlegungen ein Übergang sind. Wie weit wird man dem Geist der ernüchternden Aufklärung folgen können, ohne in eine Wüste zu geraten – diese bange Frage, die auch noch unsere Frage ist, klingt an. Gewiss, die wissenschaftliche Neugier ist zunächst erfrischend, belebend, befreiend. Aber Wahrheiten, an die wir uns gewöhnt haben, werden freudlos. Wenn nun aber die Wissenschaft immer weniger Freude bereitet, uns aber zugleich Freuden

> *durch Verdächtigung der tröstlichen Metaphysik, Religion und Kunst, nimmt: so verarmt jene grösste Quelle der Lust, welcher die Menschheit fast ihr gesamtes Menschenthum verdankt. (*Nietzsche 2, 209*)*

Mit diesem Gedanken ist Nietzsche nach der selbstverordneten Ernüchterung schon wieder dabei, die Bühne zu drehen: der dionysische Zauber der Kunst kommt wieder zum Vorschein; aber Nietzsche führt die Drehung nicht zu Ende, er überlässt sich nicht wieder der Ekstase des Dionysischen, sondern hält inne bei einem überraschenden Kompromissvorschlag, den man der kulturtechnologischen Abgeklärtheit wegen von Nietzsche kaum erwartet und den man vielleicht deshalb so selten bemerkt hat. Nietzsche plädiert nämlich für eine Art Zweikammersystem der Kultur. Eine höhere Kultur muss den Menschen

> *gleichsam zwei Hirnkammern geben, einmal um Wissenschaft, sodann um Nicht-Wissenschaft zu empfinden: neben einander liegend, ohne Verwirrung, trennbar, abschliessbar; es ist diess eine Forderung der Gesundheit. In einem Bereiche liegt die Kraftquelle, im anderen der Regulator: mit Illusionen, Einseitigkeiten, Leidenschaften muss geheizt werden, mit Hülfe der erkennenden Wissenschaft muss den bösartigen und gefährlichen Ueberzeugungen vorgebeugt werden.* (Nietzsche 2, 209)

Diese Idee des Zweikammersystems blitzt bei Nietzsche immer wieder auf und steht für den Versuch, beides nicht preiszugeben: nicht das solide Wirklichkeitsverhältnis, aber auch nicht jenen anderen, ekstatischen Zustand, den man in der Kunst finden kann. Kunst jedenfalls gehört für ihn, nach aller Anfechtung, doch wieder zu jener Schöpfung, *„welcher die Menschheit fast ihr gesamtes Menschenthum verdankt“*.

Nabokov schrieb einmal:

> *Ein Werk der Erfindung existiert für mich überhaupt nur, soweit es mir, das will ich ganz unverblümt sagen, ästhetisches Hochgefühl verschafft, also die Empfindung, irgendwie, irgendwo, mit anderen Seinszuständen zusammenzugehören.*

Nabokov formuliert hier etwas, das schwer zu fassen ist. Es ist etwas an der Kunst, wodurch sie über das bloß Realitätstüchtige hinausgeht. Sie verliert sich gerne im Spiel und im Verlangen, in den eigenen Bildern zu verschwinden. Es gibt die schöne Geschichte von einem Maler, der alt geworden war und einsam über der Arbeit an einem einzigen Bilde.

Schließlich wurde es doch fertig. Er lud die verbliebenen Freunde ein. Sie umstanden das Bild: ein Park war darauf zu sehen, ein schmaler Weg zwischen Wiesen führte zu einem Haus auf der Anhöhe. Als die Freunde, fertig mit ihrem Urteil, sich dem Maler zuwenden wollen, ist der nicht mehr da. Sie blicken ins Bild: Dort geht er auf dem Weg die sanfte Anhöhe hinauf, öffnet die Tür des Hauses, steht einen Augenblick still, dreht sich um, lächelt, winkt noch einmal und verschwindet, sorgfältig die gemalte Tür hinter sich verschließend.

Die Kunst kennt das Verlangen, in den eigenen Bildern zu verschwinden. Sie will den anderen Zustand, vielleicht auch die Weltflucht. Das ist ihr ekstatisches Element, das sich nicht in die Pflicht nehmen lässt von dem Prinzip der Lebenserhaltung und Solidarität, das für Politik und Moral sicherlich verbindlich sein sollte. Die Kunst aber muss nicht sozial sein wollen. Der *„Taugenichts"* ist ihr Schutzpatron. Zur ekstatischen Natur der Kunst gehört, dass sie den Weltbildern und Überzeugungen, mit denen man es sich bequem macht, mit ironischem Vorbehalt begegnet. Wenn sonst alles zur konsensfähigen Mitte drängt, bleibt sie gerne an den Rändern, bei den Extremen. Das Ekstatische in der Kunst ist eine Beimischung. Kunst lässt sich nicht als Dauerekstase definieren. Denn sie ist mit vielen ihrer Antriebe ins realitätstüchtige politische und moralische Geschäft verwickelt. Und doch steckt in ihr ein Mehrwert, der über alle diese Bereiche hinausweist. Diesen Mehrwert realisiert sie im Spiel: es ist Spiel in einem sehr anspruchsvollen Sinn. Anspruchsvoll deshalb, weil die Spiele der Kunst manchmal das Beste am Leben sind. *„Ohne Musik wäre das Leben ein Irrtum"*, sagt Nietzsche.

Die Sphäre des Spiels ist schwer zu umgrenzen, weil inzwischen fast alle Lebensbereiche mit Elementen des Spiels durchsetzt sind, von der Erotik bis zum Sport, von der Börse bis zur medialen Unterhaltung, von der Politik bis zur Religion. Im Guten wie im Schlechten ist dabei immer ein Freiheitsgewinn im Spiel. Das meinte Schiller mit seinem Satz: Der Mensch *„ist nur da ganz Mensch, wo er spielt."* (Friedrich Schiller: Sämtliche Werke Band 5, München 2004, S. 618).

Womit spielt die Kunst? Mit allen Elementen des Wirklichen, aber auch und vor allem mit dem Nicht-Wirklichen. Dafür gibt es eine schöne Parabel in dem Kultfilm der 70er Jahre, Antonionis *„Blow Up"*. Ziemlich am Ende des Films kommt der Protagonist, ein Fotograf, nach einer Nacht voll turbulenter Ereignisse am Morgen zu einem umgitterten Platz. Dort spielen zwei Leute, eigenartig kostümiert, mit Hingabe Tennis. Das heißt, wir sehen, dass sie die entsprechenden Bewegungen machen, aber wir sehen keinen Ball. Der Fotograf bleibt fasziniert vor dem Gitter stehen und schaut zu. Nach einer Weile folgt die Filmkamera der Flugbahn des imaginären Balls. Immer wirklicher wird das Unwirkliche an diesem grauen Morgen. Jetzt hören wir auf einmal den Ball und die Schläge, zuerst leise, noch vom Winde übertönt, dann immer lauter, und der Fotograf vor dem Gitter bewegt den Kopf im Rhythmus des Ballwechsels. Jetzt hat ein Spieler zu stark geschlagen. Der Ball, den noch keiner gesehen hat, fliegt über das Gitter und fällt dem Fotografen offenbar vor die Füße. Die Spieler blicken bittend zu ihm hinüber. Der Fotograf zögert, dann beugt er sich und hebt etwas auf, das nicht da ist, und wirft es hinüber. Die Spieler danken und setzen ihr Spiel ohne Ball fort.

Auch das ist Kunst: Dieses Spiel ohne Ball. Vom robusten Wirklichkeitsverständnis aus gesehen: das Spiel mit Nichts. Aber welche reiche Welt kann daraus hervorgehen! Das große Rätsel der Kunst. Vielleicht kommen wir bei dem Versuch, es zu lösen, am Ende doch nicht weiter als Hamlet in dem berühmten Gespräch mit den Theaterleuten.

Ist's nicht erstaunlich, daß der Spieler hier
Bei einer bloßen Dichtung, einem Traum

Der Leidenschaft, vermochte seine Seele
Nach eignen Vorstellungen so zu zwingen,
Daß sein Gesicht von ihrer Regung blaßte,
Sein Auge naß, Bestürzung in den Mienen,
Gebrochne Stimm', und seine ganze Haltung
Gefügt nach seinem Sinn? Und alles das um nichts!
Um Hekuba!
Was ist ihm Hekuba, was ist er ihr,
Daß er um sie soll weinen? ... /

(William Shakespeare, Hamlet. In: Dramatische Werke in drei Bänden, Verlag Lambert Schneider/ Berlin. Band 3, S. 518)

Der Aufstieg des Schönen

Achatz von Müller

Alle Überlegungen zum Schönen müssen von Platons Symposion ausgehen. Hier entfaltet sich die Theorie des Schönen als Zusammenhang zwischen äußerer Gestalt, geistig-moralischer Haltung sowie unzerstörbarer Gesundheit des Menschen. Die vielzitierte „Kalokagathia" (das „Schöngute") als diesen Zusammenhang auf den Begriff bringende seelische Kraft hat das nachfolgende Denken in den Bann geschlagen. Gegenüber Platon selbst hatte es aber bereits zugleich bedeutsame Einwände hervorgerufen. In der Kombination einer Signatur des Gesunden wie nicht weniger des Kranken hat es auch die antike Medizin fasziniert. Hippokrates (460–370 v. Chr.) sowie Galenos (130–199 n. Chr) waren die entscheidenden Vermittler dieser Zusammenhänge an die psychosomatischen, physiotherapeutischen sowie auf den „ganzen Menschen" zielenden Traditionen europäischen Denkens. Dabei soll keineswegs ausgeblendet werden, dass es eine mythologische Disposition des Schönen bereits vor Platon gibt. Insbesondere bei Homer und Hesiod finden sich solche kategorial und emphatisch fassbare Ansätze. Wie überhaupt das „Denken" der schönen sowie „hässlichen" Texte und Bilder aus den Bereichen der Poesie und bildenden Künste nicht weniger wirkungsvoll als die philosophisch-wissenschaftlich-kategorialen Begriffssysteme gelten darf. In solchen reflexiven Kontexten entfaltet sich

M. B. Wagner-Pischel, *Die Macht des Schönen*,
https://doi.org/10.1007/978-3-662-72581-8_2

in Europa (und zwar nur hier) die antike und mittelalterliche Mythologie als Zusammenhang zwischen Kunst, Religion und Philosophie über alle ästhetischen und reflexiven Traditionen hinweg bis hin zum ästhetischen Surrealismus der Moderne. In ihrem Gefolge – zuweilen nahezu unsichtbar – bewegen sich die philosophischen und naturwissenschaftlichen Konzepte der „Vernunft", um am Ende, oder besser: in den geschichtlichen Grenzen unserer Welt, die Oberhand zu gewinnen.

So wäre von hier aus auf die Präsenz des Schönen in der Welt und in der Geschichte abzuheben: auf den menschlichen Körper, auf Natur und Landschaft nicht weniger als auf seine Einhegung durch mimetische Darstellung, Schauspiel, Gesang und Tanz. Seine geschichtliche Wandlung im Kontext von Gesellschaft, Politik und sozioökonomischen Interessen, stets begleitet von ästhetischen Formationen aus Literatur und Kunst im weitesten Sinne, bilden das Gerüst seines Ganges durch eine Fülle historischer Wechselbäder. Dieser vollzieht sich als Philosophiegeschichte der Idee des Schönen, aber nicht weniger auch als anthropologische Phänomenologie der Reflexionen über die Erscheinungen des Schönen, seinem alle Grenzen sprengenden Sprung aus der griechischen Landschaft sowie den von ihr inspirierten Betrachtungen der äußeren Welt bis auf die Seziertische der Wissenschaft.

Den Wendepunkt dieser unterirdischen Geschichte des Schönen mag eine Szene im März 1546 verdeutlichen. Wir erkennen in ihr den Humanisten und Historiker Donato, Giannotti, den Künstler Michelangelo Buonarotti, dessen Freund Luigi del Riccio sowie den Kardinalssekretär Antonio Petreo. Sie plaudern. Ihr Thema fesselt sie und ihre Zeitgenossen. Es geht um den Dichter Dante Alighieri und seine vermeintliche Jenseitsreise, die sein poetisches Hauptwerk *Divina Commedia* (Die göttliche Komödie) schildert. Das Thema legitimiert sich über die hervorragende Stellung Michelangelos als Poet und bildender Künstler. Er bietet sich den Gesprächspartnern wie auch

Dante selbst als nahezu einzigartiger Repräsentant der Welt des Schönen und Imaginären. Aber welche Rolle spielt diese Welt in den erkenntnistheoretischen Konzepten ihrer Zeitgenossen?

Die Antwort gibt Giannotti:

Malerei und Dichtung sind einander außerordentlich ähnlich. Beide ahmen auf ihre Weise göttliche und menschliche Handlungen nach. So scheint es notwendig, dass beide Künste nicht nur in Geschichte und Mythologie bewandert sind, sondern die von ihnen geschaffenen Gestalten als lebende Wesen glaubhaft zu machen haben.

Dichtung und Kunst gelten in dieser Sicht als Fertigkeiten der Wirklichkeitsvermittlung. Nur wenig später liefert ein in Theorie und Praxis der bildenden Künste gleich versierter Kenner die passende Unterfütterung: Es ist Michelangelos Meisterschüler Giorgio Vasari, dessen *Vite de' più eccellenti Pittori, Scultori et Architettori* (Leben der hervorragendsten Maler, Bildhauer und Architekten) in der zweiten Auflage von 1568 die entscheidende Einsicht in das Wesen der Bildenden Künste liefert. Auch sie, so Vasari, fußen auf Ideen.

So weit wagte sich Giannotti deutlich noch nicht. Aber er war doch kurz davor. Denn die von ihm formulierte intellektuelle Verwandtschaft von Bildender Kunst und Dichtung bezeugt nur wenige Jahre vor Vasaris Paukenschlag einer Theorie der Kunst als Ideenwerk das Ringen „der Renaissance" um eben diese Frage. Dass ein Gespräch über Dante mit der Frage nach der theoretischen Substanz und Qualität der Welt des Schönen beginnt, vermag also kaum zu überraschen. Denn diese Frage war theoretisch nicht gelöst, zugleich aber mit Dante als dem wichtigsten Zeugen für das Erkenntnispotenzial der Poesie, für ihre Gleichrangigkeit gegenüber der Philosophie und fast darüber hinaus sogar der Theologie, nahezu beantwortet. Schon der Biograf und Zeitgenosse Dantes Giovanni Boccaccio berichtet in seiner Biografie des Dichters über die Ehrfurcht, mit der seine Florentiner Mitbürger ihn als Jenseitsreisenden wahrnahmen: *„Schaut, wie sein Gesicht gezeichnet ist, wie sein angesengter Bart* *noch das Höllenfeuer bezeugt, durch das er ging!"* Dantes Texte, insbesondere die *Divina Comedia*, waren schon zu seinen Lebzeiten so gut wie heilige Texte. Kurz nach seinem Tod (1321) begründete die Stadt Florenz eine öffentliche Vorlesung über sein Werk. Damit rückte ein Dichter in die mantische Sphäre – in Blickhöhe mit Propheten, Evangelisten und frühen Exegeten der göttlichen Verkündigung. Ein Dichter, der jedoch alles andere war als ein frommer Diener der Kirche. Mit ätzendem Spott lässt er Päpste in der Hölle schmoren und erklärt, vermeintliche Häretiker im „Paradies" erblickt zu haben, um am Ende auch wie selbstverständlich sogar theologische Streitthemen für sich und sein literarisches Publikum zu entscheiden, ohne die Kirche zu fragen. Die Comedia ist damit der erste gänzlich poetische Text des nachantiken Europa, der Gottes- und Welterkenntnis mit ästhetischer Überwältigung verbindet.

Zudem scheut der Dichter keine Provokation. So beleuchtet das berühmte Gespräch zwischen den drei Dichtern Vergil, Statius und Dante im „Purgatorio" der *Divina Commedia* (Purg., Canto 21–25) nicht nur die tiefsten Geheimnisse der Dichtkunst, sondern erklärt aus dem Munde des Statius (natürlich Dante in dessen Maske) das Mysterium der menschlichen Seele als eine dreistufige Pflanzen-Tier-Mensch-Vernunft, deren Substanz erst durch die Dichtkunst als Vermittlerin zwischen Schönheit und Wissen verstanden werden könne. Vernunft und Fantasie bilden demnach die Quelle aller poetischen Inspiration und damit der menschlichen Schöpferkraft, die in der Sicht auf das Geheimnis des Schönen wurzelt.

Schönheit ist diesem Denken kein Dekorum, sondern erhellendes Wissen kreativer Zusammenhänge zwischen Erscheinung und Wesen der Dinge. Erst aus dieser Entdeckung der Frührenaissance – denn Dante ist mit dieser Sicht keineswegs allein (man vergleiche etwa Brunetto Latini, den Dante selbst als seinen Lehrer verehrungsvoll nennt und dennoch als beredtes Exempel seiner „Objektivität" im Inferno platziert) – entspringt die Einsicht des modernen Denkens in dem kreativen Kern des Schönen. Wie menschliches

Wissen ist es ein Produkt der humanen Kreativität, nimmt Teil an der humanen Gestaltung der Welt. So erweist sich das „Purgatorio" in Dantes Dichtung nicht nur als Bewährungsraum des Jenseits – eine Art Ausnüchterungszelle für die menschlichen Todsünden –, sondern als Dantes Hörsaal, in dem der Dichter in Form des Künstlergesprächs Kunst und Schönheit als Mittel der Nobilitierung des menschlichen Lebens feiert. Es ist das Schöne, das sich als Spiegel der Tugend zeigt und zugleich zur Tugend erzieht. Die figurativen Szenen in Canto 10 und Canto 12 des „Purgatorio" führen den Lesern in poetischen Inszenierungen Werke der Bildenden Kunst aus Malerei und Skulptur als lehrreiche Beispiele des Sieges der Demut über den Hochmut vor Augen.

Es sind Bildprodukte, keine rhetorischen Lehrsätze, mit denen Dante ausgerechnet diese Thematik vorstellt. Verklausuliert ergibt sich daraus ein Plädoyer für den Wahrheitsgehalt der Künste. Diese spielen nun nicht mehr die ihnen lange zugeschriebene Rolle der geistesleeren *artes mechanicae*, die allein handwerkliche Fertigkeiten bezeichnen, sondern treten als Wege zur Wahrheit auf. Natürlich formuliert der Dichter diese fundamentale Wende im Erscheinungsbild des Schönen vorsichtshalber nicht nur indirekt:

> *Wer von des Pinsels und des Stiftes Meistern / Vermöchte so die Linien und die Schatten / Zu zeichnen, die der feinste Geist bewundert? / Tot schien der Tote, lebendig der Lebendige; / Besser sah DER nicht, der die Wahrheit schaute.* (Purg. XII, 64–68)

Das Zeugnis Dantes, Dichtung und Bildende Kunst als Medien des Schönen seien in der göttlichen Ordnung in gleicher Weise als Wege zur Wahrheit befähigt, bildet einen Markstein für ihren Aufstieg zur bis dahin so niemals zuvor formulierten Art des Weltwissens. Kunst und Wissenschaft, Schönheit und Vernunft bilden fortan eigene, jedoch gleichberechtigte Wege der Erkenntnis. Zu Recht ist diese ästhetisch-kognitive Wende unter dem Begriff „Renaissance" als Wende zur Moderne bezeichnet worden.

Es war einem über ein Jahrhundert später Dante nachfolgenden Zeitgenossen dieser Epoche vorbehalten, das neuartige Erkenntnispotenzial des Schönen auf seinen Produzenten und Rezipienten selbst zu wenden: auf den Menschen. Zum Paradigma dieser neuen Anthropologie wurde in der ersten Hälfte des 15. Jahrhunderts ein Künstler, Sportler und Ästhet: Leon Battista Alberti (1404–1472). Alberti hat das neue Ideal des schönen Menschen als Selbsterziehung beschrieben: *„Bestärken wir uns darin keine Mühen zu scheuen, um so zu sein, wie wir bisher nicht waren.“*

Die neue Anthropologie der äußeren und inneren Umformung zum Schönen bezog sich somit primär auf die Selbstgestaltung des Menschen. Bildung, Erziehung, Kleidung, Mode, Sitten, Haltungs- und nun endlich auch Essweisen werden als schöne Gesten erlernbar, der Mensch durch sie form- und gestaltbar. Die mittelalterliche Theologie hatte allein die menschliche Seele in diesem Sinne in den Blick genommen. Aber diese blieb bei allem Bemühen um sie unsichtbar, allein dem Blick Gottes erkennbar. Nun war es auch der menschliche Körper, an dem Schönheit als formende Kraft zu wirken begann.

Albertis großer zeitgenössischer Bewunderer, der Humanist und Dante-Kommentator Cristofero Landino (1424–1498), stellt ihn in einem dialogischen Traktat über die humanistische Lebensführung (*Disputationes Camaldulenses*) daher nicht ohne Zuspitzung auf die menschliche Möglichkeit, schön zu sein und das Schöne zugleich zu denken, ins Zentrum seiner Argumentation. Landino zeigt sich hier als Pionier einer assoziativen, künstlerischen Erkenntnislehre. Damit leitet er zugleich über zu seinem Dante-Kommentar, der am Beispiel des Dichters das Wesen der menschlichen Begabung darstellt. Hier nun ist der Durchbruch zur ästhetischen Erkenntnistheorie erreicht. Die Künste als Praxis des Schönen werden wegen ihrer Bezüge zum „göttlichen Geist“ über die positiven Wissenschaften gestellt: *„Mir scheint, dass alle bekannten und bedeutenden Künste nicht ohne göttliche Inspiration bestehen* *können"* (ed. Ernesto Grassi). Aber was ist Inspiration? Landino entfaltet am Beispiel des Florentiner Dichters, den er zu einem neuartigen Propheten erhebt, begabt mit der Fähigkeit, zugleich die äußere Welt wie die innere wahrzunehmen, eine bis dahin so nicht formulierte Theorie der Zusammenhänge von Introspektion und Weltwahrnehmung: Dantes *„Schilderungen sind der Art, dass sie nichts dunkel und unbestimmt im Geist lassen. Wie Bilder stellen sie etwas vor Augen, und zwar in solcher Weise, dass der innere Sinn das sieht, was der äußere niemals erblickt hat."* (*„il senso interiore vede quello che mai non vide lo exteriore"*).

Damit ist der von Dante beschrittene Weg zur Rolle der Künste als Instrumente der Wahrheitsfindung radikal weiterentwickelt. Sie sind durch die für sie konstitutive Rolle der Fantasie sowie deren Teilhabe am „göttlichen Geist" den allein rationalen Erkenntnisweisen überlegen. Von fern klingt hier noch Dantes Seelenlehre aus dem Munde des Dichters Statius im „Purgatorio" nach.

So entstand im Kontext der „Renaissance" zwischen 1300 und 1450 eine ästhetische Erkenntnistheorie, die den Geist, Idee und Fantasie, insbesondere in Gestalt der Dichtung als Expression des Schönen, an die Seite der Wissenschaften, allmählich sogar über sie zu stellen begann. Mit leichtem Zögern folgten die Bildkünste dieser Spur. Noch blieben sie jedoch ein wenig zurück. Der Humanist Lodovico Carbone bezeichnet zwar die Malerei als *„stumme Dichtung"*, die jedoch hinter dieser rangiere, da sie deren Vielgestaltigkeit nicht erreiche: *„so halten wir fest, dass Maler Menschen sind, Dichter aber Götter"*.

Doch nur dreißig Jahr später dreht Leonardo da Vinci den Spieß um:

> *Sagt Ihr, die Poesie sei von größerer Dauer – so erwidere ich, die Werke eines Kesselschmiedes seien noch viel dauerhafter und bleiben doch an Phantasie weit zurück* [...] *Wir Maler können somit wegen unserer Kunst die Enkel Gottes genannt werden.*

Von hier zu Gotthold Ephraim Lessings *Laokoon* von 1766 und seinem im Namen der Dichtung gegenüber Johann Jakob Winckelmanns Bildästhetik geführten Streit um den Vorrang der Künste ist es vermeintlich nur noch ein kleiner Schritt. Aber Lessing rückt den leidenden Menschen ins Zentrum dieses Paragone. Er nämlich fragt nicht nach Schönheit, sondern nach Schmerz, Leid und Tod. Mit anderen Worten: Lessing nimmt mit seinem *„stummen Schrei"* des Laokoon und den Grenzen der Bildkünste, diesen hörbar erschallen lassen zu können, keineswegs nur eine ästhetische Grenze in den Blick. Vielmehr verschiebt er die Rolle von Bild und Sprache zu einer bis dahin so nicht behandelten Frage nach der Fähigkeit der schönen Künste, den menschlichen Schmerz zu gestalten.

Ohne Dantes literarischen Weg durch das Inferno mit seinen unzähligen Qualen und Leiden wäre Lessings ästhetischer Blick auf die Rolle des Schönen für die Gestaltung des Schmerzes allerdings kaum denkbar gewesen. Es war Dante, der den Weg zur Darstellung der menschlichen Qualen mit den Mitteln literarischer Schönheitsregeln ebnete und damit die theoretische Klärung Lessings ermöglichte. Die Radikalität, mit der seine kunstvollen Terzinen das von ihm geschaffene Reich des Schreckens und des Schmerzes in furchtbarer Anschaulichkeit gestalten und damit die „schöne" Sprache zum Seziermesser der menschlichen Leiden verwandeln, öffnet den Blick für die Widersprüche und Grenzen des Schönen. Es ist der Untertitel von Lessings *Laokoon*-Aufsatz, der dieses Motiv unmittelbar anspricht: *Über die Grenzen von Malerei und Poesie.* Seine Antwort auf die von ihm selbst gestellte Frage nach solchen Grenzen trennt die Gattungen des Schönen voneinander, indem sie der Dichtung die Rolle prozesshafter Darstellung, der bildenden Kunst die des Augenblicks zuordnet. Aber keinen Augenblick zweifelt der ästhetische Theoretiker und Analytiker Lessing daran, dass Kunst die Fähigkeit besitzt, den Schrecken sinnfällig zur Anschauung zu bringen.

Damit sind die Weichen gestellt: Mit Lessings Sprach- und Kunsttheorie, seiner Ästhetik also, öffnet sich das Potenzial von Bild und Sprache zur Darstellung aller humanen Bereiche – auch von Schmerz und Leid. Der Weg zur Diagnostik der menschlichen Leiden ist erst so gänzlich frei. Im Bild zeigt sich fortan auch oder eben gerade der Augenblick der körperlichen Krise, wie sie sich im stummen Schmerzensschrei des Laokoon sinnbildlich zusammenballt. Aber nur Wort und Sprache vermögen den Vorgang zu schildern, der sich zu diesem Krisenmoment allmählich versammelt. Beide erweisen sich diagnostisch aufeinander dialektisch bezogen – verbunden und zugleich autonom.

Der Weg zu dieser Einsicht in das analytische Vermögen von Sprache und Bild, in die geheimsten Leiden der Menschen zu leuchten, stammt aus Dantes Hölle und ihren mit allem Raffinement der Gesetze des Schönen gestalteten Schrecken.

Literatur

Burckhardt, Jacob: Die Cultur der Renaissance in Italien. Ein Versuch. Schweighauser, Basel 1860

Dante Alighieri: Die Göttliche Komödie, Übersetzung und Kommentar von Herbert Gmelin, Band 2 (Purgatorio). Klett, Stuttgart 1968

di Boccaccio, Giovanni: Das Leben Dantes, übertragen von Otto Frhr. von Taube, Leipzig o. J.

Garin, Eugenio: Geschichte und Dokumente abendländischer Pädagogik, II, Humanismus. Rowohlt, Reinbek 1966

Giannotti, Donato: Gespräch mit Michelangelo. Zwei Dialoge über die Tage, in denen Dante Hölle und Fegefeuer durchwanderte, hrsg. von Joke Frommel-Haverkorn van Rijsewik, Amsterdam. Wallstein, Göttingen 1968

Grafton, Anthony; Alberti Leon Battista: Baumeister der Renaissance. Berlin Verlag, Berlin 2002

Grassi, Ernesto: Die Macht der Phantasie. Zur Geschichte abendländischen Denkens. Syndikat, Frankfurt/M 1984

John, Robert: Dante und Michelangelo. Das Paradiso Terrestro und die Sixtinische Decke. Scherpe, Krefeld 1959

Lessing, G. E.: Laokoon oder Über die Grenzen der Malerei und Poesie. Studienausgabe, hrsg. von Ludwig Vollhardt. Reclam, Stuttgart 2012

Pfisterer, Ulrich (Hrsg.) Die Kunstliteratur der Renaissance. Eine Geschichte in Quellen. Reclam, Stuttgart 2002

Schregondi, Ludovica; Parks, Tim (Hrsg.): Money and Beauty. Bankers, Botticelli and the Bonfire of the Vanities. Giunti Editore, Milano 2011

Vasari, Giorgio: Einführung in die Künste der Architektur, Bildhauerei und Malerei, hrsg. von Alexander Nova. Wagenbach, Berlin 2006

Vorländer, Karl: Geschichte der Philosophie, II, Mittelalter und Renaissance, hrsg. von Jan P. Beckmann. Rowohlt, Reinbek 1990

Schönheitsideale

Natur oder Kunst: Schönheit im Wettstreit

Thomas Macho

Was schön ist oder schön sein soll, steht nicht fest; in verschiedenen Kulturen und Epochen wird jeweils neu ausgehandelt, was als schön angesehen wird. Oft fällt es gar nicht leicht zu sagen, welche Schönheitsideale gelten. Der Schönheitssinn eines Zeitalters oder einer Kultur erlaubt viele Variationen und Abweichungen; für schön kann eine Form gehalten werden, aber auch bestimmte Materialien, Farben, Dinge und Stoffe. Im Hochmittelalter diskutierten Scholastiker wie Thomas von Aquin oder Johannes Duns Scotus die Frage, ob denn dem Seienden an sich (*ens*) – neben den Transzendentalien des Einen (*unum*), Wahren (*verum*) und Guten (*bonum*) – auch das Schöne (*pulchrum*) zugesprochen werden darf. Inzwischen haben wir uns zwar daran gewöhnt, vom „Wahren, Guten und Schönen" zu sprechen; doch werden in dieser Wendung keine Definitionen expliziert. Im Einzelfall wiederholen wir bloß die Pilatus-Frage; freilich fragen wir seltener „Was ist Wahrheit?", sondern vielmehr: „Was ist Schönheit?"

Auch Immanuel Kant hat sich – nach Beantwortung der Fragen nach dem Wahren (in der *Kritik der reinen Vernunft*) und Guten (in der *Kritik der*

M. B. Wagner-Pischel, *Die Macht des Schönen*,
https://doi.org/10.1007/978-3-662-72581-8_3

praktischen Vernunft) – dem Schönen zugewandt. Aber während das Wahre von Prinzipien und Kategorien abgeleitet werden kann, das Gute von Regeln und Imperativen, wird das Schöne jeweils am konkreten Fall erschlossen. In der *Kritik der Urteilskraft* plädierte Kant für eine Unterscheidung zwischen bestimmender und reflektierender Urteilskraft; er definierte:

> *Ist das Allgemeine (die Regel, das Prinzip, das Gesetz) gegeben, so ist die Urteilskraft, welche das Besondere darunter subsumiert,* [...] ***bestimmend****. Ist aber nur das Besondere gegeben, wozu sie das Allgemeine finden soll, so ist die Urteilskraft bloß* ***reflektierend****.* (Kant 1978, 87).

Das *pulchrum*, das allgemein Schöne, wird demnach nur in der Reflexion, in der Begegnung mit dem Besonderen, sei es ein Kunstwerk oder ein lebendiger Organismus, erkannt. Das Schöne ist das Einzelne; das *pulchrum* folgt keiner zwingenden Ableitung, es kann weder aus der Symmetrie von Proportionen noch aus einer evolutionären Entwicklungslogik deduziert werden. Was schön ist, wird von Fall zu Fall entschieden.

Sehnsucht nach der Calliagnosie

Beginnen wir mit einer Geschichte. Ted Chiang hat sie 2002 publiziert; sie trägt den Titel: *Liking What You See: A Documentary*. In deutscher Übersetzung (von Michael Plogmann) wurde sie erstmals 2007 veröffentlicht, zuletzt in einer zweibändigen Ausgabe der Erzählungen Chiangs, die Ende Oktober 2020 im Münchner Golkonda-Verlag erschienen ist. Der Titel der deutschen Übersetzung lautet: *Die Wahrheit vor Augen* (Chiang 2020, 304). Doch geht es nicht um Wahrheit, sondern um Schönheit, wie bereits das kurze Motto von Stendhal verrät: *„Schönheit ist die Verheißung von Glück“.*[1] Ted Chiang lebt und arbeitet als ausgebildeter Informatiker und Software-Techniker in der

1 Das Motto von Stendhal findet sich als Anmerkung in seinem Essay Über die Liebe (Stendhal 1975, 76). Die Fußnote lautet: *„Die Schönheit ist lediglich* ***Verheißung*** *von Glück. Das Glück des Griechen ist verschieden von dem Glück des Franzosen von 1822."*

Nähe von Seattle; sein bisheriges Werk (aus drei Jahrzehnten) umfasst lediglich siebzehn kürzere und längere Erzählungen, die allerdings mit zahlreichen Preisen, einigen Nebula- und Hugo-Awards, 2013 auch mit dem deutschen Kurd-Laßwitz-Preis, ausgezeichnet wurden. Die Erzählung *Story of Your Life* (1998) wurde 2016 von Denis Villeneuve unter dem Titel *Arrival*, u. a. mit Amy Adams und Forest Whitaker, verfilmt. 2020 wurde Ted Chiang in die renommierte *„Science Fiction and Fantasy Hall of Fame"* aufgenommen. Die Charakterisierung als Science Fiction oder Fantasy passt freilich nicht gut; tatsächlich bewegen sich Chiangs Geschichten in einem spekulativen Raum, der Erkenntnisse der Physik, Mathematik und Informatik, aber auch der Literatur, Philosophie und Theologie mit stupender Selbstverständlichkeit vereint. Chiang ist ein Autor, der regelmäßig Gedankenexperimente durchführt; er interessiert sich für die Konsequenzen scheinbar kleiner Verschiebungen im Gefüge einer Gesellschaft, die doch umwälzende Effekte auslösen können (vgl. Macho und Wunschel 2004). Im Fall von *Liking What You See* ist es die Erfindung eines Medikaments namens „Neurostat", das bei den Benutzern und Benutzerinnen eine sogenannte „Calliagnosie" auszulösen vermag.

Was ist eine Calliagnosie? Die Bezeichnung erinnert an den medizinischen Begriff der „Prosopagnosie", der Unfähigkeit, Gesichter wiederzuerkennen (nach den altgriechischen Worten für Gesicht, *prósōpon*, und Nichtwissen, *agnōsía*). In Chiangs Gedankenexperiment geht es allerdings um das Schöne, altgriechisch *kalós*. Die Calliagnosie bezeichnet also die Unfähigkeit, schöne von hässlichen Gesichtern zu unterscheiden. Sie wird medikamentös herbeigeführt, um den sogenannten „Lookismus" zu bekämpfen. Ich zitiere aus einem Statement von Maria de Souza, Präsidentin der fiktionalen „Studenten für Absolute Gleichberechtigung"; die gesamte Erzählung Chiangs ist ja aufgebaut aus Statements verschiedener Akteurinnen und Akteure, jeweils aus deren Perspektiven. Maria de Souza:

> *Das tiefergehende Problem unserer Gesellschaft ist Lookismus. Seit Jahrzehnten wird über Rassismus und Sexismus diskutiert, aber auch*

heute noch ist Lookismus ein Tabuthema. Dabei ist die Diskriminierung von als weniger attraktiv empfundenen Menschen weit verbreitet. Die Leute tun das, ohne dass es ihnen überhaupt beigebracht wird, und das ist an sich schon schlimm genug. Aber statt gegen diese Form der Diskriminierung vorzugehen, wird sie von der heutigen Gesellschaft sogar aktiv gefördert. (Chiang 2020, 305)

Beispiele für diese Förderung des Lookismus werden im Lauf der Erzählung eher nebenbei präsentiert. Erwähnt werden etwa Software-Programme, die ein Gesicht für die Verwendung auf Social-Media-Plattformen nach bestimmten Kriterien umgestalten; erwähnt werden Strategien der Werbeindustrie, der Einsatz von Models. Walter Lambert, Präsident der „Nationalen Calliagnosie-Vereinigung“:

Nehmen wir zum Beispiel Kokain. In seiner natürlichen Form, als Kokablätter, ist es anregend, aber nicht in einem Maß, dass es zu einem Problem wird. Aber wenn es weiterverarbeitet und konzentriert wird, dann erhält man eine Substanz, die mit künstlich gesteigerter Intensität auf das Lustzentrum wirkt. Und das macht süchtig. Durch die Werbeschaffenden hat Schönheit einen ähnlichen Prozess durchlaufen. Die Evolution hat uns mit einer Hirnfunktion ausgestattet, die auf gutes Aussehen reagiert – eine Art Lustempfänger in unserem Sehzentrum –, und in unserer natürlichen Umgebung war das auch eine nützliche Errungenschaft. Aber wenn man eine Person mit makelloser Haut- und Knochenstruktur nimmt und sie dann noch mit Hilfe von Make-up und Retusche aufhübscht, dann ist das keine Schönheit in ihrer natürlichen Form mehr. Das ist konzentrierte Schönheit, das Kokain der Attraktivität.“ (Chiang 2020, 321)

Tatsächlich macht die Studentin Tamera Lyons, die irgendwann das Medikament für die Erzeugung der Calliagnosie abzusetzen beschließt, weil sie sich in einen Jungen verliebt hat, genau diese Erfahrung:

Ich dachte zuerst, dieser Kokain-Vergleich sei vollkommen übertrieben. Kennen Sie jemanden, der Sachen stiehlt und vertickt, um sich seine tägliche Dosis Werbung zu besorgen?

Doch dann sieht sie einen Werbeclip für ein Shampoo:

Ich hatte den Clip schon vorher gesehen, aber ohne Calli war das anders. Das Model war so … ich konnte gar nicht mehr wegsehen. Das war nicht so wie bei dem gutaussehenden Jungen in der Cafeteria; es ging gar nicht darum, dass ich die Frau kennenlernen wollte. Es war eher so … so, als würde man einen Sonnenuntergang oder ein Feuerwerk betrachten. Ich habe einfach nur dagestanden und mir den Clip fünfmal angeschaut, nur um sie noch länger vor Augen zu haben. Ich hätte nie gedacht, dass ein Mensch so atemberaubend aussehen könnte. (Chiang 2020, 323)

Wenig später entscheidet sich Tamera dafür, ihre Calliagnosie wieder zu aktivieren.

Ich breche hier ab, um das Vergnügen an einer möglichen Lektüre der Erzählung nicht weiter zu schmälern. Abschließend will ich lediglich erwähnen, dass Ted Chiang die Nominierung für einen Hugo-Award zur Auszeichnung von *Liking What You See* abgelehnt hat, weil er die Geschichte noch nicht für ausgereift hielt; zugleich bemerkt er aber in einer Anmerkung zu seiner Erzählung:

Ich zweifle nicht daran, dass Schönheit ihre Nachteile mit sich bringt, aber das gilt für alles andere auch. Warum haben die Menschen mehr Verständnis für die Vorstellung, dass Schönheit eine Bürde sei, als beispielsweise für die, dass Reichtum eine Belastung darstelle? Es liegt am Zauber der Schönheit selbst: Selbst wenn man über ihre Nachteile diskutiert, verleiht die Schönheit der Person, die sie besitzt, einen Vorteil. Ich gehe davon aus, dass es körperliche Schönheit geben wird, solange wir Körper und Augen haben. Aber wenn Calliagnosie jemals erhältlich wird, probiere ich sie auf jeden Fall einmal aus. (Chiang 2020, 359)

Technische Schönheitsideale: Von Schneewittchen bis Karl Lagerfeld

Schönheit ist ein agonaler Begriff, ein Begriff im Wettstreit, der vielleicht nicht einmal durch Calliagnosie dauerhaft diszipliniert werden könnte. Darum streiten schon die olympischen Göttinnen Hera, Athene und Aphrodite um das Vorrecht, als Schönste zu gelten; und sie erwählen ausgerechnet Paris zum Schiedsrichter, der den goldenen Zankapfel der Schönsten reichen soll. Die Geschichte ist ein wenig paradox: Denn Paris wird bekanntlich bestochen, und zwar durch eine Art von „Television", gleichsam ein Medienbild *avant la lettre*; er verfällt der bezaubernden Helena, die offenbar als vierte Schönheitsikone auftritt, als Projektion in seltsamer Konkurrenz mit den anwesenden Göttinnen. Bedauerlicherweise ist Helena bereits verheiratet, was Aphrodite nicht weiter bekümmert; Paris erhält also einen buchstäblich vergifteten Lohn, dem der Trojanische Krieg entspringen wird: Um den Ehebruch zu rächen, ziehen die Helden in den Tod; und Odysseus wird zu jahrzehntelangen Irrfahrten verdonnert, auf denen er allen möglichen Nymphen und göttlichen Frauen – Kirke, Kalypso, Nausikaa – begegnen wird, um mit ihnen die Ehe zu brechen, während Penelope auf Ithaka von zahllosen Freiern belagert wird und ihrem zwei Jahrzehnte lang abwesenden Krieger die Treue halten soll.

Schönheit ist ein agonaler, ein kriegerischer, ein komparativer Begriff. Einfach gesagt: Wer schön sein will, strebt vor allem danach, **schöner** zu sein als die Konkurrenz. *„Spieglein, Spieglein an der Wand, wer ist die Schönste im ganzen Land"*, fragt die böse Königin im Märchen von Schneewittchen; und in der älteren Fassung dieses Märchens, das Johann Karl August Musäus – fast dreißig Jahre vor den Brüdern Grimm – veröffentlicht hat, fragt sie sogar: *„Spiegel blink, Spiegel blank, goldner Spiegel an der Wand, zeig mir an den schönsten Mann in Brabant!"* (Musäus 1961, 88). Der Zauberspiegel gehorcht und zeigt ihr prompt einen Mann, der wiederum – wie Helena –

bereits verheiratet ist: Daraus entstehen neuerlich Konflikte, Verwirrungen, Eifersucht, Anschläge (mit einem – zum Glück für Bianca, so heißt Schneewittchen bei Musäus – nur mit Opiumsaft versetzten Apfel) und grausame Strafen. Zeitgenössische Techniker haben inzwischen digitale Spiegel konstruiert, die noch konkretere und einfachere Fragen beantworten können:

> *'Mirror, mirror, on the wall, does this clothing match at all?' The mirror of tomorrow will do things Snow White's mirror never even dreamed of: share your image with loved ones, sending it to cell phones and computers for them to critique. The modern magical mirror will do more than answer questions or show you off to others. It will change your image: make you look slimmer or drape new clothes over your image so you can see what they look like on you without the bother of trying them on. It will even be able to change your hairstyle. 'Brown and blue are not for you. Try this jacket. Use this shoe.'* (Norman 2007, 155)

Ein aktueller Zauberspiegel wirft also nicht nur ein Bild zurück, sondern ein Schnittmuster, nach dessen Maßgabe Anzüge oder Kostüme geschneidert werden können; er beschleunigt den Transfer vom modischen Image zur individuellen Erscheinung.

Schönheit ist ein agonaler Begriff, was sich – jenseits von Mythen und Medien – auch systematisch demonstrieren lässt. Ist Schönheit Natur oder Kunst? Regel oder Ausnahme? Ergebnis objektiver Messungen, etwa von Proportionen und Symmetrien, oder Ergebnis subjektiver Geschmacksurteile, die einem raschen kulturellen Wandel unterworfen sein können? Über Schönheit muss gestritten werden. Ist Schönheit zeitlos und ewig, wie Leonardos *Mona Lisa* oder eine perfekt geformte Muschel? Oder bleibt sie dem Augenblick unterworfen, von dem wir manchmal – wie Goethes Faust, der sein Seelenheil riskiert – wünschen, er möge verweilen? Ist Schönheit Ordnung oder Störung? Anpassung oder Abweichung? Diese Fragen lassen sich nicht endgültig entscheiden. Schönheitsideale werden heute von Evolutionsbiologie und

Neurowissenschaften ebenso gewissenhaft verbreitet wie von Kunstgeschichte, Ausstellungen, von Schönheitschirurgie, Mode und Filmen; auf gemeinsame Kriterien der propagierten Schönheit werden sie sich wohl nur selten einigen.

Wer heute nach Schönheitsidealen im Internet fahndet, findet vor allem Ratschläge, die kommentiert und kritisiert werden. Nicht die klassischen Erzählungen vom Urteil des Paris, von Adonis, Pygmalion, dem Bad der Diana oder der Geburt Aphrodites werden diskutiert, sondern Streitfragen zu Hautpflege, Frisur, Bad und Make-up. Die *Stern*-Titelgeschichte vom 20. November 2014 trug zwar die Überschrift *„Weltmacht Schönheit"*; aber im Heft ging es – auf dreizehn Farbseiten – um Schönheitsoperationen, deren Risiken und Kosten. Die Fotografien wirkten zumeist wenig anziehend; auf Seite 60 resümierte das Foto eines liegenden, sittsam bekleideten Paars das aktuelle Preis- und Leistungsspektrum ästhetischer Chirurgie (wobei sich der Vergleich mit Schweine- oder Rinderdiagrammen in einer Metzgerei geradezu aufdrängt). Schönheitsideale werden gegenwärtig als technische Narrative verbreitet, begrüßt oder verworfen; paradox bleibt lediglich, dass die Adressaten und Akteurinnen dieser neuen Vorstellungen als Ziel ihrer Eingriffe angeben, möglichst „natürlich" zu erscheinen: „Man soll nicht sehen, dass ich etwas gemacht habe".

Die technischen Schönheitsideale haben inzwischen ein Massenpublikum erreicht, das längst nicht mehr vorrangig aus Reichen und Prominenten besteht. In Lateinamerika oder Asien ist es gerade die ärmere Bevölkerung, die jahrelang spart, um ihren Kindern eine Schönheitsoperation – etwa als Hochzeitsgabe – anbieten zu können. Der Körper, den die Eltern ihren Nachkommen auf natürlichem Weg „geschenkt" haben, muss verbessert und modifiziert werden, um den visuellen Anforderungen zeitgenössischer Arbeits- und Heiratsmärkte genügen zu können; Bildung ist zunehmend weniger wichtig als Erscheinung, Image und Aussehen. *„Die Nachfrage ist* *unstillbar*", bemerkt der Anthropologe Michael Taussig in seiner 2012 erschienenen Studie über *Beauty and the Beast*:

> *Ein junger Produzent von* **Cambio Extremo**, *einer kolumbianischen TV-Show, die (nach dem Vorbild der US-Show* **Extreme Makeover**) *kostenlose kosmetische Chirurgie zur radikalen Verwandlung einer Person anbietet, erzählte mir, dass auf eine einzige Werbeanzeige in Bogotá mehr als zwanzigtausend Freiwillige geantwortet haben. Alle behaupten, Schönheit öffne die Türen. Die Frauen im Kongress, einschließlich der Senatspräsidentin (damals Nancy Patricia Gutiérrez, T.M.) und der neuen Außenministerin von 2007 (María Consuelo Araújo, T.M.) sind atemberaubend glamourös. Und als der politisch progressive Bürgermeister von Medellin den jährlichen Schönheitswettbewerb der Stadt durch einen Wettbewerb für begabte Frauen ersetzte, sahen alle Teilnehmerinnen erneut wie Schönheitsköniginnen aus. Man fragt sich, was nötig ist, um eine bescheidene Sekretärin zu werden.* (Taussig 2012, 48)

Dabei ist es oft gerade das Unnatürliche, das Einzigartige, das wahre Schönheit auszuzeichnen scheint. In diesem Sinne gesteht etwa der Protagonist von Franz Werfels Novelle *Nicht der Mörder, der Ermordete ist schuldig* (von 1922):

> *Die Schönheit Sinaidas war eine wesenlose Entzückung, die ihrem Kleid die süße Form gab, selbst aber Zephyr, Geist, Schwingung zu sein schien. Und doch – es war fast klar – sie hatte ein Gebrechen. Wenn auch von zarter, unauffälliger Natur. Es schien, dass sich ihr Schritt nach der einen Seite etwas neigte, kaum merklich, aber in manchen Augenblicken unverkennbar. Dieses Unregelmäßige in dem Rhythmus ihrer Erscheinung (Hinken es zu nennen wäre zu viel und zu profan), dieses zarte Gebrechen riss mich hin, brachte mich um Verstand und Bewusstsein.*
> *Und etwas später: „O Gott, ich war, ich bin verliebt in ihr leichtes Hinken"* (Werfel 1922). *Auch Elias Canetti, gewiss kein Freund Werfels, bemerkt 1955*

in einer Aufzeichnung: „Sie hinkt so schön, dass die Gehenden neben ihr wie Krüppel erscheinen“ (Canetti 1970, 70).

Schön ist, was erscheint: Doch zum Erscheinen gehört die Überraschung, eine Art von Offenbarung, Verzauberung, die nicht einfach wiederholt werden kann. Was erscheinen will, bedarf eines lebenden Körpers, einer Geste, einer Bewegung. Selbst der sublimste Edelstein wirkt schöner, sobald er an Hals, Fingern, Ohren oder Armen getragen wird, ebenso wie die Robe, der bezaubernde Mantel oder ein Hut. Nicht umsonst müssen die aktuellen Modelle der Haute Couture an lebenden Körpern über den Laufsteg schweben; es reicht nicht aus, sie am Kleiderbügel oder in einer Vitrine zu zeigen. Weder Gesicht noch Figur allein entscheiden darum über Erfolge und Karrierechancen eines Models, sondern seine Fähigkeit, sich schön und elegant zu bewegen. Auch ein liegender Teppich muss sich zumindest in der Imagination in einen fliegenden Teppich verwandeln können; und eine Statue wird schön und überwältigend erst, wenn ihr angesehen und zugetraut wird, dass sie – wie Pygmalions geliebte Galatea – zum Leben erwachen will. Am Rande erwähnt: Auch Pygmalions Galatea zeichnet sich durch Einzigartigkeit aus: Schon Ovid bemerkt in seinen *Metamorphosen*, dass sie aus Elfenbein (*ebur*) geschnitzt wurde, als eine *eburnea virgo*; selbst mehrere jüngere Texte zitieren eine Statuette aus Elfenbein, die – materialbedingt – gewiss nicht die erwünschte Lebensgröße erreicht haben kann (Ovid 1997).[2] Hat Pygmalion bloß eine kleine Puppe geschnitzt?

Zur Schönheit als Offenbarung gehört auch die kleine Differenz, die Abweichung, der Makel – sei es ein Leberfleck oder ein leicht hinkender Gang. Zu Recht betont Wolfgang Ullrich in einem Essay über *Schönsein als Kulturtechnik* (erschienen in der Neuen Zürcher Zeitung vom 16. März 2015), gerade die Agonalität des Schönheitsbegriffs zwinge zu Wettstreit und Distinktion:

2 Vgl. auch die Textbeispiele aus Mittelalter und früher Neuzeit in: Aurnhammer und Martin (2003).

Da ‚Schönheit' seit mehr als zehn Jahren vor allem in Casting-Shows verhandelt wird, angehende Models also immer im Plural auftreten, genügt es allein deshalb nicht, schöne Beine und makellose Gesichter zu zeigen. Es bedarf zusätzlicher Kriterien der Unterscheidung; in der direkten Konkurrenz müssen die Kandidatinnen auch über etwas verfügen, das sie interessant und unverwechselbar macht.

Und er ergänzt: „*Mehr noch als Casting-Shows begünstigen die Social Media Differenzen, fordern Abwechslung, Extremes, Einmaliges. Und auf einmal erscheint sogar verhandelbar, was als schön gilt*" – beispielsweise „*unterschiedliche Körpermaße, bizarre Frisurenstile oder ungewöhnliche Kombinationen ethnischer Merkmale*". Inzwischen ist nach einer Untersuchung der Universität Leipzig aus dem Jahr 2017 jeder fünfte Deutsche, ja sogar jede zweite Frau zwischen 25 und 34 Jahren, tätowiert. Mit den Tattoo-Motiven wird nicht nur Zugehörigkeit signalisiert, sondern auch eine Form gelegentlich grotesker Einzigartigkeit (vgl. Ramsel 2019, 107).

Bizarr und unverwechselbar erschien auch das Outfit des am 19. Februar 2019 verstorbenen Managers und Gestalters zeitgenössischer Modeströmungen und Schönheitsideale: Karl Lagerfeld, mit Sonnenbrille, schwarzen Handschuhen, Ringen und dem weißen Stehkragen. In einem fiktionalen Interview mit Karl Lagerfeld – einem *Gespräch über die Unsterblichkeit* – lässt John von Düffel den Meister erläutern: Die alten Griechen

hatten verschiedene Göttinnen und Götter: der Liebe, des Krieges, der Eifersucht et cetera. Und je nachdem, von welchem Gott man angeschaut wird, so – glaubten sie – verhält man sich auch. Nicht die Götter haben sich wie Menschen aufgeführt, sondern die Menschen wie die Götter, deren Blick auf sie fällt. Wenn jemand vor Eifersucht rast, ist es Hera, Zeus' neidische Gattin, die ihm gerade zusieht. Verstehen Sie? Der Blick des Betrachters bestimmt, wer Sie sind. Deswegen bin ich so ungern im

Fernsehen. Wenn Sie von Massen angeschaut werden, werden Sie Masse.
Daraus ergibt sich eine grandiose Rechtfertigung der eigenen Arbeit:
Wir wollen Wunder vollbringen! Wir wollen dem Gott, der uns anschaut, beweisen, dass er sich nicht in uns täuscht. Wir wollen ihm recht geben mit unseren Werken! Nichts anderes versucht ein Modezeichner, indem er ein Kleid, ein Kostüm entwirft, das den Körper einer schönen Frau, eines schönen Mannes feiert. Er will Gott recht geben, Seiner Schöpfung durch seine Schöpfung. Seinen Wundern durch die Wunder, in die er sie hüllt, er will das Wunder der Natur durch die Wunder der Kultur verherrlichen. Und er will, dass der Gott, der ihn anschaut, das sieht. Dass Er sieht, dass es gut war. (von Düffel 2015)

Schönheit als Augenkontakt, als Blickwechsel unter Schöpfenden: Künstler und Künstlerinnen müssen heute oft auf das Attribut des Schöpferischen verzichten, wie es jeder „Modeschöpfer" alltäglich zu beanspruchen scheint; doch weiß er nicht, ob Götter und Göttinnen sogar zu einem Tattoo überredet werden könnten. Denn Gottheiten wollen vorrangig als einzigartig erscheinen, nicht bloß als Siegerinnen im agonalen Wettbewerb. Selbst Halbgötter und Heroen der griechischen Antike demonstrieren durch ihre ungewöhnliche Gestalt die eigene Singularität:

Sie zeichnen sich durch Kraft und Schönheit aus, aber auch durch monströse Züge,

betont der rumänische Religionshistoriker Mircea Eliade;

sie sind entweder von riesenhaftem Wuchs – Herakles, Achill, Orest, Pelops – oder überdurchschnittlich klein, sind tiergestaltig (z. B. Lykaon, der ‚Wolf') oder verwandeln sich in Tiere. Sie sind androgyn (Kekrops), wechseln ihr Geschlecht (Teiresias) oder verwandeln sich in Frauen (Herakles). Daneben sind Heroen durch zahlreiche Anomalien gekennzeichnet (Akephalie oder Polykephalie; Herakles hat drei Zahnreihen); sie sind häufig hinkend, bucklig oder blind. Sehr oft fallen die Heroen dem Wahnsinn zum Opfer (Orest, Bellerophon, sogar Herakles, als er die Söhne, die Megare ihm geboren hatte, erschlug). (Eliade 1992, 60)

Eine kurze Geschichte der Schönheitswettbewerbe

Schönheit ist also ein agonaler Begriff. Es war der vielleicht bedeutendste Schausteller des 19. Jahrhunderts, Phineas Taylor Barnum, der die ersten modernen Schönheitswettbewerbe in seinem *American Museum* in New York veranstaltete. Das Museum hatte Barnum 1841 übernommen und rasch zum führenden Unterhaltungs-Etablissement ausgebaut. Barnum veranstaltete zunächst Schönheitswettbewerbe für Blumen, Hunde oder Vögel, danach für Babys, wie er in seiner Autobiografie berichtet:

On several occasions I got up ‚Baby shows', at which I paid liberal prizes for the finest baby, the fattest baby, the handsomest twins, for triplets, and so on.“ (Barnum 1869, 146)

Beflügelt durch die Popularität solcher Shows versuchte P. T. Barnum auch, Schönheitswettbewerbe für junge Frauen zu initiieren. Ab Mitte der 1850er Jahre inserierte er in verschiedenen Zeitungen, etwa unter der Überschrift *„Barnum's Gallery of American Beauty“* in der *New York Tribune* vom 23. Juli 1855. In dieser Anzeige fragte er allerdings nicht nach Frauen, die in seinem Museum auftreten sollten, sondern nach

photographs or daguerreotypes of beautiful women from all parts from the United States and Canada, with or without the names. These likenesses will be placed in the American Museum, on the 15th of October next, and the public will decide by ballot who are entitled to the premiums.

Und er versprach nicht nur Geldpreise, sondern neuerlich Bilder:

The ten portraits that receive the highest premiums will be engraved in the French 'World's Book of Beauty'. (zit. nach Bagehot 1856)

Vorsorglich hatte er schon am 21. Juni 1855 einen Brief an einige Maler versandt, mit der Bitte um gemalte Porträts der ausgewählten Schönheiten.

Barnums Projekt war kein Erfolg beschieden; eine Fotogalerie und ein Gemälde als Preis waren offenbar nicht attraktiv genug. Die Erhebung kollektiver Geschmacksurteile hing von medientechnischen Voraussetzungen ab, die zur Mitte des 19. Jahrhunderts, als P. T. Barnum seine *Gallery of Beauty* eröffnen wollte, erst ansatzweise verwirklicht waren: Sie bedurfte erheblicher Fortschritte in der Fotografie und des Films, aber auch perfektionierter Drucktechniken, vom Farbdruck bis zur Werbung auf Plakaten, in Zeitungen und Illustrierten. Auch die Frage nach der Demokratisierung des Schönen, nach den Modalitäten der Abstimmung und einer gültigen Repräsentation des *sensus communis* – durch Zeitungslesende, Museums- und Kinopublikum oder eine Expertenjury – musste erst überzeugend geklärt werden. Im Jahr 1920 wurde der erste Schönheitswettbewerb in Frankreich ausgetragen. Damals folgten rund 1700 junge Frauen einem Aufruf des Journalisten Maurice de Waleffe, Begründer und Herausgeber des Magazins *Paris Midi*, ihre Fotos an die Redaktion zu senden, um *„La plus belle femme de France"* zu ermitteln. Eine Jury wählte 49 Bewerberinnen aus, von denen jeweils sieben in den folgenden sieben Wochen auf den Kinoleinwänden gezeigt wurden. Die Kinobesucher erhielten in diesen Wochen zusätzlich zur Eintrittskarte einen Stimmzettel, mit dem sie sich an der Wahl beteiligen konnten. Sie votierten schließlich – mit der großen Mehrheit von 198.000 Stimmen – für die 17-jährige Agnès Souret, die ein Foto von ihrer Erstkommunion eingesandt hatte. Agnès konnte ihren Ruhm nicht lange genießen; als Revue-Tänzerin bestritt sie mehrere Welttourneen, bevor sie 1928, nur 25 Jahre alt, an einer Blinddarmentzündung in Argentinien starb.

Der erste deutsche Schönheitswettbewerb wurde im Jahr 1909 veranstaltet: in Hamburg kam es – nur vier Wochen nach Ausschreibung – zur Verleihung des Titels der „schönsten Frau der Welt" an die ostpreußische

Zigarettenverkäuferin Gertrud Dopieralski. Sie erhielt eine Urkunde und ein 20-Mark-Goldstück; unter dem Künstlernamen Gertrud Sieg startete sie eine Karriere als Theaterschauspielerin und posierte für Postkarten, die während des Ersten Weltkriegs in die Rucksäcke mancher deutscher Soldaten gepackt wurden. Danach sollte es fast zwei Jahrzehnte dauern, bis am 5. März 1927 eine ähnliche Veranstaltung durchgeführt werden konnte:

> *Die erste Miss Germany wurde in einer rauschenden ‚Nacht der Frauen' im Rahmen der jährlichen Maskenredoute im Berliner Sportpalast mit einer Blümchenkrone gekürt. Die Zeitungen sprachen seinerzeit auch liebevoll von ‚unserem Fräulein Deutschland'.* (Didczuneit und Külow 1988, 13)

Fünfzig Mädchen hatten sich um den Titel beworben; in der Jury saßen damals der Boxer Max Schmeling und der Tenor Richard Tauber (wenige Jahre bevor auch Marlene Dietrich, Max Reinhardt oder Heinrich Mann als prominente Mitglieder der Jury amtierten). Die Jury kürte die 21-jährige Berlinerin Hildegard Quandt zur Siegerin. 1928 gewann die Revuetänzerin Margarete Grow; ihr folgten 1929 Elisabeth Rodzyn und 1930 Dorit Nitykowski. Kurz vor Beginn der NS-Diktatur im Januar 1933 wurde mit Charlotte Hartmann für lange Zeit die letzte Miss Germany gewählt: Schönheitswettbewerbe galten während der NS-Herrschaft als dekadente bürgerliche Vergnügungen.

Nach dem Zweiten Weltkrieg lag Europa in Trümmern. Schönheitswettbewerbe wurden zwar wieder aufgenommen; doch im Schatten der Katastrophe erlangten sie nicht mehr die Bedeutung, die sie in den späten 1920er Jahren erreicht hatten. Erst in den späten 1960er Jahren erschütterte ein *Youthquake* (Koda und Yohannan 2009, 26–63; vgl. auch Patsios 2009, 133). die Welt der Schönheitsideale, der Mode und Modelle; und dieser Trend zur Jugend, zum Kind, verstärkte auch die Faszination des Androgynen, die vor allem ein Gesicht auf ihren visuellen Begriff brachte: das Gesicht eines Mädchens aus einem Londoner Vorort. Dieses Mädchen, das zum ersten „Supermodel" der Modegeschichte erklärt wurde, hieß Lesley Hornby; doch alle Welt kannte sie unter dem Spitznamen „Twiggy". Mit Twiggys Auftritt verband sich rasch die drängende Frage nach dem Spiel mit der eigenen Identität, eine Frage, die in manchen Fotografien Melvin Sokolskys formuliert wurde: etwa in der Darstellung Twiggys vor einer Art von Schaufenster, umgeben von Personen, die schwarzweiße Twiggy-Papiermasken vor ihr Gesicht hielten; sie selbst trug eine Stoffeule im rechten Arm, mit Schildchen der Firma Steiff und einer weiteren Twiggy-Maske. Bert Stern fotografierte Twiggy 1967 für eine März-Ausgabe der Vogue, während sie auf dem Rand eines Fernsehgeräts sitzt, dessen Bildschirm gerade ein Twiggy-Porträt zeigt; und William Klein, Maler und ehemaliger Modefotograf der Vogue, verarbeitete die Twiggy-Faszination in dem satirischen Spielfilm *Qui êtes-vous, Polly Maggoo?* (1966), in dem die Protagonistin, gespielt von Dorothy McGowan, die Titelfrage mit einer Gegenfrage kontert:

> *Wer bin ich? Ich bin Polly. Polly Maggoo. Aber unter uns gesagt, ich bin nicht sicher, was ich antworten soll. Sie fragen, wer ich bin. Manchmal frage ich mich das selber. Ich werde fotografiert. Jeden Tag werde ich fotografiert. Unzählige Male bin ich schon fotografiert worden. Und jedesmal, wenn ich fotografiert werde, bleibt ein bißchen weniger von mir übrig. Was wird letzten Endes übrigbleiben? Das frage ich Sie.* (William Klein, zit. nach Gross 1996, 43)

Dem *Youthquake* folgte in den späten 1970er und 1980er Jahren eine Zeit der Körperarbeit, der *Body Politic* (Koda und Yohannan 2009, 98–131), die bis heute anzuhalten scheint. Unsere Körper sind seither keine Produktionsmittel mehr, sondern ihrerseits Anlässe und Objekte der Produktion. Heutige *„Körper stellen keine Dinge mehr her"*, behauptet die britische Psychotherapeutin Susie Orbach.

> *In der westlichen Welt haben Automatisierung, mechanisierte Landwirtschaft, vorgefertigte Produkte von Nahrungsmitteln bis zu Häusern, motorisierter Transport, Hightech-Kriegsführung etc. einen*

Großteil der schweren körperlichen Arbeit ersetzt. Wir reparieren auch kaum noch Dinge, da es in der Massenproduktion billiger ist, sie zu ersetzen. Wo einst Arbeiterkörper durch muskelbildende körperliche Schwerarbeit geformt wurden, hinterlassen heute schlecht bezahlte Jobs im Dienstleistungsbereich und computerbasierte Jobs quer durch die Schichten keine solchen physischen Indikatoren mehr. Ja, viele von uns müssen sich schon gezielt bemühen, sich bei der Arbeit oder während ihres gesamten Tagesablaufs überhaupt noch zu bewegen. Früher war es ein Privileg der begüterten Schichten, die keine körperliche Arbeit leisteten, sich zum Zeitvertreib und als soziale Kennzeichnung zu schmücken und zu verschönern. Im Zuge einer Modernisierung und Demokratisierung dieser Sitte sind wir heute alle dazu angehalten. Daher beobachten wir etwas Neues. Der Körper ist zu einer Form von Arbeit geworden. Er verwandelt sich vom Produktionsmittel in das zu Produzierende. (Orbach 2010, 13 f.)

Auch und gerade die Schönsten der Schönen sind von dieser Entwicklung entscheidend betroffen. Sie müssen ihren Körper zum Markenzeichen werden lassen, jenseits von Lebensalter, Geschlecht oder Zugehörigkeit. Bodybranding erzeugt sichtbare Brandzeichen: als würden sie und wir – wie das Vieh, wie die Sklaven – nicht mehr uns selbst gehören, sondern einer unsichtbaren Kommunität, was oft genug mithilfe von Piercings oder Tattoos – vom zwanghaften „Ritzen" bis zu den Skalpellen der ästhetischen Chirurgie – visualisiert wird. Körper machen Arbeit. Denn sie müssen immer radikaler modelliert, immer unmöglicheren Anforderungen angepasst werden. Ein Model wie Claudia Schiffer hatte

bei einer Körpergröße von 1,81 Metern die Maße 88–62–91 (Brust–Taille–Hüfte in Zentimetern), Kate Moss bei einer Größe von 1,75 Metern 84–58–89, Agyness Deyn bei einer Größe von 1,75 Metern 78–60–88 und Giselle Bündchen bei einer Größe von 1,80 Metern 86–61–82. Cindy Crawford wurde bei einer Größe von 1,77 Metern und

> *den Maßen 86–66–89 in den Medien als ›Kurvenreiche‹ bezeichnet – mit einer Taille, die bei einer groß gewachsenen Frau der Konfektionsgröße 34 entspricht. Der Realität zum Trotz haben die allermeisten professionellen Models Taillenmaße von viereinhalbjährigen Kindern, Hüftumfänge von 13-jährigen Mädchen und eine Körperlänge von Männern.* (Posch 2009, 89)

Körper sind keine Akteure und Produzenten mehr, sondern Produkte und Bilder. Was geschieht aber, wenn das Bild den Körper zersetzt, wenn das Modell an die Stelle der Person tritt? Was geschieht, wenn Schönheit als Bildideal jedes Lebens- und Bewegungsideal dementiert? In seinem Roman über Marilyn Monroes „letzte Sitzung" schrieb Michel Schneider: *„Schönheit ist eigentlich nie traurig. Sie tut nur weh"* (Schneider 2007, 352). Zwei Wochen nach dem letzten Foto-Shooting mit Bert Stern im Bel Air Hotel von Los Angeles starb Marilyn Monroe im Alter von nur 36 Jahren; vermutlich nahm sie sich das Leben.

Literatur

Aurnhammer Achim/Martin, Dieter (Hrsg.) Mythos Pygmalion. Texte von Ovid bis John Updike. Reclam, Leipzig 2003, 17–66

Bagehot, Walter: A.B. has returned, or: The Romance of Advertising. With Tracings from the Capital of the Second Column of the »Times« (Composite Order). W. Kent & Co, London 1856, 49 f.

Barnum, Phineas Taylor: Struggles and Triumphs, or, Forty Years' Recollections of P.T. Barnum, written by himself. J.B. Burr & Company, Hartford 1869

Canetti, Elias: Alle vergeudete Verehrung. Aufzeichnungen 1949–1960. Carl Hanser, München 1970

Chiang, Ted: Die Wahrheit vor Augen. Aus dem Englischen übersetzt von Michael Plogmann. In: ders.: Geteilt durch Null. Erzählungen 1990 bis 2020. Band 2 (übersetzt von molosovsky und Karin Will). Golkonda, München 2020, 303–351, 359

Didczuneit, Veit/Külow, Dirk: Miss Germany. Die deutsche Schönheitskönigin. S&L MedienContor, Hamburg 1998

Düffel, John von: KL – Gespräch über die Unsterblichkeit. DuMont, Köln 2015, 26 und 75

Eliade, Mircea: Schamanen, Götter und Mysterien. Die Welt der alten Griechen. Übersetzt von Günter Lanczkowski. Herder, Freiburg i. Br./Basel/Wien 1992

Gross, Michael: Model. Das häßliche Geschäft der schönen Frauen. Aus dem Amerikanischen übersetzt von Eva Malsch. Europaverlag, Wien/München 1996

Kant, Immanuel: Kritik der Urteilskraft. Werkausgabe. Herausgegeben von Wilhelm Weischedel. Band X. Suhrkamp, Frankfurt/M 1978

Koda, Harold/Yohannan Kohle (eds.): The Model as Muse: Embodying Fashion. Yale University Press/Metropolitan Museum of Art, New Haven/London/New York 2009

Macho, Thomas/Wunschel, Annette (Hrsg.): Science & Fiction. Über Gedankenexperimente in Wissenschaft, Philosophie und Literatur. Fischer, Frankfurt/M 2004

Musäus, Johann Karl August: „Richilde". In: Volksmärchen der Deutschen. Winkler, München 1961, 73–117

Norman, Donald A.: The Design of Future Things. Basic Books, New York 2007

Orbach, Susie: Bodies. Schlachtfelder der Schönheit. Aus dem Englischen übersetzt von Cornelia Holfelder-von der Tann. Arche, Zürich/Hamburg 2010

Ovidius Naso, Publius: Metamorphosen (Lateinisch/Deutsch). Übersetzt und herausgegeben von Michael von Albrecht. Reclam, Stuttgart 1997, 526–531

Patsios, Elisabeth: Die Schönste der Schönen. Geschichte der Miss Austria 1929–2009. Molden, Wien/Graz/Klagenfurt 2009

Posch, Waltraud: Projekt Körper. Wie der Kult um die Schönheit unser Leben prägt. Campus, Frankfurt a. M./New York 2009

Ramsel, Yannick: Nadelkönig. In: Der Spiegel Nr. 26 vom 22. Juni 2019. Hamburg 2019, 106 f.

Schneider, Michel: Marilyns letzte Sitzung. Aus dem Französischen übersetzt von Barbara Schaden. btb, München 2007

Stendhal: Über die Liebe. Aus dem Französischen übersetzt von Walter Hoyer. Insel, Frankfurt/M 1975

Taussig, Michael: Beauty and the Beast. The University of Chicago Press, Chicago/London 2012 (Übersetzung: T. Macho)

Werfel, Franz: Nicht der Mörder, der Ermordete ist schuldig. Eine Novelle. Wolff, München 1922, 119 und 171

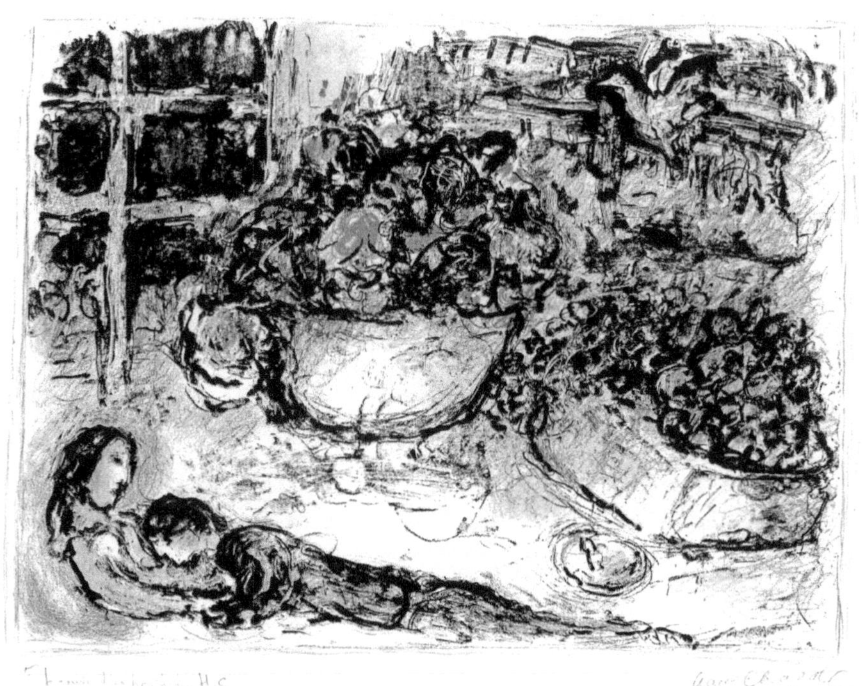

Marc Chagall: *La table fleurie* (Paris, 1973)
Farblithographie auf Vélin von Arches 55,5 x 71,7 cm, Sammlung M.B. Wagner-Pischel

Die transformative Kraft der Schönheit

Erkenntnisse aus der altgriechischen Mythologie, Philosophie und Medizin

Christoph Quarch

Wir leben in einer Zeit der Polykrisen. Nicht nur erschüttern Kriege, geopolitische Spannungen, Migrationsbewegungen oder der Klimawandel die Weltgemeinschaft, auch psychische und physische Erkrankungen der Individuen nehmen zu. Angesichts dessen verspüren viele Menschen eine große Sehnsucht nach Veränderung. Doch sie können nicht erkennen, woher die Veränderung kommen soll. Vielen scheint, die Menschheit habe sich in eine Sackgasse manövriert und kein Ausweg sei in Sicht. Vergeblich suchen sie nach etwas Rettendem und leiden zunehmend unter den Zeitläuften der Gegenwart.

Schönheit wird die Welt retten

In diese Situation hinein tönt ein Wort, das dem russischen Romancier Fjodor Dostojewski zugeschrieben wird: *„Schönheit wird die Welt retten."* In einer von Krieg, Katastrophen, Hunger, Elend und Klimawandel geprägten

Schriftfassung eines Vortrages, der am 14. April 2025 beim Symposium *„Die heilende Kraft der Schönheit"* in Delphi gehalten wurde.

M. B. Wagner-Pischel, *Die Macht des Schönen*,
https://doi.org/10.1007/978-3-662-72581-8_4

Welt muten diese Worte befremdlich an. Man fragt sich mit gerunzelter Stirn, wie es angehen kann, dass ausgerechnet etwas so Ungreifbares, Flüchtiges, Ohnmächtiges, rein Geistiges wie die Schönheit als Weltenretterin in Aussicht gestellt wird. Dass diese Verheißung gleichwohl nicht völlig illusorisch ist – ja, dass sie womöglich unsere Aufmerksamkeit in die Richtung lenkt, aus der unserer sorgengeplagten Welt tatsächlich Rettung und dem einzelnen Menschen Heilung wachsen kann, ist der Gegenstand dieser Reflexion.

Ob Dostojewski wirklich glaubte, Schönheit werde die Welt retten, muss allerdings bezweifelt werden. Der so oft zitierte Satz ist recht gewaltsam seinem Kontext entrissen. Man findet ihn in dem Roman *Der Idiot*. Dort wird der Leser Zeuge eines Gespräches, in dem sich ein Gast mit folgenden Worten an den Fürsten Myschkin wendet:

> *Ist es wahr, Fürst, dass Sie einmal gesagt haben, die Welt wird durch die Schönheit gerettet werden? Meine Herren!", wandte er sich mit lauter Stimme an alle, „der Fürst behauptet, dass Schönheit die Welt retten werde! Doch ich behaupte, dass er nur deshalb so sonderbare Gedanken hat, weil er verliebt ist. Meine Herren, der Fürst in verliebt. Vorhin, als er eintrat, habe ich mich davon überzeugt. Erröten Sie nicht, Fürst; sonst muss ich sie bedauern. Was ist denn das für eine Schönheit, die die Welt retten wird?*
> (Dostojewski 1983, 588. Die Übersetzung wurde vom Autor leicht abgewandelt.)

So also die etwas perfide anmutende Frage des Gesprächspartners, der des Fürsten Worte zitiert, um sie zum Anlass zu nehmen, sich nach dessen jüngsten amourösen Errungenschaften zu erkundigen; wobei „die Schönheit" nicht mehr und nicht weniger ist als die Chiffre für das weibliche Objekt der Liebesleidenschaft des Fürsten. Wird auch die eschatologische Wucht, mit der das Zitat „Schönheit wird die Welt retten" gemeinhin versehen wird, dadurch gedämpft, so weist uns dieser ernüchternde Kontext nichtsdestotrotz die Richtung zu einem Verständnis dessen, was ich die – wenn schon nicht *eschatologische*, so doch wenigstens – *transformative* Kraft der Schönheit nennen möchte.

Du musst dein Leben ändern

Dass Schönheit eine transformative Kraft besitzt, ist eine Erfahrung, die auch von einem bedeutenden Zeitgenossen Dostojewskis bezeugt wird. Die Rede ist von Rainer Maria Rilke, der in einem Sonett aus dem Jahre 1907 davon Kunde gibt, dass ihn bei einem Besuch im Pariser Louvre ein Bildwerk der antiken Kunst in Bann schlug. Das Gedicht trägt den Titel *Archäischer Torso Apollons* und zeugt davon, in welchem Maße Rilke sich von der Erscheinung des Gottes in Anspruch genommen wusste.

Wir kannten nicht sein unerhörtes Haupt,
darin die Augenäpfel reiften. Aber
sein Torso glüht noch wie ein Kandelaber,
in dem sein Schauen, nur zurückgeschraubt,

sich hält und glänzt. Sonst könnte nicht der Bug
der Brust dich blenden, und im leisen Drehen
der Lenden könnte nicht ein Lächeln gehen
zu jener Mitte, die die Zeugung trug.

Sonst stünde dieser Stein entstellt und kurz
unter der Schultern durchsichtigem Sturz
und flimmerte nicht so wie Raubtierfelle;

und bräche nicht aus allen seinen Rändern
aus wie ein Stern: denn da ist keine Stelle,
die dich nicht sieht. Du mußt dein Leben ändern. (Rilke 2005, 723)

„Du musst dein Leben ändern!“ – Das ist der Appell, der in Rilkes Wahrnehmung noch von dem weitgehend zerstörten Bildwerk des Apollon an ihn ergeht. Dabei ist nicht überraschend, dass gerade von diesem Gott ein

solch gewichtiges Wort ausgeht, ist es doch er, der in seinem Tempel zu Delphi die Pilger und Orakelsuchenden mit dem Satz begrüßte: *Γνωθι σαυτον (gnōthi sauton)* – Erkenne dich selbst! Offenbar gewahrt Rilke in dem Moment, da der ruinöse Torso des Apollon zu ihm spricht, eine transformative Kraft, die mit gebieterischer Stimme zu ihm zu sprechen vermag: die transformative Kraft der Schönheit eines Bildwerks aus der griechischen Antike.

Das ist bedeutungsvoll, denn es ist das Volk der Griechen, das wie kein anderes die transformative Kraft der Schönheit nicht nur erfahren und verstanden, sondern auch in seiner Kunst ins Werk gesetzt und in seiner Philosophie geistig durchdrungen hat. Schönheit war den Griechen stets ein Ausweis des Göttlichen – mehr noch: Schönheit galt als eine Qualität, mit der das Göttliche sich in der Welt bekundet. *„Vollkommene Schönheit war für die Griechen zu allen Zeiten das Kennzeichen des Göttlichen"*, notiert der Religionswissenschaftler und Gräzist Walter F. Otto in seinem Buch *Theophania* (Otto 1955, 65) und erklärt:

> *Griechische Art war es, das Schöne mit dem Wahren und Guten zu verbinden, nicht mit dem Guten des Willens, sondern mit dem objektiv Guten, das sich in den ewigen Ordnungen der Natur und des Daseins anzeigt.* (Otto 1955, 66)

Schönheit ist griechisch gedacht demnach die dem Menschen wahrnehmbare Erscheinungsform der Sinnhaftigkeit der Welt. Und wo immer sich ihm in der Welt deren Sinnhaftigkeit offenbarte – ob in der Natur, der menschlichen Begegnung oder der Kunst –, da sagte der Grieche *θεός (theós)*: Gott; nicht um eine transzendente Macht zu benennen, sondern um der eigenen Erfahrung der unbedingten Sinnhaftigkeit des Seins Ausdruck zu verleihen, wie Karl Kerényi als ausgewiesener Kenner der antiken Religion und Spiritualität gezeigt hat. Er schreibt:

> *„Es bricht das göttliche Ereignis ein: theós geschieht, zeitlich, in dieser Welt und ist ganz in diesem Geschehen […]: Gott geschieht."* (Kerényi 1971, 212)

Und wie dieses göttliche Ereignis näherhin zu fassen ist, beschreibt er wie folgt:

Das Erscheinen einer nicht ausgeführten, noch nicht einmal bildhaften Offenbarung in der Welt: das ist theós [...]. *Es ist nicht nur auf unberechenbare Weise da, sondern wenn es in seiner Eigenschaft* [...] *erkannt wird, leuchtet es überall – durch alles und in allem. Es leuchtet in Jahreszeiten und Mondphasen, und es leuchtet in allen Lebensaltern und Lebensbereichen.* (Kerényi 1971, 214)

So gesehen gibt es wohl keine andere Religion der Welt, zu der die von dem Theologen Paul Tillich vorgeschlagene Definition für das Göttliche so gut passt, wie die altgriechische: Gott, so Tillich, ist *„der Name für das, was den Menschen unbedingt angeht."* Und er erklärt:

Das heißt nicht, dass es zunächst ein Wesen gibt, das Gott genannt wird, und die Forderung, dass es den Menschen unbedingt angehen soll. Es heißt, dass das, was einen Menschen unbedingt angeht, für ihn zum Gott [...] *wird, und es heißt, dass nur das ihn unbedingt angehen kann, was für ihn Gott* [...] *ist.* (Tillich1956, 247)

Was den Menschen unbedingt angeht, geht ihn nicht nur an. Es spricht ihn auch an, es ist ansprechend, schön. Deshalb sind alle Göttinnen und Götter der Griechen schön. Ihre Schönheit ist die Weise, durch die sie in die Welt zu wirken vermögen, denn griechische Götter sind anders als der allmächtige Gott der abrahamitischen Tradition nicht durch überlegene Macht oder Gewalt definiert, sondern durch ihr bloßes, ganz und gar vollendetes Sein, das sich dem Menschen in Gestalt ihrer Schönheit bzw. ihrer schönen Gestalt offenbart.

Will man sich mit der vom griechischen Geist gewahrten transformativen Kraft der Schönheit und des Göttlichen näher befassen, tut man gut daran, sich ihrem Mythos zuzuwenden. In ihm hat er sich in der Welt bekundet und von dort aus strahlt er in die Kunst, in die Philosophie und in die Politik. Im Mythos erhalten wir kostbare Hinweise, die uns die griechische Erfahrung und Deutung der Schönheit näherbringen. Auch finden wir im Mythos eine Spur, die zu verfolgen erkennbar macht, inwiefern der Schönheit womöglich wirklich eine weltrettende Kraft innewohnt …

Die schöne, liebreizende, goldene Göttin

Was also lehrt uns der griechische Mythos über die Schönheit? Eine Antwort erhalten wir, indem wir uns derjenigen Gottheit des Olymp zuwenden, deren Sein und Wesen nichts anderes ist als die gestalthaft verdichtete Schönheit. Die Rede ist von Aphrodite, den Lateinern unter dem Namen Venus bekannt. Sie ist die Göttin der Schönheit, in deren Gestalt sich die Göttlichkeit des Göttlichen selbst bezeugt: der hinreißende, unbedingte Anspruch des schönen *theós*. Wenn der Mensch sich vom sinnstiftenden Zuspruch des Seins dieser Welt so unbedingt angegangen weiß, dass er gar nicht anders kann, als ihm mit dem Wort *theós* zu antworten, dann ist verständlich, inwiefern das unbedingt Ansprechende zu einer großen und bedeutenden Göttin wie Aphrodite verdichtet werden musste. Denn die Göttin ist in ihrem Wesen genau das: Sie ist unbedingt ansprechend – mehr noch: Sie spricht nicht nur an, sie zieht auch an, sie macht auch an. Ihr ganzes Wesen ist die unbedingte Attraktion, der unwiderstehliche Sog der Gottheit. Diese Anziehung ist das Wesen der göttlichen Schönheit. Mythisch gesprochen: Aphrodite ist die gestalthafte Verdichtung der göttlichen Attraktivität.

Eine Kostprobe davon gibt ein der Aphrodite gewidmeter *Homerischer Hymnus* aus dem 8. oder 7. Jahrhundert v. Chr., der einen plastischen Eindruck vom ansprechenden Wesen der Aphrodite vermittelt.

Aphrodite die schöne, liebreizende, will ich besingen,
Sie mit dem goldenen Kranz, die des meerumfloßenen Zypern
Städte beherrscht, wohin sie des Südwinds schwellender Windhauch
Sanft hintrug auf der Woge des vielaufrauschenden Meeres,
Im weichflockigen Schaum. Und die Horen mit Golddiademen
Nahmen mit Freuden sie auf, und legten ihr göttliche Kleider
An, und setzten ihr ferner den schön aus Golde gemachten
Kranz aufs heilige Haupt, und hängten ihr dann in die Ohren
Blumengeschmeid aus Erz und gepriesenem Golde verfertigt.
Aber den zierlichen Hals und den schneeweiß strahlenden Busen
Schmückten mit goldener Ketten Geschmeide sie, welche die Horen
Selber geschmückt, die mit Gold umkränzeten, wenn zu der Götter
Anmutseligem Reigen zum Vaterpalaste sie schritten.
Doch nachdem sie den Schmuck an dem Leib ihr fertig geordnet
Führten sie rasch zu den Göttern sie hin, die sie freudig empfingen,
Reichend zum Gruße die Hand, und ein jeglicher fühlte Verlangen,
Sie zur Gemahlin zu haben, und heim als Braut sie zu führen,
Höchlich bewundernd die schöne Gestalt der bekränzten Kypris.
(Homerischer Hymnus 6 An Aphrodite, zitiert nach Weiher 1961, 108f.
Übersetzung vom Autor.)

Es ist bezeichnend, in welchen Farben die Göttin hier besungen wird. Nicht nur der Dichter dieses Hymnus, auch Homer nennt Aphrodite mit Vorliebe „die Goldene“. Alles an ihr glänzt wie Gold: ihre Haut, ihre Geschmeide, ihr Haar. Geboren ist sie in den schäumenden Wogen des goldglänzenden Meeres. Wenn sie schreitet, wachsen Blumen unter ihren Füßen. Und wie das Gold lenkt auch sie, wo immer sie in Erscheinung tritt, magisch alle Blicke auf sich. Dem Anspruch, der von ihr ergeht, kann sich niemand entziehen. Auch nicht die Götter, die sogleich das Verlangen fühlen, mit ihr das Liebeslager zu teilen. Es ist offenkundig: Aphrodite geht sie unbedingt an. Das ist ihr Wesen, das Wesen der Schönheit. Wenn sie ins Leben eines Menschen (oder eines Gottes strahlt), kann nichts so bleiben wie es ist: *„Du musst dein Leben ändern!“*

Das also ist die Lehre des Mythos: Wo Schönheit erscheint, kommen wir nicht umhin, ihr Antwort zu geben – mehr noch: ihr Antwort *zu sein*. Wie ein goldenes Licht strahlt sie ins Leben des Menschen. Und wie schon Goethe wusste: *„Nach Golde drängt, am Golde hängt doch alles“* (Goethe 1988, 90, V. 2802f). Genauso dürfen wir uns Aphrodite vorstellen. Sie gleicht einem Magnetstein inmitten von Eisenspänen: Wo sie erscheint, richtet sich alles nach ihr aus. Das ist die Wirkung der Schönheit: Man kann sich ihr nicht entziehen, man kann nicht anders auf sie Antwort geben als durch Liebesleidenschaft; etwas, das auf Griechisch *ἔρως (érōs)* heißt. Schönheit reizt den Eros. Sie ist liebreizend, ansprechend und glänzend.

Schön ist das, was einer leidenschaftlich liebt

Wo immer die Schönheit sich ereignet, antwortet der Mensch auf sie, indem er sich mit Leidenschaft und Begeisterung von ihr hinreißen lässt. Schönheit und Eros lassen sich in der griechischen Denkweise nicht voneinander trennen. Sie sind die zweiten Seiten der gleichen Medaille: des Ereignisses der Schönheit. Aphrodite ist die Hinreißende, Eros das Hingerissensein – dasjenige, was wir alle (hoffentlich) in unserem Leben wenigstens einmal erfahren haben, als wir mit Lust und Leidenschaft verliebt waren.

Dazu passt eine bemerkenswerte Definition der Schönheit, die wir in einem der ältesten lyrischen Werke der europäischen Kultur finden. Es stammt von der Dichterin Sappho von Lesbos, die Platon als „die zehnte Muse“ feierte; womit er nicht nur seine, sondern aller Griechen hohe Wertschätzung für Sappho bekundete. In einem der wenigen erhaltenen Fragmente von ihr lesen wir:

Manche sagen: von Reitern ein Heer, und manche: von Fußsoldaten,
manche: eine Flotte von schwellenden Schiffen – das sei auf der schwarzen Erde

das Schönste – ich aber: schön ist das, was
einer leidenschaftlich liebt! (Sappho 1954, 34)[1]

Das ist eine fast modern anmutende Deutung, die die Schönheit nicht als objektivierbare Qualität von Objekten deutet, sondern – ganz wie die ästhetische Philosophie der Aufklärung, etwa bei David Hume oder Immanuel Kant – über das Empfinden des vom Schönen angesprochenen Subjektes. Das von Sappho dafür verwendete griechische Wort lautet *ἔραται*, eine Verbform von Eros. Der Eros im Herzen des Menschen erscheint hier als Ausweis der Schönheit des Schönen. Die Schönheit ist nachgerade definiert durch die von ihr evozierte Begeisterung und Leidenschaft des Eros. Und die erotische Begeisterung und Leidenschaft sind nichts anderes als die transformative Kraft der Schönheit.

Auf diese liebreizende, den Eros weckende Kraft, lenkt später die griechische Philosophie ihr Augenmerk. Vor allem Platon fragte sich, was es mit der transformativen, zur mythischen Gestalt des Eros verdichteten Wirkmacht der Schönheit auf sich hat. Er behandelt dieses Thema in zwei seiner bedeutendsten Dialoge: dem *Symposium* und dem *Phaidros*. In letzterem finden wir eine eindrucksvolle Beschreibung dessen, was mit uns Menschen geschieht, wenn wir vom Sog der Schönheit ergriffen werden und der Eros in unserer Seele Raum greift.

Wer […] ein gottähnliches, die Schönheit wohl abbildendes Antlitz oder eine solche Körpergestalt sieht, wird zuerst von Schauer ergriffen […]; sodann aber, wenn er es anblickt, verehrt er es wie einen Gott, und fürchtete er nicht den Schein eines übermäßigen Wahnsinns, er würde gar

1 Im Original:
Οἰ μὲν ἰππήων στρότον, οἰ δὲ πέσδων,
οἰ δὲ νάων φαῖσ' ἐπὶ γᾶν μέλαιναν
ἔμμεναι κάλλιστον, ἐγὼ δὲ κῆν' ὄτ-
τω τις ἔραται.

dem Liebling opfern wie einem Götterbild und einem Gott. Nun er ihn aber gesehen, ergreift ihn, wie nach dem Fieberschauer, eine veränderte Stimmung und Schweiß und ungewohnte Hitze. [...] *Diesen leidenschaftlichen Zustand aber, o schöner Knabe, an den ja meine Rede gerichtet ist, heißen die Menschen Eros.* (Platon, Phdr. 251a–252b2[2])

Nun gilt es, diese transformative Kraft, die die Griechen Eros nannten, genauer zu bestimmen. Dazu bietet es sich an, einen Ausflug in die bildende Kunst zu unternehmen. Fast jeder kennt die mannigfaltigen Darstellungen des Eros aus antiken oder neuzeitlichen Bildwerken. Woran erkennt man den Eros – bzw. Amor oder Cupido, wie die Lateiner ihn nannten – sofort? Zunächst an einer anatomischen Auffälligkeit: Eros ist geflügelt. Sodann an seinem Geschlecht und Alter: Er ist ein Knabe, präpubertär, maximal 12 Jahre alt, in der Regel nackt. Ferner ist dieser Knirps bewaffnet, ein Bogner, der meist einen prall mit Pfeilen gefüllten Köcher mit sich führt.[3] Und er erscheint häufig in Begleitung einer ebenfalls unbekleideten, gutaussehenden und reifen Frau, die der Kenner unschwer als Aphrodite identifiziert, die als die Mutter des Eros galt, zumindest wenn man dem Mainstream der griechischen Mythen folgt. Die wichtigsten Erkennungszeichen des Eros sind also: seine Flügel, sein Alter, seine Nacktheit, seine Begleiterin, seine Waffen. Was hat es damit auf sich?

Fragen wir zunächst: Warum Pfeil und Bogen? Pfeil und Bogen symbolisieren die Art und Weise, wie Eros in das Leben des Menschen hineinwirkt. Ungerufen und oft ungewollt, wie ein Pfeil, trifft er den Menschen.

2 Platon wird zitiert in eigenen Übersetzungen des Autors auf der Grundlage der von Gunther Eigler (1990) besorgten zweisprachigen Werkausgabe.

3 Vgl. dazu ein Gedicht des Moschus, in dem Aphrodite ihren Sohn wie folgt beschreibt: *„Nackt ist sein Leib, doch seine Gedanken hält er gut verhüllt. Geflügelt ist er wie ein Vogel und er fliegt von einem zum anderen, Frauen wie Männern, und setzt sich auf ihre Herzen. Er hat einen kleinen Bogen und darauf einen Pfeil. Er ist nur klein, aber er fliegt bis zum Himmel. Und auf dem Rücken trägt er einen goldenen Köcher voller scharfer Pfeile, mit denen er selbst mich oft verwundet.* [...]*"* (Übers. u. zitiert nach Edmonds 1919).

Er widerfährt einem. Man kann sich kaum vor ihm schützen. Natürlich kann man den Versuch unternehmen, sich vor ihm hinter eine Palisade aus Coolness, Unberührbarkeit oder ästhetischer Distanz in Sicherheit zu bringen – natürlich kann man so tun, als ginge einen die ganze Welt nebst ihrer Schönheit nichts an; dann perlt der Eros womöglich an einem ab wie ein Tropfen Wasser an der Teflonpfanne. Aber letztlich hat jeder seine höchst persönliche Achillesferse, an der des Eros Pfeil ihn irgendwann doch trifft. Die europäische Literatur ist jedenfalls voll von Geschichten, die davon berichten, wie auch diejenigen, die immer verhindern wollten, dass Eros sie entflammt, zuletzt von ihm übermächtigt werden.

Dieses Moment ist wichtig, weil es zu erkennen gibt, dass der Eros in der griechischen Wahrnehmung ein Widerfahrnis ist, das über den Menschen kommt und daher mit gutem Recht göttlich – *theós* – genannt werden kann. Eros steht nicht in unserer Macht, unterliegt nicht unserer Verfügung. Wer glaubt, über den Eros verfügen zu können, indem er Liebestränke mixt, auf Liebeszauber baut oder Verführungstechniken anwendet, ist nicht vom Eros ergriffen, sondern wird von seinen höchst subjektiven Interessen geleitet. Eros aber ist das Gegenteil von Ego. Er kann uns ergreifen, energetisieren und motivieren, aber wir können ihn nicht selbst machen, geschweige denn erzwingen.

Geboren ist der Eros nicht aus menschlicher Ambition, sondern aus dem Überfluss der Schönheit. Deshalb gilt Aphrodite als seine Mutter. Und deshalb stellt man ihn sich als Kind vor, als einen Knaben. Die Lieblingsbeschäftigung von Kindern ist das Spiel. So auch der Eros. Sein Wesen ist spielerisch. Er folgt keiner Agenda und kennt keine Nützlichkeitskalküle. Deshalb ist es ein Missverständnis, wenn Evolutionsbiologen den Eros darauf reduzieren wollen, ein Instrument im Dienst der Weitergabe von Genen bzw. der Fortpflanzung zu sein. Ebenso wie es ein Missverständnis ist, die Schönheit zu banalisieren, indem man sie zum Stimulans sexueller Gelüste verkürzt. Das alles sind neuzeitliche Verwirrungen, die ihren Grund darin haben, dass sich der moderne Mensch gern als autonomes Subjekt deutet, das alles ihm Widerfahrende und Übermächtigende von sich weisen oder unter Kontrolle bringen möchte.

Aber Eros lässt sich nicht unter Kontrolle bringen. Er ist subversiv; und das gerade, weil er überflüssig ist – überflüssig wie jedes Spiel aus der Perspektive des von Nützlichkeitserwägungen beherrschten neuzeitlichen Subjektes. Er ist überflüssig, weil er sich vom Überfluss der göttlichen Schönheit des Seins nährt und nicht den Interessen und Imperativen des wollenden Egos unterwirft. Überflüssig wie er ist, eignet ihm aber die transformative Kraft des Schönen. Er lässt den Menschen überfließen, über seine Grenzen gehen. Eben das wird durch seine Flügel symbolisiert. Er ist geflügelt, weil er Menschen beflügelt. *„Die Liebe – was ist es mit ihr?"* fragt einmal der Romancier Wolf v. Niebelschütz und denkt – wie seine Antwort verrät – dabei unverkennbar an den Eros: *„Sie ergreift den Menschen gleich einem Taifun, ergreift ihn, wie er auch um sich schlägt, und fliegt mit ihm auf und davon"* (von Niebelschütz 1961, 90).

So oder so: Wer einmal vom Eros ergriffen wurde, hat das Vermögen, über sich selbst hinauszuwachsen, sich selbst zu transzendieren. Deshalb sagten die Lateiner, der Eros sei eine *vis transitiva* – eine Kraft, die den Menschen über sich hinauswachsen lässt. Und sie nannten ihn eine *vis unitiva*, die den Menschen mit dem verbindet, zu dem hin er über sich hinauswächst: dem oder der Schönen, in deren Sog er sich befindet und die ihn mit aller Macht anziehen – eine Macht, die wir als Sehnsucht oder Liebesleidenschaft erleben.

Diese Leidenschaft lässt sich – wenn wir Platons *Symposium* folgen – als der Wunsch beschreiben, nicht nur (sexuell) mit dem geliebten Schönen zu verschmelzen, sondern sich die in ihm oder ihr geliebte Schönheit selbst anzueignen, d. h. selbst schön zu werden (Dazu: Platon, Symp. 204d–206a). Da nun aber Schönheit im griechischen Verständnis, wie wir sahen, der Ausweis des Göttlichen ist, erkannte Platon in der erotischen Sehnsucht nach Schönheit eine nachgerade spirituelle Dimension: die treibende Kraft dessen, was er eine *„Anähnlichung an das Göttliche“* nannte: eine *ὁμοίωσις θεῷ (homoiōsis theō)* (Platon, Tht. 176b), in der er zugleich das Kerngeschäft der Philosophie erkannte. Folglich konnte er in seiner *Politeia* schreiben:

> *Der Philosoph, der mit dem Göttlichen und Wohlgeordneten umgeht, wird selbst göttlich und schön geordnet in dem höchsten Maße, das einem Menschen möglich ist.* (Platon, Rp. 500c)

Nun sagten wir: In allem Schönen zeigt sich die Sinnhaftigkeit des Seins. Jetzt können wir formulieren: Das Schöne ist die Erscheinungsform des Sinns, an ihm wird der Sinn des Seins, das Ideal des Lebens erkennbar. Und weil wir in Platons Verständnis uns alle, ob wir wollen oder nicht, nach dem idealen, göttlichen Leben sehnen – ja, weil die gesamte Natur, die *phýsis*, nur das eine Ziel hat, zur vollkommenen Schönheit zu erblühen –, deswegen konnten die Griechen sagen, der Eros sei die allem Leben innewohnende Kraft, mit der das Leben zu sich selbst kommt: seine Potenziale zur Gänze entfaltet, wie wir heute vielleicht sagen würden.

Eros, so Platon, treibt das Leben zu dem, was die Griechen *ἀρετή (aretē)* nannten – ein Wort, das zumeist mit „Tugend“ übersetzt wird, ursprünglich aber so etwas meint wie „Bestheit“ oder „Exzellenz“: dasjenige, worin sich das Wesen erfüllt. So ist Eros diejenige Kraft der menschlichen Seele, durch die der Mensch seiner Bestheit entgegenwächst bzw. die Anähnlichung an das Göttliche betreibt. Er bedarf dafür einer reifen und umfassenden Wahrnehmung des Schönen, die ihn die Schönheit in immer neuen Erscheinungsformen zu gewahren befähigt, wie Platon in seinem *Symposium* die weise Priesterin Diotima von Mantineia erläutern lässt (Dazu: Platon, Symp. 209e–212a). Und sie ist es, der er die Worte in den Mund legt, wonach die

„wahre Tugend" oder Bestheit am ehesten denen zuteilwird, die ihren Sinn für die Schönheit so weit entwickelt haben, dass sie in allem das Schöne zu erblicken vermögen – ein Gedanke, den Platon seinen Sokrates mit den Worten kommentieren lässt:

> *Davon überzeugt, versuche ich auch die anderen zu überzeugen, dass man, um diesen Zustand* [der Bestheit bzw. Schönheit der eigenen Seele] *zu erreichen, für das menschliche Wesen keinen besseren Helfer finden könne als den Eros.* (Platon, Symp. 212b)

Deswegen ist Eros geflügelt: Er veranlasst uns, das Beste bzw. die Bestheit aus uns herauszuholen. Die Schönheit küsst die in uns schlummernden Potenziale wach und treibt uns dazu an, zu denen zu werden, zu denen wir von unserer Anlage als Menschen her werden können – zu dem, was wir unserem Wesen nach sind oder doch sein können.

Das Eine in sich selbst Unterschiedene

Was aber sind wir unserem Wesen nach? Was ist es, das wir sein können? Was ist das Göttliche, dem wir uns unter Einwirkung des Eros „anzuähnlichen" vermögen? Um diese Fragen zu beantworten, müssen wir abschließend noch einmal auf die Schönheit zu sprechen kommen. Bislang haben wir sie – im Anschluss an die lyrische Definition Sapphos – unter dem funktionalen Aspekt ihrer Wirkung bedacht. Nun müssen wir uns fragen, was es denn am Schönen ist, das diese Wirkung auszulösen vermag – eine Frage, mit der wir zurückkehren zum vormodernen philosophischen Schönheitsbegriff, der das Geheimnis des Schönen nicht durch seine Wirkung auf das Subjekt, sondern die Qualitäten des Objekts zu lösen versuchte.

Tatsächlich umfasst das griechische Verständnis der Schönheit beides: die erotische Wirkung des Schönen auf das Subjekt und die spezifische Qualität des schönen Objektes. Wie lässt sich diese Qualität beschreiben? Was ist es an dem Schönen, dass es den Eros in uns weckt, uns hinreißt und beflügelt? Was ist das Wesensmerkmal des Schönen, das im eigenen Sein zu verwirklichen, uns Menschen zu dem macht, was wir wesentlich sind oder doch sein können. Was genau heißt es, dass wir mithilfe des Eros am Schönen schön zu werden vermögen? Welches – wenn man so will – inhaltliche Kriterium lässt sich als Wesensmerkmal des Schönen dingfest machen?

Nach einer Antwort muss man in den Zeugnissen der Griechen nicht lange suchen. Von Anfang an war es für sie eine ausgemachte Sache, dass Schönheit mit Harmonie gleichzusetzen ist. Das Schöne ist das Harmonische. Was genau aber ist das Harmonische? Das Harmonische ist das, was voll und ganz mit sich selbst im Einklang ist. Zum ersten Mal zur Sprache gebracht hat dieses „Harmonie-Prinzip" der Philosoph Heraklit am Übergang vom 6. zum 5. Jahrhundert v. Chr. In seinem Fragment 8 heißt es: *„Das Widereinanderstehende zusammenstimmend und aus dem Unstimmigen die schönste Harmonie"* (Heraklit, Fr. 8; zitiert nach Snell 1940). Von dieser „schönsten Harmonie" spricht auch die für die antike Kunst maßgebliche, bedauerlicherweise verlorengegangene Schrift *Kanon* des Bildhauers Polyklet. Von ihren Kernaussagen wissen wir etwa dank einem Hinweis Plutarchs, dem zufolge Polyklet gelehrt hat, bei einem jedem Werk vollende sich das Schöne dadurch, *„dass viele Maße in das richtige Verhältnis kommen durch eine gewisse Symmetrie und Harmonie"* (Polyklet, Fr. 1, zitiert nach: Grassi 1962, 53). Ein weiterer Hinweis findet sich bei dem Arzt Galenus, der erklärt:

> *..., dass die Schönheit nicht in der Symmetrie der Elemente, sondern in der der Teile liege, in der Symmetrie eines Fingers zum anderen und aller Finger zur Handfläche und zum Handgelenk und dieser zur Elle und der Elle zum Oberarm und aller zu allem, wie im Kanon des Polyklet geschrieben steht. Denn alle Symmetrien des Körpers hat uns Polyklet in seiner Schrift gelehrt; in seinem Werk hat er diese Lehre bekräftigt, indem*

er ein Standbild schuf gemäß den Vorschriften in seiner Abhandlung und das Standbild selbst dann Kanon nannte wie auch seine Schrift. (Polyklet, Fr. 3 [Galen: De Placitis Hippocratis et Platonis 5, 449], zitiert nach Grassi,1962, 53)

Harmonisch ist demzufolge dasjenige, was ganz und gar in sich ruht – ein Ganzes, in dem alle Teile so zueinander ins Verhältnis gesetzt sind, dass jedes einzelne Teil für sich am richtigen Ort ist und gleichzeitig mit allen anderen Teilen ein in sich stimmiges Ganzes bildet. Eine geeignete Metapher dafür ist ein Chor: Viele verschiedene Stimmen, jede einmalig und individuell, die unter kundiger Anleitung so miteinander interagieren, dass ein in sich stimmiges Ganzes entsteht, bei dem alle einzelnen in dem, was sie sind, zur Geltung kommen. Das brachten die Griechen auf die Formel des *ἕν διαφερον ἑαυτω*: des Einen in sich selbst Unterschiedenen – was, wenn wir Friedrich Hölderlin folgen, die eigentliche Formel für *„das Wesen der Schönheit"* bzw. das *„Ideal der Schönheit"* ist (Hölderlin 1970, 660 und 662).

Das Verständnis der Schönheit im Sinne der Harmonie hielt sich in Europa über Jahrhunderte. Besonders in der Renaissance erlebte es eine zweite Blüte. Aus dieser Zeit stammt eine wortgewaltige Variation auf das klassische Schönheitsdenken der Griechen. Es handelt sich dabei um die vielzitierte Definition der Schönheit, die Leon Battista Alberti in seinen *Zehn Büchern über die Baukunst* vorgestellt hat. Dort heißt es:

Die Schönheit ist eine Art Übereinstimmung und ein Zusammenklang der Teile zu einem Ganzen, das nach einer bestimmten Zahl, einer besonderen Beziehung und Anordnung ausgeführt wurde, wie es das Ebenmaß, das heißt das vollkommenste und oberste Naturgesetz, fordert. (Alberti [1912] 1975, 491)

Und an anderer Stelle erklärt er, dass

die Schönheit eine bestimmte gesetzmäßige Übereinstimmung aller Teile, was immer für einer Sache, sei, die darin besteht, dass man weder etwas hinzufügen noch hinwegnehmen oder verändern könnte, ohne sie weniger gefällig zu machen. (Alberti [1912] 1975, 293f.)

Um diesen Gedanken zu veranschaulichen, kann man an ein Mobile denken: ein komplexes, perfekt ausbalanciertes System. Nimmt man etwas weg, bricht es zusammen; fügt man etwas hinzu, kollabiert es nicht minder. Ein Windhauch genügt, um es durcheinanderzubringen, und es braucht einige Anstrengung, um es neuerlich auszutarieren. So etwa ist das Schöne als Harmonisches: etwas vollkommen in sich Ruhendes, nicht statisch starr, sondern dynamisch lebendig. Die Griechen dachten systemisch. Der ganze Kosmos, die ganze *phýsis* waren für sie ein Lebendiges. Und Schönheit erschien ihnen folglich als die stets fragile innere Stimmigkeit eines lebendigen Systems: das stets gefährdete harmonische Mit-sich-selbst-Übereinstimmen im Fluss der Zeit.

Hier erschließt sich uns nun auch der letzte noch unbedachte Aspekt im Bilde des Eros: die kindliche Nacktheit. Wer oder was ganz mit sich übereinstimmt, ist im Zustand der Bestheit, der *aretē*. Wer oder was im Zustand der Bestheit ist, bedarf keinerlei Veränderung, muss nichts weiter erstreben oder wollen, kann sich ganz und gar im Sein ergehen. Das ist es, was die griechischen Götter zu Göttern macht, und das ist es, worin ihre Schönheit gründet. Sie sind, was sie sind. Und das sind sie ganz, vollkommen, frei. Darin sind sie ewig, jedem Wandel, jeder Verbesserung, jeder Steigerung entrückt. Sie sind. Und mehr bedarf es nicht. Das ist ihre Freiheit und ihre Schönheit. Das ist es, dem sich anzunähern, dem Leben Sinn und Richtung gibt: *homoiōsis theō*.

Wer ganz mit sich im Einklang ist und keiner Veränderung bedarf, ist von den Zwängen und Nöten des Wollens befreit. Wunschlos ist er ganz im Augenblick, ohne Perspektive auf die Zukunft, ganz im Hier und Jetzt; ganz wie ein spielendes Kind – ganz wie Eros. Eros spielt, er ist einfach, was er ist. Er hat keine Agenda und keine Strategie. Mit seinen Pfeilen spielt er ein Spiel – und das in aller Unschuld, intentionslos. Eben das wird durch seine Nacktheit symbolisiert. Nichts ist unschuldiger als ein nacktes spielendes Kind. So ist Eros. Er will nichts. Wo immer der Wille sich in das Handeln des Menschen einmischt, wird der Eros vergiftet – oder er verschwindet. Eros kann nur da leben, wo er in spielerischer Freiheit auf die spielerische Darbietung des Schönen Antwort geben kann. Deswegen hatte Friedrich Schiller Recht, als er in seinen *Briefen über die Ästhetische Erziehung des Menschen* sagte, *„der Mensch soll mit der Schönheit nur spielen, und er soll nur mit der Schönheit spielen"*.

Eros ist ein Arzt – und Schönheit seine Medizin

Die transformative Kraft der Schönheit wurde von den Griechen als Eros beschrieben. Bemerkenswerterweise findet sich diese Sichtweise auch in der griechischen Heilkunst, die von ihren ersten Anfängen an ihr Ziel und ihre Aufgabe darin erkannte, den menschlichen Organismus darin zu unterstützen, im Einklang bzw. in harmonischer Übereinstimmung mit sich selbst zu sein. Gesundheit folgte im Verständnis der antiken Medizin demselben Harmonieprinzip wie Schönheit. Man könnte auch sagen. Gesundheit ist die Schönheit des Leibes – bzw. die sichtbare Schönheit des Leibes ist der Ausweis der ihm eigenen *aretē* bzw. Bestheit: der Gesundheit. Davon zeugt die älteste uns aus Hellas bekannte Definition der Gesundheit, die auf den pythagoreischen Arzt Alkmaion von Kroton (6. Jahrhundert v. Chr.) zurückgeht. Er lehrte,

> *für die Gesundheit sei das Gleichgewicht (isonomía) der Kräfte entscheidend: des Feuchten, Trockenen, Kalten, Warmen, Bitteren, Süßen und der übrigen; aber eine Alleinherrschaft (monarchía) unter ihnen bewirke Krankheit. Denn die Alleinherrschaft von nur einem sei*

verderblich. Krankheiten treten der Ursache nach durch das Übergewicht an Wärme oder Kälte auf, [...] *Gesundheit aber beruhe auf der ausgeglichenen Mischung der Eigenschaften.* (Alkmaion, Fr. 4 [Aetius V, 30.1]; zitiert nach Kirk et al. 1994, 286)

Demnach ist der Leib ein Organismus, dessen Kräfte und Organe miteinander interagieren und der genau dann gesund ist, wenn diese Interaktion reibungslos vonstattengeht. Ein ganz ähnliches Verständnis finden wir im *Corpus Hippocraticum* in der vermutlich von Hippokrates' Schwiegersohn Polybios verfassten Abhandlung *Über die Natur des Menschen.* Dort heißt es:

Der Körper des Menschen hat in sich Blut und Schleim und gelbe und schwarze Galle, und das ist die Natur seines Körpers, und dadurch hat er Schmerzen und ist gesund. Am gesundesten ist er, wenn die Säfte im richtigen Verhältnis ihrer Kraft und ihrer Qualität zueinanderstehen und am besten gemischt sind. (De Nat. Hom. VI.40 [Autor der Schrift ist vermutlich der Schwiegersohn des Hippokrates Polybos v. Kos], zitiert nach Diller 1994, 199–209)

Für die hippokratischen Ärzte der Antike stellte sich folglich die Frage, wie sie es bewerkstelligen könnten, den menschlichen Organismus darin zu unterstützen, das ihm eigene Gleichgewicht wiederherzustellen, wenn es infolge von Krankheit oder Verletzung aus dem Lot geraten ist. Und eben hier kommt die Vitalenergie des Eros ins Spiel – und mit ihm die heilende Kraft der Schönheit. Denn wie wir gesehen haben, war es den Griechen eine ausgemachte Sache, dass es der Einwirkung der Schönheit bedarf, um diese transformative Kraft im Menschen zu entfesseln. Und sie muss entfesselt werden, wenn Heilung geschehen soll. Folglich ist es nicht abwegig, wenn Platon uns in seinem Symposium den Gedanken nahelegt, Eros sei neben seinen vielen anderen Professionen unter anderem auch ein Arzt.

In den Mund gelegt hat er diese These einem der Teilnehmer des im *Symposium* beschriebenen Festgelages im Hause des Tragödiendichters Agathon. Die Rede ist von Eryximachos, einem Arzt aus der Schule des Hippokrates, der seinen eigenen Redebeitrag mit der kühnen Behauptung eröffnet, die ganze Heilkunst werde von Eros „gelenkt" (Platon, Symp. 186e). Und er begründet dies wie folgt:

> *Die Heilkunst ist, um es kurz zu sagen, die Kenntnis der Liebesleidenschaften des Leibes (τοῦ σώματος ἐρωτικῶν) bezüglich dessen, was er zu sich nimmt und dessen, was er von sich gibt. [...] Und ein Heilkundiger muss imstande sein, das Feindseligste im Körper einander befreundet zu machen und zu bewirken, dass es sich liebt. Das Feindseligste aber ist das einander am meisten Entgegengesetzte, das Kalte dem Warmen, das Bittere dem Süßen, das Trockene dem Feuchten und alles dergleichen. Indem er diesen Eros und Eintracht einzuflößen verstand, hat unser Ahnherr Asklepios, wie unsere Dichter sagen und ich es glaube, unsere Kunst begründet.* (Platon: Symp. 186d–e)

Wenn Eryximachos als repräsentativer Vertreter der antiken Medizin angesehen werden kann, dann sahen es die griechischen Heilkundigen als eine ihrer zentralen Aufgaben, ihre Patienten zu „erotisieren" und dadurch ihre – wie wir heute sagen würden – Selbstwirksamkeit zu mobilisieren. Vor dem Hintergrund der griechischen Deutung des Eros bedurfte es dafür der Schönheit, die dem Patienten zuzuführen mithin zum Teil der medizinischen Profession wurde. So erklärt sich, dass antike Heil-Heiligtümer wie das Asklepeion von Kos oder Epidauros immer auch Orte der Kunst und Kultur waren, Orte der Schönheit und Harmonie. Dass das Wissen um die Relevanz eines schönen und ansprechenden Ambientes für erfolgreiche Heilungsverläufe auch nach dem Niedergang der hippokratischen Medizin in der Spätantike nicht ganz verloren ging, bezeugen im Übrigen die vielen europäischen Bade- oder Kurorte, die mit ihren kunstvoll angelegten

Kurparks, Konzertsälen, Badeanlagen oder Hotels ein Stück der antiken Tradition fortleben lassen. Das in vielen therapeutischen Prozessen an solchen Kur- oder Badeorten gewonnene Erfahrungswissen verleitete im 19. Jahrhundert schließlich die Begründerin der modernen Krankenpflege Florence Nightingale dazu, den Begriff des *Healing Environment* zu prägen – der heilsamen Umgebung, die sie als ein probates therapeutisches Mittel erkannte und erprobte, um die Selbstwirksamkeit der Patienten zu fördern und den Stress des Pflegepersonals zu minimieren.

Wenn wir sie im Lichte der griechischen Mythologie, Philosophie und Medizin zu deuten versuchen, erweist sich die transformative Kraft der Schönheit als die erotische Vitalenergie des Lebens – diese Kraft, von der wir alle wissen, dass sie uns zu transformieren vermag, wenn wir nur wirklich von ihr ergriffen sind und bereit sind, den Anspruch der Schönheit zu vernehmen: *„Du musst dein Leben ändern"*. Wer begeistert ist von dem, was ihn anspricht, wächst über sich hinaus und leistet Dinge, von denen er selbst nie glaubte, sie leisten zu können. Wer vom Eros beflügelt ist, geht über seine Grenzen, bis dahin, dass ihm allein unter allen Lebenden die Kraft zuwächst, nicht nur an Leib und Seele zu gesunden, sondern womöglich auch die Welt zu transformieren. Vielleicht hatte Dostojewski also doch Recht, als er seinen Fürst Myschkin verkünden ließ, die Schönheit sei es, was die Welt erretten wird.

Literatur

Alberti, Leon Battista: Zehn Bücher über die Baukunst VI.2 und IX.5 (ins Dt. übers. v. W. M. Theuer) (1912). Nachdruck. Wissenschaftliche Buchgesellschaft, Darmstadt 1975

Diller, Hans (Übers. und Hrsg.) Hippokrates bzw. Polybos v. Kos: Die Natur des Menschen, in: Hippokrates. Ausgewählte Schriften. Reclam, Stuttgart 1994

Dostojewski, Fjodor: Der Idiot (übers. v. E. K. Rahsin). München 1983

Edmonds, John Maxwell: Moschus. The Greek Bucolic Poets. William Heinemann/ G. P. Putnam's Sons, London/New York 1919

Eigler, Gunther (Hrsg.) Platon: Werke in 8 Bänden (gr. und dt.). Wissenschaftliche Buchgesellschaft, Darmstadt 1990

Goethe, Johann Wolfgang v.: Faust. Eine Tragödie. In: Ders.: Werke. Hamburger Ausgabe Bd. 3. C.H. Beck, München 1988, 90, V. 2802f.

Grassi, Ernesto: Die Theorie des Schönen in der Antike. DuMont Schauberg, Köln 1962

Hölderlin, Friedrich: Hyperion, in: Ders: Sämtliche Werke und Briefe Bd. 1. Carl Hanser, München 1970

Kerényi, Karl: Theos: „Gott" – auf Griechisch. In: Ders.: Antike Religion. VMA, Wiesbaden 1971

Kirk Geoffrey S., Raven John E., Schofield Malcolm (Hrsg.) Die Vorsokratischen Philosophen. Einführung, Texte und Kommentare (ins Dt. übers. v. Karlheinz Hülser). J. B. Metzler, Stuttgart 1994

Niebelschütz, Wolf v.: Der Blaue Kammerherr Bd. 1. Der Botschafter der Republik. Suhrkamp, Frankfurt/M 1961

Otto, Walter F.: Theophania. Der Geist der altgriechischen Religion. Rowohlt, Reinbek 1955

Rilke, Rainer Maria: Archäischer Torso Apollos. In: Neue Gedichte anderer Teil, in: Rainer Maria Rilke: Das dichterische Werk. Insel, Frankfurt/M 2005

Sappho, Fr. 27a, zitiert und übersetzt nach: Sappho, gr. u. dt. hrsg. v. Max Treu. Heimeran, München 1954

Snell, Bruno (Hrsg. u. Übers.): Heraklit, Fragmente, Griechisch und deutsch. Artemis & Winkler, München 1940

Tillich, Paul: Systematische Theologie Bd. I. Evangelisches Verlagswerk, Stuttgart 1956

Weiher, Anton (Hrsg.) Homerische Hymnen (gr. u. dt.), Tusculum Bücherei. Heimeran, München 1961

Die Weisheit des Hippias

Reflexionen zum Problem des Schönen

Michael Hauskeller

In seinem unter dem Namen *Hippias Major* bekannten Dialog schildert Platon ein Gespräch zwischen Sokrates und dem Sophisten Hippias. Thema des Gesprächs ist das Schöne. Folgendes geschieht: Sokrates bittet den Hippias, da er doch so viel wisse, ihm zu erklären, was das Schöne sei. Er selbst sei nämlich kürzlich danach gefragt worden und habe die Frage nicht beantworten können. Doch Hippias hat Schwierigkeiten, überhaupt die Frage zu verstehen. *„Will der nun nicht wissen, der solches fragt, Sokrates, was schön ist?"* Nein, antwortet Sokrates, er wolle vielmehr wissen, was das Schöne sei. Hippias jedoch sieht keinen Unterschied zwischen den beiden Fragen – „Was ist schön?" einerseits und „Was ist das Schöne?" andererseits. Ohne sich groß zu bedenken, antwortet er, dass er sehr wohl zu sagen wisse, was das Schöne sei: Ein schönes Mädchen nämlich, das sei schön. Sokrates zeigt daraufhin sehr schnell, dass damit die Frage nach dem Schönen keineswegs beantwortet ist. Denn schließlich sind ja nicht nur Mädchen schön und auch nicht alle, sondern vielmehr noch viele andere Dinge. Ein Pferd kann schön sein, ein Musikinstrument kann schön sein, ein beliebiger Gebrauchsgegenstand wie eine Kanne

Dieser Beitrag erschien erstmals in: Scheidewege 37 (2007/2008),S. 17–27;
Wiederabdruck mit freundlicher Genehmigung der Max Himmelheber-Stiftung, Reutlingen.

M. B. Wagner-Pischel, *Die Macht des Schönen*,
https://doi.org/10.1007/978-3-662-72581-8_5

kann schön sein, und die eigentlich interessante und, wie sich dann im weiteren Verlauf des Dialogs zeigt, sehr schwierig zu beantwortende Frage lautet, was all diese Gegenstände gemeinsam haben, sodass wir sie schön nennen. Was schön ist, ist ja relativ einfach zu beantworten, was nicht heißt, dass wir uns notwendig darüber einig sein müssten. Wir können es uns leicht machen wie Hippias und sagen, dass, zum Beispiel, ein schönes Mädchen schön ist, was niemand bestreiten kann, weil wir im Prädikat („ist schön") ja nur das behaupten, was im Subjekt („schönes Mädchen") schon gesetzt ist. Oder wir können, etwas gehaltvoller, dies oder jenes benennen oder darauf zeigen und sagen: Dies da (dieses Mädchen etwa) ist schön, und dann können wir uns vielleicht darüber streiten, ob diese Behauptung zutrifft, aber sinnvoll, das heißt, unter Angabe von Gründen, können wir uns nur dann darüber streiten, wenn wir anfangen, darüber nachzudenken, worin denn eigentlich die Schönheit besteht, die wir von dem Mädchen – oder von was auch immer – behaupten. Wir fragen also nicht mehr, was schön ist, sondern was das, was wir schön nennen, schön macht, also was das Schöne ist in all dem, was schön ist.

Nun vermag auch Sokrates selbst diese Frage nicht zu beantworten. Zwar werden verschiedene Bestimmungen durchprobiert, aber keine von ihnen kann am Ende überzeugen. Immer gibt es irgendetwas, das im Wege steht, irgendeinen Widerspruch oder eine Aporie, in die wir hineingeraten, wenn wir die jeweilige Bestimmung genauer unter die Lupe nehmen. Weder das Schickliche noch das Brauchbare noch das Nützliche noch das Auge und Ohr Erfreuende sind, wie sich im Verlauf des Gesprächs zeigt, mit dem Schönen identisch. Obwohl, oder vielleicht gerade weil, aber keine zufriedenstellende Antwort auf die eingangs gestellte Frage gefunden wird, hat Platon mit seinem Hippias-Dialog eine Diskussion angestoßen, die bis heute, nach nunmehr beinahe zweieinhalbtausend Jahren, nicht beendet ist. Keinem der zahllosen Philosophen, die sich seither mit der Frage nach dem Schönen beschäftigt haben, ist es bislang gelungen, das Schöne einleuchtend und abschließend zu bestimmen. Keine Bestimmung des Schönen, der nicht mit guten Gründen widersprochen wurde. Darum werde auch ich nicht so waghalsig sein, eine solche Bestimmung zu versuchen. Vielmehr will ich mich damit begnügen, einige der Probleme deutlich zu machen, welche die Frage nach dem Schönen so schwierig, wenn nicht unmöglich, zu beantworten machen.

Eine Grundschwierigkeit liegt sicherlich darin, dass das, was wir alles schön nennen, so unterschiedlich ist, dass jede Bestimmung des Schönen selbst Gefahr läuft, zumindest einiges, was wir schön nennen, nicht zu erfassen. Denn es sind ja beileibe nicht nur materielle Dinge, die wir schön nennen. Wir sprechen auch von der Schönheit eines Lebewesens oder einer Person, und es ist längst nicht ausgemacht, ob das, was wir hier schön nennen, dasselbe ist, was wir bei bloßen Dingen schön nennen. Ein schönes Ding, eine Kanne etwa, um bei Sokrates und Hippias zu bleiben, ist schön aufgrund seiner Farb- und Formgebung und vielleicht deshalb, weil seine Gestalt sich so gut zu seinem Zweck fügt, diesen sozusagen ganz und gar sichtbar werden lässt. Aber die Schönheit eines Menschen (und wohl auch eines Tieres, zumindest eines, das unseren Blick zu erwidern vermag) scheint doch mehr zu sein als nur ein angenehmes und seinem Zweck gemäßes Aussehen. Empfinden wir doch, wie bereits Plotin herausgestellt hat, die Lebendigkeit selbst oder bestimmte Charaktereigenschaften wie Güte oder Würde oder auch Unbekümmertheit, die sich besonders im Antlitz, aber auch in der Gestalt und in den Bewegungen zeigen, als etwas Schönes. Zwar wird auch hier das Schöne sichtbar, doch ist es nicht das Sichtbare selbst, was schön ist, sondern was schön ist, ist vielmehr das, was sichtbar wird (aber seinem Wesen nach über das Sichtbare hinausgeht und traditionell Seele genannt wird).

Doch nicht nur Dinge, Lebewesen und Personen können schön sein, und vielleicht jedes auf andere Weise, sondern auch, selbst wenn es ein Klischee ist, ein Sonnenaufgang. Ein Sonnenaufgang ist aber kein Ding, sondern ein

Ereignis. Er hat eine Zeitstruktur und ist in eine Situation eingebettet, und beides trägt wesentlich zu seiner Gesamtschönheit bei, auch wenn jeder Augenblick des Ereignisses für sich genommen schön sein mag, ja selbst sein Bild. Doch ist es nicht erstaunlich, dass die Fotografie des Ereignisses so oft enttäuscht, weil das, was die Schönheit des Ereignisses, während man es erlebte, ausgemacht hat, von seinem fotografischen Abbild nicht wiedergegeben werden kann. Es fehlt die Zeitstruktur, die Entwicklung des Ereignisses, die es erst zu einem Ereignis macht, und es fehlt die Situation, in der das Bild entstand und zu der wesentlich auch der Mensch gehört, der das Ereignis erlebt. Wie der Sonnenaufgang, so sind auch viele andere Dinge, die wir schön nennen, in Wahrheit Ereignisse. Ein Musikstück etwa, oder auch ein schöner Film ist ein Ereignis, wobei hier, bei letzterem, wieder ein neues Moment hinzukommt, nämlich die Geschichte, die der Film erzählt. Diese Geschichte selbst kann eine schöne Geschichte sein, auch wenn die Art, wie sie uns erzählt wird, zu ihrer Schönheit beitragen mag. Dieselbe Geschichte könnte aber auch nur mit Worten erzählt werden und dabei weiterhin als Geschichte schön sein. Nun könnte man meinen, dass die Schönheit der Geschichte in den sinnlichen, bildhaften Vorstellungen liegt, die sie in uns erweckt. Aber erstens ist unklar, inwieweit wir Geschichten, die wir lesen oder die uns erzählt werden, überhaupt bildhaft vorstellen – in jedem Fall können wir Sätze verstehen, ohne irgendwelche bildlichen Vorstellungen dabei zu haben – und zweitens können wir durchaus sinnvoll von einem schönen Gedanken oder einer schönen Idee reden, ohne auf völliges Unverständnis zu stoßen. Hier zu sagen, es handle sich dabei um eine bloße Metapher, eine Übertragung aus dem sinnlichen Bereich in den nichtsinnlichen, führt nicht weiter und erklärt gar nichts, denn es muss, sollte man denken, doch einen Grund geben, warum wir die Übertragung in diesem Fall als angemessen begreifen. „Das ist ein schöner Gedanke“ ist ein sinnvoller Satz; „Das ist ein blauer oder ein viereckiger Gedanke“ hingegen nicht. Ebenso wenig gibt es blaue oder viereckige Geschichten. In diesem Sinne haben Geschichten überhaupt keine sinnlich wahrnehmbare Gestalt. Sollen wir sagen, dass sie deshalb nicht schön sein können?

Die Versuchung dazu mag groß sein, aber ich wüsste nicht, wie sich ein solcher Schritt rechtfertigen lassen sollte. Wir können ja dem Wesen einer Sache nicht dadurch auf den Grund kommen, dass wir ihren Begriff ohne Rücksicht darauf, wie er tatsächlich von uns verwendet wird, definieren und dann jede Verwendungsweise, die dieser Definition nicht entspricht, als falsch denunzieren. Es wäre willkürlich und potenziell irreführend, eine Verwendungsweise herauszugreifen und als die korrekte Verwendungsweise auszuzeichnen. Vielmehr müssen wir uns zunächst leiten lassen vom Gebrauch der Sprache und dabei alle Verwendungsweisen miteinbeziehen. Was wir wissen wollen, ist schließlich, was das denn eigentlich ist, was wir in den Dingen schön nennen. Worauf beziehen wir uns? Selbst die Schönheit eines Glases Bier (die wir in Wendungen behaupten wie „Jetzt freue ich mich auf ein schönes Glas Bier") kann nicht von vornherein ausgeklammert werden, sondern wir müssen uns fragen, was wir denn hier meinen, wenn wir von schön sprechen. Nun, offenbar so etwas wie wohlschmeckend oder wohltuend. Verallgemeinernd könnte man dann sagen, dass wir das Angenehme schön nennen. Aber können wir hieraus bereits schließen, dass das Schöne grundsätzlich mit dem Angenehmen identisch ist, dass wir immer dies meinen, wenn wir vom Schönen sprechen? Ist das Angenehme denn immer schön? Und mehr noch, ist das Schöne immer angenehm? Man denke nur an Rilkes *Duineser Elegien* und den Satz *„Das Schöne ist nur des Schrecklichen Anfang, das gelassen verschmäht, uns zu zerstören"*, oder W.B. Yeats' Gedicht über den irischen Osteraufstand 1916, das, Strophe für Strophe, mit den Worten schließt: *„A terrible beauty is born."* Mag sein, es gibt eine Schönheit, die zugleich angenehm und schrecklich ist, aber die Schönheit, die Yeats meinte, hatte nichts Angenehmes an sich. Es wäre jedoch voreilig, aus dem Umstand, dass das Schöne nicht immer angenehm ist, oder wir nicht immer etwas Angenehmes meinen, wenn wir vom Schönen reden, zu schließen, dass das Schöne grundsätzlich nie mit dem Angenehmen identisch sei oder wir niemals das Angenehme meinten, wenn wir vom Schönen reden. Es ist denkbar, dass wir, wenn wir uns auf ein schönes Glas Bier freuen, tatsächlich nichts anderes meinen, als dass es angenehm ist und ein leibliches Bedürfnis stillt. Es gibt keinen zwingenden Grund für die Annahme, dass unsere Verwendung von Begriffen logisch konsistent ist. Es könnte also durchaus sein, dass wir mit dem Wort „schön" in bestimmten Zusammenhängen dies, in anderen hingegen etwas ganz anderes meinen. Mit anderen Worten: es ist möglich, dass es gar nichts Gemeinsames gibt, das all unseren Verwendungsweisen des Wortes „schön" zugrunde liegt. Wir können also, wie Wittgenstein betont hat, gar nicht sagen, dass es etwas Gemeinsames geben muss, bevor wir dieses Gemeinsame nicht gefunden haben. Die sokratische Grundannahme mag also sehr wohl falsch sein.

Sehen wir uns nun weitere Verwendungsweisen des Wortes an. Auch von Handlungen und Handlungsdispositionen sagen wir, dass sie schön sind. Wir sprechen von einer schönen Tat oder auch einem schönen Charakterzug. In beiden Fällen grenzt das Schöne an das Gute. Mit dem Wort „schön" bezeichnen wir hier eine ethisch wertvolle Qualität. Und doch scheint die schöne Tat in einem gewissen Sinne mehr zu sein als eine gute Tat. Eine Tat kann gut sein, wenn sie dem entspricht, was moralisch gefordert ist. Eine schöne Tat aber begehen wir, wenn wir mehr tun, als mit Recht moralisch von uns gefordert werden kann. Mehr Gutes. In diesem Sinne ist, paradox ausgedrückt, das Schöne besser als das Gute. In anderen Situationen hingegen kann das Prädikat „schön", anders als das Prädikat „gut" im selben Kontext, durchaus auch eine gewisse Geringschätzung zum Ausdruck bringen. Etwa wenn wir zu einem Erwachsenen sagen, dass er etwas „schön gemacht" habe. So spricht man zu einem Kind, das seine Sache zwar nicht gut, aber eben doch schön gemacht hat. Unsere Versicherung, dass es die Sache (etwa ein Bild) schön gemacht habe, sagt hier gar nichts über die Sache selbst aus, sondern mehr über das Verhältnis, das wir zu dem Kind haben. Ihm drücken wir nicht unsere Geringschätzung, sondern in Gegenteil gerade unsere Anerkennung aus, ohne dass wir das, was es gemacht hat, nach objektiven Kriterien auf einer Skala, die von sehr gut bis sehr schlecht reicht, bewerten würden. Dabei spielt es keine Rolle, wie „gut" das von dem Kind gemalte Bild tatsächlich ist, gut im Vergleich mit anderen und in Bezug auf einen Standard, der die Kriterien festsetzt, nach denen sich seine Güte beurteilen lässt. Indem wir das Bild des Kindes schön nennen oder sagen, dass es dieses Bild schön gemacht habe, verzichten wir auf den Vergleich. Der Vergleich ist aber das, was wir als Erwachsene meist gerade suchen: Wir wollen verglichen werden, wollen wissen, ob das, was wir gemacht haben, den Erwartungen entspricht und einem von außen gesetzten Maßstab standhält und ob es genauso gut ist wie das, was andere zustande bringen, oder besser oder schlechter als das. Nicht nach objektiven oder intersubjektiven Maßstäben beurteilt zu werden, gewissermaßen außer Konkurrenz mitzulaufen, empfinden wir als abwertend. Für das Kind hingegen, und das sollte nicht übersehen werden, ist bis zu einem gewissen Alter der Vergleich irrelevant, ja mehr noch, destruktiv. Es ist viel zu sehr mit der Sache beschäftigt, um sich um solche äußeren Maßstäbe zu kümmern. Und wir als Erwachsene sind so sehr mit dem Kind beschäftigt, dass sie uns ebenfalls egal sind. Indem wir zu dem Kind sagen, dass es seine Sache schön gemacht hat, behandeln wir es so, als würde es gerade die Welt neu erfinden (was es ja auch tut), als wäre das, was es vollbracht hat, etwas Einzigartiges, so wie das Kind selbst für uns einzigartig ist. „Das hast du schön gemacht" ist hier also ein Ausdruck der Liebe und der Anerkennung eines Menschen als außerhalb jedes Vergleiches stehend.

Vielleicht ist ja dies, das Außerhalb-jeden-Maßstabs-Stehen, die Unvergleichlichkeit oder Einzigartigkeit, etwas, das allem, was wir schön nennen, eignet. (Und das ist kein Versuch einer Definition oder Wesensbestimmung des Schönen, sondern nur der Versuch einer behutsamen Annäherung an das, was wir meinen, wenn wir von einer Sache als schön sprechen, oder vielleicht besser noch: eine Annäherung an unsere Erfahrung des Schönen.) Das würde jedoch bedeuten, dass sich etwas Schönes nicht mit etwas anderem, das ebenfalls schön ist, vergleichen ließe, dergestalt, dass man sagen könnte, jenes sei schöner oder weniger schön als dieses. Aber tun wir das nicht ständig, eine Sache für schöner als eine andere erklären? *„Ihr seid die Schönste hier"*, spricht der Zauberspiegel im Märchen, *„aber Schneewittchen hinter den sieben Bergen bei den sieben Zwergen ist noch tausendmal schöner als Ihr!"* Ist das möglich, dass etwas schön ist, ein anderes aber tausendmal schöner noch? Machen wir ihm nicht dadurch, dass wir es dem Vergleich unterziehen, bereits seine Schönheit streitig? Die schönste Kanne, sagt Sokrates zu Hippias – und dieser stimmt zu – ist hässlich im Vergleich mit einem schönen Mädchen. Verglichen aber mit einer Göttin, fährt Sokrates fort, ist das schöne Mädchen hässlich. Aber ist das tatsächlich so? Verliert eine Sache wirklich ihre Schönheit, wenn wir sie im Vergleich mit etwas angeblich noch Schönerem betrachten? Es hat etwas Merkwürdiges an sich, die Schönheit eines materiellen Gegenstandes wie einer Kanne mit der eines Menschen zu vergleichen, so als gäbe es eine universale Skala des Schönen, auf der sich die vielen schönen Dingen einordnen und hinsichtlich ihres Schönheitswertes bestimmen lassen. Die schöne Kanne hätte dann, sagen wir, den Schönheitswert 10, das schöne Mädchen den Schönheitswert 100 und die Göttin (die per definitionem schön ist) den Schönheitswert 1000. Wenn wir im Märchen hören, dass Schneewittchen „tausendmal so schön" wie ihre Stiefmutter ist, stört es uns nicht, weil wir wissen, dass es sich dabei, literaturwissenschaftlich gesprochen, um eine Synekdoche handelt. Das heißt, der Ausdruck bedeutet hier nur so viel wie „sehr viel schöner". Es wäre aber kaum verständlich, wenn es hieße, dass die böse Königin genau dreimal oder genau dreihundertsiebenundvierzigmal so schön sei wie Schneewittchen. Das wäre genauso merkwürdig wie zu sagen, dass eine bestimmte

Person dreimal (oder dreihundertsiebenundvierzigmal) so glücklich sei wie eine andere, auch wenn dies genau das ist, was ein konsistenter Utilitarist als möglich anzunehmen hat. Denn schließlich müssen wir, um die Richtigkeit einer Handlungsweise zu beurteilen, im Prinzip jederzeit in der Lage sein, entstehendes Glück und Unglück miteinander zu verrechnen. Das heißt, wir müssen das Glück in sogenannte „Glücksquanten" zerlegen, um dann für jede Handlung (oder Handlungsregel) sagen zu können, ob sie, summa summarum, mehr Glück verursacht als Unglück. Wenn Max durch mein Handeln drei Glücksquanten hinzugewinnt, Moritz dabei aber vier Glücksquanten verliert, also um vier Glücksquanten unglücklicher ist als vorher, und alles andere gleichbleibt, dann sollte ich die Handlung besser sein lassen. Ich gebe gern zu, dass das eine Karikatur ist. Worauf es mir hier nur ankommt, ist, auf die Schwierigkeit hinzuweisen, die darin liegt, das Glück verschiedener Personen miteinander zu vergleichen. Wenn Max glücklich ist, und Moritz ist es auch, ist es dann tatsächlich sinnvoll zu fragen, oder möglich, die Frage zu beantworten, ob Max glücklicher sei als Moritz, oder Moritz glücklicher als Max, oder beide genau gleich glücklich? Man stelle sich vor, beide fangen an zu streiten, wer von beiden der Glücklichere sei. Wie sollte man den Streit entscheiden?

Genau die gleiche Schwierigkeit haben wir, zwei schöne Dinge miteinander hinsichtlich ihrer Schönheit zu vergleichen. Wie sollte man entscheiden, ob das schöne Mädchen schöner ist als die schöne Kanne, solange man, und darauf kommt es an, daran festhält, dass beide schön sind? Und kann ein Mensch überhaupt auf die gleiche Weise schön sein wie eine Kanne? Oder ein Film auf die gleiche Weise wie ein Gedanke? Aber was hieße, auf andere Weise schön zu sein? Sind diese Dinge denn nicht, würde Sokrates fragen, insofern sie schön sind, gleich? Teilen sie denn nicht die Eigenschaft der Schönheit? Mir scheint, dass dies nicht einmal dann zutrifft, wenn wir es mit Gegenständen der gleichen Art zu tun haben, also zum

Beispiel zwei Menschen. Wenn ein Mensch schön ist und ein anderer Mensch ist auch schön, dann teilen sie so wenig eine ganz bestimmte Eigenschaft miteinander, wie zwei Menschen, die beide einzigartig sind. Ihre Einzigartigkeit ist nichts, was ihnen, als Eigenschaft, gemeinsam zukommt, so wie sie beide die Eigenschaft teilen, ungeflügelte Zweibeiner zu sein. Ihre Einzigartigkeit ist nichts, was sie gleich macht. Und sie ist auch nichts, was sich vergleichen ließe, in dem Sinne, dass wir sagen könnten, die Person A sei einzigartiger als die Person B. Darin gleicht sie doch wieder Eigenschaften wie der Zweibeinigkeit, denn wir können auch nicht sagen, dass jemand zweibeiniger sei als jemand anders. Die Zweibeinigkeit lässt kein Mehr oder Weniger zu. Vielleicht gilt das auch für die Schönheit, sodass wir sie den Dingen nur absolut zusprechen können, also nicht sagen können, dass etwas oder jemand mehr oder weniger schön sei. Und vielleicht ist die Schönheit eines Menschen am Ende so wenig vergleichbar mit der eines anderen wie die Schönheit eines Sonnenaufgangs mit der einer Handlung. Wenn nämlich die Schönheit etwas wäre, das sich gar nicht von der Sache, die wir schön nennen, abstrahieren lässt, als etwas, das auf genau die gleiche Weise auch anderem zukommen kann. Vielleicht hat ja jedes Ding seine eigene Schönheit. Ist die Schönheit dann am Ende die Unvergleichlichkeit oder Einzigartigkeit selbst oder wenigstens deren Sichtbarwerdung? Dagegen ließe sich Moores Argument der offenen Frage anwenden. Denn wir können durchaus sinnvoll fragen, ob denn tatsächlich alles, was zugegebenermaßen einzigartig ist, tatsächlich auch schön ist. Es liegt kein Widerspruch in der Vorstellung, dass etwas zwar einzigartig, aber nicht schön ist. Das zeigt zumindest, dass wir, wenn wir eine Sache als schön bezeichnen, damit nicht meinen, dass sie einzigartig ist. Die Bedeutung des Wortes „schön" ist also nicht identisch mit der Bedeutung des Wortes „einzigartig", selbst wenn sich herausstellen sollte, dass faktisch alles Einzigartige schön ist und nichts schön ist, das nicht auch einzigartig wäre.

Im Übrigen ist ja auch die Schönheit einer Sache, mag sie so individuell sein, wie sie will, doch nicht unabhängig von den Eigenschaften, die sie besitzt. Wir wissen alle sehr gut, dass die Schönheit eines Gesichts etwa, oder eines Kunstwerks, bereits zerstört werden kann, wenn sich nur eine Eigenschaft ändert. Eine leichte Krümmung der Nase oder eine leichte Verschiebung des Augenabstandes macht aus einem schönen Gesicht vielleicht nicht gleich ein hässliches, aber es kann doch eines daraus machen, aus dem die Schönheit verschwunden ist. Genauso kann bei einem Gemälde die Verschiebung einer einzigen Linie oder die Veränderung einer Farbe den Eindruck zunichtemachen. Daraus lässt sich aber, und das ist das Entscheidende, nicht ableiten, dass schöne Gesichter nun einmal gerade Nasen haben und einen genau festgelegten Abstand zwischen den Augen. Denn genau die gleiche Nasenkrümmung und genau der gleiche Augenabstand, der dem einen Gesicht seine Schönheit nimmt, können beim anderen gerade dessen Schönheit mitbedingen oder sie unterstreichen. Es gibt keine allgemeine Regel dafür, was eine Sache schön macht, kein Rezept, an das man sich halten könnte. Für das Hübsche vielleicht, aber nicht für das Schöne. Das Hübsche gehorcht bestimmten Normen, das Schöne sprengt die Norm. Darum ist das Schöne nicht einfach nur eine Steigerung des Hübschen: Das Schöne ist nicht das Hübschere. Weder muss ein hübscher Mensch schön sein noch ein schöner hübsch. Man denke an Schauspielerinnen wie Barbara Streisand oder Jody Foster. Sie als hübsch zu bezeichnen würde wohl keinem einfallen. Streisand hat einen Silberblick, einen viel zu breiten Mund und eine riesige Nase, Foster ist extrem schmallippig und von puritanischer Strenge in ihren Zügen. Beide aber sind schön, oder besser: sie können berückend schön sein, weil sie die Fähigkeit haben, Gefühle und Stimmungen so zum Ausdruck zu bringen, dass ihr ganzes Gesicht davon belebt wird. Das Schöne tritt uns hier wieder als Ereignis entgegen. Der Ausdruck aber, der wesentlich zur Schönheit eines Gesichts beiträgt oder diese ausmacht, wird nun bei diesen Schauspielerinnen nicht etwa von den formalen Eigenschaften des Gesichts behindert, jenen Eigenschaften also, die der Norm nicht entsprechen, sondern er wird vielmehr durch sie getragen und gestützt. Die Eigenschaften, in ihrer Unverwechselbarkeit, geben dem Ausdruck Kontur und Prägnanz. Sie sind also nicht schön trotz dieser Eigenschaften. Es wäre aber auch nicht richtig zu sagen, dass sie wegen dieser Eigenschaften schön seien, denn wie gesagt: Die gleichen Eigenschaften müssen in einem anderen Gesicht keineswegs schön sein. Das verweist uns erneut auf die Individualität des Schönen, das niemals durch die Eigenschaften, an denen oder durch die hindurch es sich zeigt, erklärt werden kann. Jedes schöne Ding bildet, als schönes, seine eigene Art oder widersetzt sich der Eingliederung in eine Art. Daraus könnte man folgern, dass wir am besten erklären können, was das Schöne ist, indem wir sagen, was schön ist, sodass am Ende vielleicht doch Hippias das Wesen des Schönen besser erfasst als Sokrates, indem er auf der radikalen Individualität des Schönen insistiert. Hippias kommt es eben gar nicht in den Sinn, dass die Schönheit eines Mädchens irgendetwas mit der Schönheit eines Pferdes oder der einer Kanne zu tun haben könnte. Und wenn er recht hätte?

Bevor ich schließe, möchte ich noch auf einen letzten Punkt zu sprechen kommen: die Frage, ob das Schöne etwas ist, das den Dingen und Ereignissen objektiv zukommt, oder ob stattdessen, wie es heißt, die Schönheit im Auge des Betrachters liegt, also nicht die Dinge selbst schön sind, sondern sie nur von uns, aus welchen Gründen auch immer, als schön empfunden werden. Damit zusammen hängt die eben schon angesprochene Frage, ob sich sinnvoll darüber streiten lässt, ob etwas schön ist oder nicht. Sicher wird nicht jeder zustimmen, wenn ich sage, dass Barbra Streisand und Jodie Foster schön seien. Oder nehmen wir ein Violinkonzert von Beethoven und sagen wir, ich fand es schön und meine Frau nicht. Was könnte ich dann ihr gegenüber vorbringen, sodass sie mir glaubt, dass es tatsächlich schön war? Und dabei sollte man bedenken, dass es merkwürdig wäre, wenn sie mir aufgrund dessen, was ich zur Unterstützung meiner Behauptung vorbringe, glaubte, dass es schön war, ohne es aber selbst erlebt zu haben. Was ich eigentlich erreichen müsste, um sie zu überzeugen, ist, dass sie selbst, mit eigenen Augen oder in diesem Fall Ohren, die Schönheit wahrnimmt. Aber kann ich sie sehen lassen, was ich sehe, hören lassen, was ich höre, indem ich Argumente vorbringe? Indem ich etwa sage: „Es sind doch die und die Eigenschaften, die Violinkonzerte schön machen, dieses Konzert aber hatte diese Eigenschaften, also war es auch schön.“ Wenn nun die Eigenschaften, von denen ich behaupte, dass sie das Konzert hatte, wertneutral sind, dann kann meine Frau ohne Weiteres das Vorhandensein dieser Eigenschaften zugeben und gleichwohl darauf beharren, dass es nicht schön war. Sind die Eigenschaften, die ich anführe, hingegen selbst schon solche, die eine Wertschätzung beinhalten, dann kann sie wiederum leicht bestreiten, dass das Konzert diese Eigenschaften hatte. In keinem Fall kann ich sie durch Argumente oder durch das Aufzeigen von Eigenschaften davon überzeugen, dass ich Recht habe und sie Unrecht. Also liegt die Schönheit doch im Auge des Betrachters? Schwer zu sagen: Fest steht jedenfalls, dass es uns nicht so vorkommt, als täte sie es. Wir muten, wie Kant feststellte, dem anderen zu, unser ästhetisches Urteil zu teilen. Und so würde ich, auch wenn ich meiner Frau nicht das Gegenteil beweisen kann, weiterhin daran festhalten, dass das Konzert tatsächlich und so objektiv, wie nur irgendetwas objektiv sein kann, schön war, nämlich dann, wenn ich es so erlebt habe. Es ist eben keine bloße Geschmackssache, ob etwas schön ist oder nicht. Dass wir uns nicht immer darüber einigen können und es im Fall unterschiedlicher Wahrnehmungen kein Mittel gibt zu entscheiden, wer nun Recht hat, ist ja noch kein hinlänglicher Grund für die Annahme, dass alle gleichermaßen Recht hätten, weil sie in Wahrheit gar nichts über den Gegenstand selbst aussagten, sondern vielmehr über ihr Verhältnis zum Gegenstand. Genauso gut ist es denkbar, dass der andere einfach blind ist für die Schönheit, die man selbst wahrnimmt. Er sieht nicht, was tatsächlich da ist, weil er aus irgendwelchen Gründen, aus Unwissenheit oder mangelnder Differenzierungsfähigkeit, kein Ohr oder Auge dafür hat. Möglich, dass meine Frau dafür ihrerseits die Fähigkeit hat, Schönheit in Ereignissen oder Dingen wahrzunehmen, die wiederum mir verschlossen sind. Das aber könnte bedeuten, dass, wenn zwei sich aufrichtig darüber streiten, ob eine Sache schön ist, wenn sie also tatsächlich unterschiedlicher Meinung sind, dass dann immer und in jedem Fall derjenige Recht hat, der behauptet, sie sei schön.

Die Schönheit der Liebe und der Liebenden

Wilhelm Schmid

Der erste Blick. Es durchzuckt mich augenblicklich: Was für eine schöne Frau! Und schon gleich der Gedanke: Keine Chance, ihr näherzukommen, sicher lebt sie in einer Beziehung. Und hatte ich nicht ohnehin beschlossen, nach einigen Enttäuschungen lieber allein zu bleiben? Aber es zog uns magisch zueinander hin. Wir konnten bis tief in die Nacht miteinander reden, lernten gemeinsam Latein und unternahmen zwischendurch gewagte Sachen.

Es dauerte eine Weile, aber wir wurden tatsächlich ein Paar, und schon bald sagte sie zu mir: Ich will mit dir zusammenbleiben, egal was kommt; bitte bleib du auch bei mir. Das trug uns durch alle Irritationen hindurch. Es war schön, mit ihr gemeinsam durchs Leben zu gehen und sie blieb immer „die schönste der Frauen". Zwei wunderbare Kinder haben wir erzogen, das war die schönste Zeit meines Lebens. Irgendwann dachte ich nach: Was ist das, „schön", und was bedeutet Schönheit insbesondere in Bezug auf die Liebe und die Liebenden?

Als schön kann gelten, scheint mir, was oder wer bejahenswert erscheint. Bejahenswert erscheint etwas oder jemand in einer Besonderheit, die keiner Vollkommenheit bedarf. Die jeweils aktuellen Kriterien der Schönheit

M. B. Wagner-Pischel, *Die Macht des Schönen*,
https://doi.org/10.1007/978-3-662-72581-8_6

in einer Kultur nehmen auf die Bewertung Einfluss, ja, aber die letzte Instanz ist das jeweilige Individuum selbst: Was mir schön erscheint, ist jedenfalls in meinen Augen „attraktiv", es zieht mich an und ist mir nicht mehr egal.

Seinen Reiz bezieht das Schöne aus den enormen Energien, die es offenkundig freisetzt: Sie steigern die Intensität des Lebens, und sie entstammen entweder dem Schönen selbst oder demjenigen, der das Schöne bewundert, wenn nicht noch einer anderen, unbestimmten Dimension, die die Energien vorhält. Nach diesen Energien fahnden Menschen, und sie werden fündig, wenn sie die Schönheit eines Anderen (immer auch einer Anderen) entdecken, ja, geradezu die Inkarnation der Schönheit in ihm (ihr) sehen und sich zu ihm (ihr) hingezogen fühlen. Ist die Anziehung wechselseitig, kann eine Beziehung entstehen, in der die Erfahrung des Schönen zur Quelle der Liebe wird und die Beteiligten über mehr Energie verfügen können als vereinzelt für sich allein.

Schönheit macht Liebe

Wenn gefragt wird, wie Liebe entsteht, dann ist die Antwort klar: Den Anfang macht die Schönheit. Es ist die Wahrnehmung des Bejahenswerten, die die Entstehung von Liebe zwar nicht erzwingen, die Wahrscheinlichkeit für sie aber entschieden erhöhen kann. In den verschiedensten Kulturen wird daher der oder die potenzielle Geliebte mit Mitteln der Schönheit umworben und verführt: Bereits auf körperlicher Ebene kann das, was schön erscheint, Menschen ansprechen und zum Grund für ihre Zuwendung und Zuneigung werden.

Außer Blick gerät dabei vielleicht, worauf Platon schon drängte: Weniger auf die äußerliche, sinnliche, mehr auf die innerliche, seelische und geistige Schönheit zu achten, da bejahenswerte Gefühle, Charaktereigenschaften und Gedanken eine dauerhaftere Liebe wachrufen können als die sinnlichen Reize. In jedem Fall kann zu dem Menschen, der als schön wahrgenommen wird, eine Bindung eingegangen werden, unabhängig davon, ob seine Schönheit offen zutage liegt und auch von anderen wahrgenommen wird oder verborgen bleibt und sich nicht jedem erschließt.

Die Schönheit kann naturgegeben, kulturell beeinflusst, aber auch individuell bearbeitet sein: Eine Arbeit an ihr ist möglich, sinnlich, seelisch und geistig. Mit seiner Arbeit an der Schönheit zielt ein Mensch auf die äußerliche und vielleicht innerliche Veränderung seiner selbst, auch auf die Veränderung seiner Lebensverhältnisse, damit etwas Bejahenswertes und Liebenswertes in den Augen eines Anderen entstehen kann, ganz nach Ovid: *„Damit du geliebt wirst, musst du liebenswürdig sein“* (*ut ameris, amabilis esto, Ars amatoria*, II, 107).

Wo noch keine Liebe ist, kann diese Arbeit sie zum Leben erwecken, eine Beziehung begründen und sie so gestalten, dass sie bejahenswert erscheint. Wenn Shakespeare in *Hamlet* seinen Protagonisten von der „höchst verschönten“ (*most beautified*, Akt 2, Szene 2) Ophelia sprechen lässt, muss irgendjemand auf irgendwelche Weise an dieser Schönheit gearbeitet haben: Hat sie sich selbst verschönert oder gar geschönt, körperlich, seelisch oder geistig? Ist sie von jemandem verschönert oder schöngeredet worden? Das Problem ist, dass die künstlich gestützte Schönheit trügerisch sein kann, da sie Bejahenswertes nur vorgaukelt. Die entscheidende Frage ist, ob die von trügerischer Schönheit hervorgerufene Liebe noch wahr sein kann. Denn nur wahre Liebe kann im Gegenzug Menschen wahrhaft schön machen.

Die Liebe macht schön

Das zeigt sich bereits am Liebenden selbst, der durch die Zuwendung und Zuneigung zum Anderen, das Ja zu ihm, selbst bejahenswert wird und an Schönheit gewinnt, oft nicht nur subjektiv in den eigenen Augen, sondern auch intersubjektiv in den Augen anderer. Das gilt erst recht für den geliebten Anderen, der in der Zuwendung und Zuneigung, die sich auf ihn richtet, erstrahlt und schön erscheint, und so hinreißend ist diese subjektive

Schönheit in den Augen des Liebenden, dass sie geradezu objektive Qualität gewinnt und das Perspektivische daran ganz außer Blick gerät: Der Andere ist schön und erscheint nicht etwa nur so, ebenso das Leben mit ihm und überhaupt das gesamte Leben und alle Welt.

Was im Grunde die eigene Bejahung ist, wird im Anderen zu einem anschaubaren Ja aus Fleisch und Blut. Was da vor sich geht, bezeichnete Stendhal (*De l'amour*, 1822) als Prozess der „Kristallisation", bei dem in der Wahrnehmung eines Menschen phantastische Möglichkeiten um eine banale Wirklichkeit herum angehäuft werden, die wie Schneekristalle im Winter einen kahlen Zweig erglitzern lassen. Grundsätzlich ist dieser Prozess der Verzauberung auch umkehrbar: Die Entzauberung zeigt mit dem Schwinden der Schönheit das Entschwinden der Liebe an. Die Energien, die von der Bejahung freigesetzt worden sind, ziehen sich zurück, bis sich beim einstmals Geliebten alle Ausstrahlung auflöst.

Immer dann jedoch, wenn etwas oder jemand bejaht werden kann, durchströmen Energien den Bejahenden ebenso wie das Bejahte oder den Bejahten und dringen von innen her aus allen Poren nach außen, sodass die Schönheit sichtbar wird. Der Prozess scheint nicht nur in der Wahrnehmung, sondern auch wirklich zu geschehen: Gleichsam mühelos arbeitet die Liebe an der Schönheit, die äußerlich in den Augen und Gesichtern, in Haltung und Verhalten, innerlich in Gefühlen und Gedanken der Liebenden zum Vorschein kommt, in einer unvermuteten Fühlsamkeit, einem bezaubernden Charakterzug, einem überwältigenden Gedankenreichtum, ermutigt vom wohlwollenden Blick und liebevollen Interesse des jeweils Anderen.

Das Schöne wird sichtbar im Lächeln, das selbst im Ernst noch durchscheint, denn es ist das Lächeln einer Gewissheit, die alle Ungewissheit überstrahlt: Bejaht zu sein, nicht nur vom Anderen, sondern, so das subjektive Empfinden, vom gesamten Leben, von aller Welt. Ist diese Schönheit ungerecht, weil nicht alle auf gleiche Weise damit ausgestattet sind? Aber ihre Verteilung geschieht nach einem Prinzip, das alle als gerecht anerkennen können: Denen, die mehr lieben und geliebt werden, wird mehr Schönheit zuteil, die ihrerseits zum Anreiz für mehr Liebe wird; ein sich selbst reproduzierender Prozess. Von der wechselseitigen Zuwendung und Zuneigung werden zahlreiche schöne Erfahrungen hervorgebracht.

Die Liebe erzeugt schöne Erfahrungen

Die gesamte Vielfalt des Schönen steht für Erfahrungen zur Verfügung: Vorweg Erlebnisschönes, die Möglichkeit, sehr viel Bejahenswertes gemeinsam zu erleben, das beim Alleinsein anders oder gar nicht zu erleben wäre. Die schönen Erlebnisse, die der Andere vermittelt, spornen wiederum dazu an, ihm gleichwertige Erlebnisse zu verschaffen. Oft ist sinnlich Schönes damit verbunden, denn sämtliche Sinne des Sehens, Hörens, Riechens, Schmeckens, Tastens, Sich-Bewegens und In-sich-Spürens können in der Liebe zur Entfaltung gelangen. Sie macht Kunstschönes erfahrbar, denn in allen rezipierbaren Künsten, vorweg in Literatur und Film, ist die Liebe das wichtigste Sujet, und für die Erarbeitung und Ausübung eigener, produktiver Künste wie der Kunst des Blicks, der Gestik, der Berührung, der Verführung ist sie der entscheidende Antrieb.

Ebenso sorgt die Liebe für die Erfahrung von Naturschönem, sowohl in Bezug auf die innere Natur mit ihren vielgestaltigen Landschaften von Gefühlen und Gedanken als auch im Hinblick auf die äußere Natur, die zahlreiche Orte für bejahenswerte Erfahrungen zu zweit bereithält – wie leer aber erscheinen dieselben Orte, wenn einer allein sie wieder aufsucht! Menschlich Schönes ist in der Liebe zu erfahren in der äußeren und inneren Gestalt des Anderen, die schön und bejahenswert erscheint wie etwa Sokrates in Platons Symposion für Alkibiades, mochte er in den Augen Anderer auch als hässlich gelten. Besonders wichtig ist die Erfahrung von

Charakterschönem, denn bestimmte Eigenschaften des Anderen besonders bejahen zu können, birgt den Keim zu einer anhaltenden Liebe zu ihm in sich.

Die Liebe offeriert die Erfahrung von Beziehungsschönem, wenn die Beziehung durch alle Herausforderungen hindurch bejaht werden kann. Und sie vermittelt Verhältnisschönes, wenn es den Liebenden gelingt, Verhältnisse des Lebens für sich einzurichten, die in ihren Augen bejahenswert sind. Auch Dingschönes kann bejahenswerte Erfahrungen verkörpern, etwa der Ring, die beschriebenen Zettel, die Fotos, die die Liebe symbolisieren, und für immer bewahren. Geradezu beheimatet ist Phantasieschönes in der Liebe, mit all den Vorstellungen und Träumen der Liebenden von möglichen Situationen, Konstellationen und Aktionen. Selbst ohne jeden konkreten Anlass kann die Liebe als solche bejahenswert erscheinen, sodass auch Abstraktschönes erfahrbar wird. Geliebt werden können zudem Menschen und, wenn alle Beteiligten einverstanden sind, Verhaltensweisen, die in den Augen Anderer weniger bejahenswert erscheinen. Das führt zur Erfahrung von Negativschönem, denn die Liebe macht selbst das Verneinenswerte bejahenswert. Entscheidend für ihre Fortdauer ist nur, ob eine nachhaltige Erfahrung von Schönem möglich ist. Womöglich müssen die Liebenden sich willentlich um schöne Erfahrungen bemühen, die sich zunächst von selbst ergaben.

Schöne Erfahrungen festigen die Liebe

Was auch immer den Beteiligten bejahenswert erscheint, begünstigt nicht nur das Entstehen, sondern auch das Fortbestehen der Beziehung. Diese Erfahrungen können aus den Augen verloren, aber auch wieder gesucht und gefunden werden, ausgehend von den Fragen, die sich in kritischen Momenten geradezu aufdrängen: Bin ich für den Anderen noch schön, ist der Andere für mich noch schön, bejahe ich ihn weiterhin? Wenn aber das Schöne sich im Laufe der Zeit verloren hat: Gibt es Erinnerungen an schöne Erfahrungen und gemeinsam bewältigte Herausforderungen? Was war es einst, das bejahenswert erschien, am Anderen und an mir selbst? Wann und warum hat es sich verloren? Lässt es sich wieder herstellen? Ist es durch ein anderes Schönes zu ersetzen? Gibt es in der Gegenwart eine Sinnlichkeit, gemeinsame Gefühle und Gedanken, auch Gewohnheiten, die ich nicht missen möchte? Gibt es etwas am Anderen und am Leben mit ihm, das ich nicht bejahen kann, und was folgt daraus? Ist ein Ja überhaupt noch möglich, und wenn nicht, was wäre dafür zu tun, um es wieder möglich zu machen, von wem? Gibt es Ideen und Projekte für kommende Zeiten, die schön erscheinen?

Es fällt nicht schwer, das am Anderen zu lieben, was bewundernswert erscheint und stolz auf ihn sein lässt, aber er hat, wie das Selbst, auch Seiten an sich, die ein Tribut an die Polarität des Lebens sind, und keiner will nur wegen seiner schönen Seiten geliebt werden. Sehr früh in der Beziehung sollte die Aufmerksamkeit darauf gerichtet sein, um sich selbst zu fragen: Kann ich auch diese Seiten akzeptieren, die ich nicht sonderlich mag? Haben sie Platz in meiner Liebe? Sind sie durch irgendetwas aufzuwiegen? Können die schönen Seiten die unschönen im Zweifelsfall übertrumpfen? Die Antworten zeigen, ob es einen starken Grund dafür gibt, zusammen zu sein und zu bleiben. In schwierigen Zeiten ist dieser Grund wichtiger als die Frage, wer „Recht" hat und wer „Schuld" trägt. Überwiegt das Bejahenswerte, wird die Beziehung immer von Neuem wertvoll, sodass das Selbst vorbehaltlos mit dem Anderen zusammen sein kann. Sollte da aber nichts mehr sein, was sich bejahen lässt, bleibt irgendwann nur noch *„die Erinnerung daran, dass es einmal schöner war"* (Mina, *Heißer Sand und ein verlorenes Land*, Schlager, 1962).

Ästhetische Ethik der Liebe

Auf der Basis des Schönen ist eine Ethik der Liebe, die vielen wünschenswert erscheint, als **ästhetische Ethik** zu begründen, denn das Ästhetische, das Schöne, bringt von selbst ethische Konsequenzen hervor, eine Wertorientierung, zunächst für die Ethik des Einzelnen: Aus dem, was mir bejahenswert erscheint, gewinne ich für mich und mein Leben einen grundlegenden Wert, an dem ich meine Haltung und mein Verhalten orientieren kann. Die Bejahung des Anderen und der Beziehung zu ihm führt zu einer Wertschätzung, mit der ich ihm und der Beziehung zu ihm eine außergewöhnliche Bedeutung gebe. Alles gewinnt an Bedeutung, wenn es wertgeschätzt wird, seien es Sachen, Erlebnisse, Meinungen oder Vorlieben, vor allem aber gilt dies für die Eigenheiten eines Menschen.

Zwar bedarf der Andere nicht erst meiner Wertschätzung, um wertvoll zu sein, denn ihm ist, wie mir selbst, ein innewohnender (intrinsischer) Wert eigen, aber der von mir, von außen kommende (extrinsische) Akt der Wertschätzung führt auch zur **Anerkennung** des Werts und zu einem entsprechenden Verhalten im Lebensvollzug, das die anderen Seiten des Anderen mit einbezieht – ganz so, wie ich mir dies von ihm auch für mich selbst erhoffe. Über die Ethik des Einzelnen hinaus wird auf diese Weise eine Wechselseitigkeit der Wertschätzung möglich, sei es aus Gründen der Zuwendung und Zuneigung zum Anderen oder aus dem eigenen Interesse heraus, dieselbe Wertschätzung auch von ihm zu erfahren.

Ausgehend vom individuellen Schönen und der entsprechenden Wertschätzung kann dann eine Klärung des gemeinsamen Schönen unternommen werden, um zu Werten zu gelangen, die beide als verbindlich anerkennen können. Ist es für beide bejahenswert, Abwertung, Demütigung, Gewaltanwendung im Umgang miteinander auszuschließen (in selteneren Fällen ausdrücklich einzuschließen)? Dann ergibt sich daraus ein Maßstab für das Verhalten zueinander, um Werte nicht nur zu proklamieren, sondern auch zu realisieren. Für die Ethik der Liebe führt das zum Grundsatz, den jeweils Anderen als eigenständiges Subjekt zu achten und ihn nicht gegen seinen Willen zum bloßen Objekt zu machen.

Zum bloßen Objekt würde er beispielsweise, wenn er nur der Befriedigung des Selbst diente, sein eigener Wert hingegen, seine Wünsche, Bedürfnisse und Entscheidungen, Gedanken und Gefühle, womöglich auch seine körperliche Integrität missachtet würden und das Selbst unbedingt für ihn entscheiden wollte, obwohl er selbst anders oder gar nicht entscheiden will. Dass Verletzungen der Werte in Beziehungen trotz allem geschehen, macht sie nicht überflüssig: Die Ethik der Liebe bewahrt sie, damit wieder zu ihnen zurückgekehrt werden kann. Und wenn es keine Rückkehr gibt? Dann kann das ein Grund sein, die Beziehung in Frage zu stellen. So wird die Ethik der Liebe in Kraft gesetzt, und sie behält ihre Gültigkeit, solange beide sich an sie binden. Beide arbeiten damit an einer Ästhetik der Existenz, um ihrem Leben die Form zu geben, die die „schönstmögliche" ist (Michel Foucault, *Die Sorge um die Wahrheit*, Gespräch, 1984), und ihr Leben so zu gestalten, dass es jedenfalls in ihren eigenen Augen voll und ganz bejaht werden kann.

Das Andere des Schönen

Wenn aber nichts mehr schön und bejahenswert erscheint, löst die Wertschätzung sich wieder auf. Aus der ursprünglichen Wertschätzung wird eine Geringschätzung, aus der Aufwertung eine Abwertung des Anderen, die damit einhergeht, ihm keine große Bedeutung mehr zuzumessen. Die Schönheit, die dem Anderen zuerkannt wurde, wird ihm wieder aberkannt, und erneut erscheint dies nicht als subjektiver, sondern als objektiver Vorgang: Er erscheint nicht etwa nur so, sondern er **ist** nicht mehr schön. So großzügig ein Mensch sich zeigen kann, wenn er einen Anderen schön und bejahenswert findet, so kleinlich wird er nun, wenn er nichts Schönes mehr an ihm entdecken kann.

Ganz so, wie die Bejahung schön macht, macht die Verneinung hässlich, sowohl den, der verneint wird, als auch den, der verneint. In Blicken und hässlichen Bemerkungen, deren Grund zunächst unverstanden bleibt, bricht das hervor. Viele Gesten und Verhaltensweisen sind nicht nur subtile Medien der Wertschätzung, sondern auch des Mangels daran: Sie erlauben feinste Dosierungen, um Zuwendung und Zuneigung zu zeigen, aber auch Abwendung und Abneigung deutlich zu machen. Aus der Hässlichkeit wird letztlich Hass, aus dem Kleinkrieg mit Nadelstichen ein Krieg mit Waffen ganz anderen Kalibers, die über kurz oder lang die Beziehung zerstören. Alles kann vernichtet werden, wenn einer Sache, einem Erleben und erst recht einem Menschen jeglicher Wert abgesprochen wird, und es ist schwer für den Betroffenen, eine eigene Wertschätzung gegen diese Entwertung zu behaupten.

Was für ein Glück, dass der Kampf um Wertschätzung, gegen Abwertung und Entwertung gewöhnlich weniger problematisch ausfällt! Und doch stellt er keineswegs eine Ausnahmesituation dar, sondern kehrt im Beziehungsalltag zuverlässig wieder, ein nie abgeschlossener Prozess zwischen zweien. Nicht etwa erst am Ende der Liebe, sondern schon im Verlauf ihrer alltäglichen Schaukelbewegungen, mit mehr oder weniger extremen Ausschlägen, bricht eine Bejahung immer wieder einmal in sich zusammen und verliert sich, ganz so, als würde das Leben prüfen wollen, ob das, was schön erscheint, auch unter veränderten Bedingungen noch bejaht werden kann. Inmitten der Beziehung kommt es vor, dass aus der gefühlten Abwertung durch den Anderen ein verborgenes Rachegefühl gegen ihn erwächst, denn wer sich abgewertet fühlt, neigt dazu, seinerseits Andere abzuwerten und womöglich sogar zu äußersten Mitteln zu greifen, um die Wertschätzung seiner selbst doch noch zu erzwingen, und sei es nur dieses letzte Mal.

Kein Mensch kann zur Bejahung eines Anderen und zu entsprechenden Verhaltensweisen gezwungen werden: Dieses Problem teilt die ästhetische Ethik der Liebe mit jeder anderen Ethik. Das Schöne kann so unschön werden wie das Gute gelegentlich ungut. Daran vermag alle Ethik und Moral, alle Verbindlichkeit und Normativität des einstmals Vereinbarten nichts zu ändern.

Grenzen der Geringschätzung resultieren am ehesten aus der **Goldenen Regel**, wie alle Kulturen sie kennen, in den unterschiedlichsten Fassungen. Will ich nicht, dass der Andere mich in Frage stellt, sollte ich auch ihn nicht in Frage stellen. Was ich mir von ihm erhoffe, sollte ich selbst auch ihm gewähren und seine Gefühle und Überlegungen nicht als belanglos abtun, sondern mich so in ihn einfühlen und ihn verstehen wollen, wie ich mir dies von ihm auch für mich wünschen würde. Die Goldene Regel, dieses Umkehrgebot der Klugheit, spricht das Eigeninteresse des Einzelnen an, denn wenn auf altruistische Gründe nicht mehr zu bauen ist, bleiben noch egoistische: So kann die ästhetische Ethik der Liebe den Einzelnen dazu anhalten, beim momentanen Nein zu manchen Aspekten am Anderen und in der Beziehung zu ihm, äußerstenfalls auch beim grundlegenden Nein zur Beziehung, sich dennoch nicht zur gänzlichen Verneinung und Entwertung seiner Person hinreißen zu lassen.

Die grundlegende Polariät bleibt jedoch auch hier bestehen: Nur im Kontrast gegen Nichtschönes tritt das Schöne deutlich hervor, und es macht Unschönes nicht unmöglich, sondern wechselt sich damit ab. Das Bejahenswerte kann nicht konstant gegenwärtig sein, nicht alles kann stets gleichbleibend schön sein, zuweilen liegt die Schönheit auch unter einer Decke der Wahrnehmung verborgen, „verschneit“ (*o'ersnow'd*), wie Shakespeare in seinem 5. Sonett sagt. Die Atmung der Liebe findet ihre Entsprechung im atmenden Maß der Schönheit, in der Balance der Abfolge zwischen Zeiten und Verhältnissen, die mal mehr, mal weniger schön sind, mit gelegentlichen Ausflügen ins extrem Schöne und Bejahenswerte, umgekehrt ins allzu Hässliche und Verneinenswerte, willentlich oder unwillentlich. Bei einem anhaltenden Mangel an Schönheit droht eine Erfahrung der Sinnlosigkeit, denn das Schöne mit seiner Energie ist eine Quelle von Sinn ohnegleichen.

Ohne Schönes können Menschen nicht leben, mit Schönem aber lassen sich unschöne Erfahrungen ausbalancieren. Daher suchen Menschen so sehr danach, bei sich selbst und anderen, in Dingen und Verhältnissen, in Kunstwerken und Landschaften. Bei einem anhaltenden Übermaß an Schönheit droht im Gegenzug der Überdruss an ihr, manche Situationen zwischen zweien sind nur so zu erklären: Die Schönheit belebt nicht nur, sie ermüdet auch, wenn sie zu lange genossen wird. Aus diesem Grund ist es sinnlos, die Liebe immer nur schön haben zu wollen, sinnvoller, sie so zu dosieren, dass es keinen Grund gibt, ihrer überdrüssig zu werden.

Maßlosen Gebrauch von der Schönheit der Liebe zu machen, hat am ehesten in der Verliebtheit Platz, vor allem in der plötzlichen und folgenlosen Verliebtheit, von der derjenige, dem sie gilt, womöglich nichts weiß und nichts erfährt. Die flüchtige Begegnung lässt alles am Anderen schön erscheinen, ohne dass dies über den Tag hinaus auf die Probe gestellt werden müsste: Sein Gesicht, das so fein konturiert ist, seine Art, die Lippen zu bewegen, der Klang seiner Stimme, die Art seines Blicks, die Farbe seiner Augen, der Schnitt seiner Kleidung und wie sie die Eigenheiten seines Körpers hervorhebt oder verbirgt. Alles bleibt, wie im Traum, in der Schwebe, im ontologischen Stadium der Möglichkeiten, und schon bald verliert sich der intensive und doch distanzierte Moment in der Erinnerung. Was bleibt, ist die Übung der Seele in der Wahrnehmung des Schönen, und darauf kommt es an, denn einer Seele, die sich nicht auf solche Weise übt, droht die Abstumpfung.

Zurück zu meiner großen, schönen Liebe. 35 Jahre vergingen, dann saßen wir eines Abends mit Freunden und Freundinnen beim Lieblingsitaliener. Über den Tisch hinweg schaute ich sie an, während sie mit anderen sprach. Es war wie beim ersten Blick, ich fand sie nach wie vor sehr schön und war froh und glücklich, ihr Mann sein zu dürfen. Aber es durchzuckte mich bis in die Knochen: Diese Schönheit wird zerstört werden. Unser schönes gemeinsames Leben wird enden. Sie hatte eine Diagnose erhalten. Morgen sollten die Bestrahlungen beginnen. Als sie auch noch ins Krankenhaus musste, sagte ich zu ihr: Wir bleiben zusammen. Und sie ergänzte in ihrer trockenen Art: Egal, in welchem Aggregatzustand.

Die medizinischen Behandlungen inklusive Operation (es war Speiseröhrenkrebs) schenkten uns über das prognostizierte halbe Jahr hinaus drei weitere Jahre. Wir wussten sie zu nutzen. Dann aber musste es trotz allem sein. Sie starb an Heiligabend 2021, umgeben von den Kindern und mir. Wir bleiben zusammen, waren meine letzten Worte zu ihr. Sie konnte nur noch einmal in unsere Augen schauen. Ich spüre seither, dass sie da ist, ganz so, wie sie sagte: In anderem Aggregatzustand. Es scheint ein energetischer Zustand zu sein, jedenfalls spüre ich das so. Die Schönheit der Liebe erfahre ich weiterhin. *Omnia vincit Amor*, hatten wir in unserer gemeinsamen Lateinzeit gelernt: Die Liebe besiegt alles. Auch den Tod. Dafür und für unser langes gemeinsames Leben bin ich unendlich dankbar.

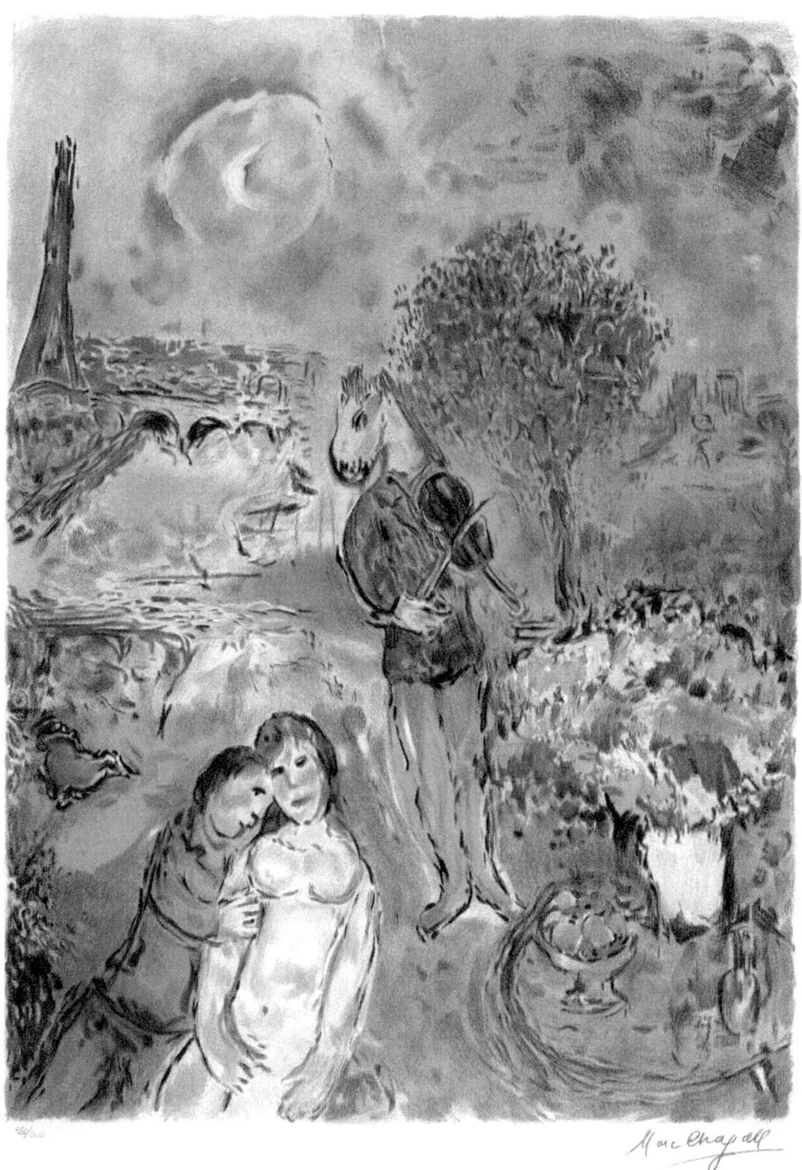

Marc Chagall: *Serenade unter dem Eiffelturm* (Saint Paul de Vence, 1970–1979)
Farblithographie auf Papier, 79x55 cm, Sammlung M.B. Wagner-Pischel

Die Kunst, das Schöne und das Ästhetische in der Medizin

Betrachtungen in Anschluss an Aristoteles

Otto Neumaier

Aristoteles ist tot – und das schon recht lange. Seitdem hat sich die Medizin ebenso sehr verändert wie die Kunst – ganz zu schweigen von den Ansichten über das Schöne sowie von der Ästhetik; diese wird selbst (und gerade) nach Ansicht derer, die sich näher damit befassen (wie z. B. Geiger 1921, 312), *„gleich einer Wetterfahne* [...] *von jedem* [...] *theoretischen Windstoß herumgeworfen"*. Deshalb mag es müßig erscheinen, dass wir uns auf diesen Philosophen beziehen, wenn wir heutzutage versuchen zu klären, inwiefern in der Medizin die Kunst, das Schöne und das Ästhetische ins Spiel kommen und was aus einem solchen Ansatz folgt. Indes mag die Annahme voreilig sein, dass mit Aristoteles auch seine Theorien tot sind. Vielmehr ist keineswegs auszuschließen, dass seine Begriffe und Argumente auch im 21. Jahrhundert brauchbar sind, um grundlegende Einsichten über die Bedeutung der Kunst, des Schönen und des Ästhetischen in der und für die Medizin zu gewinnen. Um zu erkennen, ob dem so ist, bietet sich (ausgehend von Neumaier 2003, 2006 und 2016) an, die einschlägigen Überlegungen des Aristoteles etwas genauer zu betrachten.

M. B. Wagner-Pischel, *Die Macht des Schönen*,
https://doi.org/10.1007/978-3-662-72581-8_7

I

Die Suche nach ästhetischen Aspekten der Medizin betrifft zuvörderst die Frage, ob sie eine Kunst des Heilens sei. Mit Bezug auf die heute praktizierte Medizin scheint die Antwort auf den ersten Blick negativ auszufallen. Das verfügbare Angebot an Literatur zum Thema „Heilkunst" vermittelt (ebenso wie das Internet) vielmehr den Eindruck, dass damit in erster Linie therapeutische Ansätze früherer Zeiten, anderer Kulturen oder von Alternativen zur modernen Medizin gemeint sind. Im Unterschied dazu wird die sich als evidenzbasiert verstehende Medizin unserer Tage als **Heilkunde** bezeichnet bzw. (wie z. B. 1998 in Bd. 14 der 20. Auflage der Brockhaus Enzyklopädie, 409) als *„Wissenschaft vom gesunden und kranken Funktionszustand des menschlichen Organismus, insbesondere von den Ursachen und Erscheinungsformen von Krankheiten"*, wobei Methoden zu deren Behandlung und Heilung als Teil dieser Wissenschaft gelten. Dennoch werden ihr auch (und gerade) heute insofern Elemente einer **Heilkunst** zugeschrieben, als von Ärztinnen und Ärzten nicht nur wissenschaftliche Kenntnisse und methodische Fähigkeiten erwartet werden, sondern etwa auch ein hohes Maß an Kreativität und Einfühlungsvermögen, was dem medizinischen Handeln Aspekte von Kunst verleihe; darauf weisen etwa Leydhecker (1990, 1f.) sowie Wurm (1998) hin.

Der Ansicht, dass die Medizin zumindest **auch** eine Heilkunst sei, liegen mehrere Motive zugrunde, nicht zuletzt die folgenden:

– Um den Anforderungen ihres Berufes gerecht zu werden, ist für Ärztinnen und Ärzte **mehr** erforderlich als das Beherrschen der medizinischen Kenntnisse über die Ursachen und Erscheinungsformen von Krankheiten und der technischen Fertigkeiten zur Anwendung der richtigen Methoden, die zur Heilung von Kranken führen.
– Das Heilen von Menschen ist wie das Ausüben einer Kunst ein Vorgang, bei dem die **Kreativität** von Ärztinnen und Ärzten gefordert ist und gefördert wird.

– Medizinisches Können ist nicht quantitativ messbar oder wissenschaftlich vollständig erfassbar, sondern es weist viele **unwägbare** Komponenten wie z. B. Empathie auf.

Wenn diese Merkmale hinreichten, um die Medizin als Kunst des Heilens zu bestimmen, wäre es indes gerechtfertigt, analog beliebige theoretische oder praktische Disziplinen zu Formen von Kunst zu erklären (wobei zu bedenken ist, dass die Bereiche der Wissenschaften und der Künste ohnehin nicht scharf voneinander abzugrenzen sind). Das Problem wird noch dadurch verschärft, dass mit dem Ausdruck „Kunst" eine unüberblickbare Vielfalt von Fähigkeiten, Tätigkeiten und Hervorbringungen bezeichnet wird, die von der prinzipiell allen Menschen eigenen **Kreativität** bis zur **Meisterschaft** einiger weniger Menschen reicht. Wer heute von Kunst spricht, denkt dabei zwar oft nur an die **bildende** Kunst, doch sind andere Disziplinen (wie Musik, Literatur, Theater, Tanz, Film, Architektur, Design oder Kulinarik), für die zum Teil andere Bedingungen gelten, nicht außer Acht zu lassen. Dazu kommt, dass wir in den unterschiedlichen **Kulturen** (und zwar nicht nur **querweltein** zu einem bestimmten Zeitpunkt, sondern auch in den verschiedenen **Epochen** einer Region) jeweils andere Vorstellungen von Kunst finden und dass welche Kultur auch immer zu keinem Zeitpunkt ein homogenes Gebilde, sondern in sich gegliedert ist (z. B. in „Hochkultur" und „Populärkultur"). Wenn uns daran liegt zu verstehen, was unter „Kunst" zu verstehen ist, tun wir also gut daran, einen Ratschlag von Ludwig Wittgenstein (1953, §66) zu beherzigen, nämlich: *„Denk nicht, sondern schau!"* Denk nicht, Kunst sei genau das-und-das (und nichts anderes), sondern schau zunächst einmal, was die Leute (bzw. die Angehörigen verschiedener Kulturen) alles meinen, wenn sie von Kunst sprechen. Und wenn wir schauen, werden wir sehen, dass es **nicht** „die" Kunst gibt, sondern eine Vielfalt von **Künsten**.

Auch wenn es nicht möglich ist, eindeutig zu bestimmen, dass etwas Kunst ist, bzw. durch eine bestimmte Menge von Kriterien zu entscheiden, ob etwas Kunst ist oder nicht, liegt es dennoch nahe anzunehmen, dass die Rede von Kunst nicht schlichtweg auf Zufall oder Beliebigkeit beruht. Also ist zu überlegen, ob den vielen verschiedenen Verwendungsweisen des Ausdrucks „Kunst" bzw. den Künsten in all ihrer Vielfalt etwas gemeinsam ist. Mit Blick auf die von Wittgenstein dargelegten „Familienähnlichkeiten" zwischen gleich bezeichneten Phänomenen (wie z. B. Spielen) ist zwar nicht von vornherein gewiss, dass es eine solche Gemeinsamkeit geben muss, doch ist ebenso wenig im Voraus auszuschließen, dass wir eine finden. Und Aristoteles macht uns diesbezüglich ein attraktives Angebot.

Aristoteles bestimmt die **Kunst** (*τέχνη*) in der *Nikomachischen Ethik* (1139a–1140b) als eine der „dianoëtischen" oder Verstandestugenden, d. h. jener Formen von **Tüchtigkeit** (*ἀρετή*), die sich auf den Gebrauch der **geistigen Anlagen** von Menschen beziehen und insofern deren **gutes Leben** gewährleisten. Diese Tugenden sind von der **moralischen** Tugend im engeren Sinne zu unterscheiden, d. h. jener Tüchtigkeit zum Führen eines guten Lebens, die es jemandem ermöglicht, eine Balance zwischen gegensätzlichen Bedürfnissen, Neigungen und Kräften zu halten. Das Streben nach einem guten Leben übersteigt mithin den Bereich der Ethik im engeren Sinne und schließt etwa den tüchtigen Umgang mit unseren geistigen Anlagen, nicht zuletzt theoretischen, praktischen sowie künstlerischen Fähigkeiten, ein.

Dieses **psychologische** Verständnis von Kunst als einer Kraft bzw. einer Form von Tüchtigkeit zeigt sich im Deutschen nicht zuletzt im Gebrauch des Wortes „Kunst", das ein Substantivabstraktum zu „können" ist. Zwar wird die Annahme, dass bestimmte Objekte als Kunstwerke anzusehen sind, sofern sie aufgrund eines spezifischen **Könnens** geschaffen sind, neuerdings als Ausdruck überkommener, normativer Vorstellungen von Kunst belächelt, doch kommen auch jene, welche die Rede von Kunst als eine Konvention ansehen, auf die sich eine Gesellschaft in kommunikativen Prozessen einigt, nicht umhin, **Kriterien** dafür anzugeben, dass in der Kommunikation manches zur Kunst gerechnet wird, anderes aber nicht. Dies scheint weder beliebig zu sein noch ist der Bezug etwa auf rein ökonomische Interessen für einen **ästhetischen** Ansatz brauchbar (vgl. dazu auch Neumaier 1996).

Ein solches psychologisches Verständnis von Kunst spiegelt sich keineswegs bloß in der deutschen Sprache oder im „abendländischen" Denken. Vielmehr betont etwa auch der im indischen Kulturraum verwurzelte Theoretiker Ananda Coomaraswamy (1941, 37): *„The art remains in the artist and is the knowledge by which things are made.* [...] *The thing made is a work* of *art, made* by *art, but not itself art."* Damit ist nicht gesagt, dass die gängige Praxis falsch wäre, in der – auf gleiche **systematisch mehrdeutige** Weise wie laut Aristoteles (*Metaphysik*, 1003a32–b18) der Ausdruck „gesund" – nicht nur jemandes schöpferische Fähigkeit als Kunst bezeichnet wird, sondern auch die Disziplin und das Medium, in der Kunst ausgeübt wird, sowie das Ergebnis dieser Tätigkeit. Indes erscheint es gerechtfertigt, die Rede von „Kunst" im Sinne schöpferischer Anlagen als grundlegend für die anderen Verwendungsweisen anzusehen (vgl. dazu auch Neumaier 2016).

In den Augen von Aristoteles ist Kunst (*τέχνη*) nicht bloß **Können** bzw. kein **bloßes** Können, sondern stets mit einem **Grund** oder **Ziel** (*λόγος*) verknüpft. Aristoteles bestimmt mithin **Artefakte**, also künstlich entstandene Gegenstände, unter der Bedingung als **Kunstwerke**, dass sie von einer Person geschaffen werden, die sowohl über das **Vermögen** verfügt, sie sich vorzustellen und der Vorstellung gemäß zu schaffen, als auch über die **Absicht**, sie in Hinblick auf ein bestimmtes, der jeweiligen Kunst spezifisches Ziel zu schaffen. Demnach bezieht sich der Begriff des künstlerischen Schaffens nicht bloß auf die *τέχνη* im Sinne des Hervorbringen-Könnens bzw. des

Wissens von den Regeln des Hervorbringens, sondern auch auf einen *λόγος*, einen Grund des Schaffens bzw. eine schöpferische Absicht oder Schaffens-Intention. In diesem Sinne gehört zu jemandes „Kunst" das **Wollen** ebenso wie das **Können**. Diese beiden Aspekte des künstlerischen Schaffens sind **nicht zu trennen**. Allerdings erscheint es sinnvoll, sie zu **differenzieren**, einerseits, um bewusst zu machen, dass wir uns mit dem Ausdruck „Kunst" (entgegen seiner Etymologie) gewöhnlich nicht bloß auf ein Können beziehen, sondern explizit oder implizit auch auf ein (laut Riegl 1901, 57ff., nicht völlig klar zu bestimmendes) Wollen, andererseits aber, weil diese zwei miteinander verbundenen und aufeinander bezogenen Aspekte des künstlerischen Schaffens für die verschiedenen Kunstschaffenden nicht gleich bedeutsam sind. Nicht nur kommen Können und Wollen im Schaffen von Menschen jeweils anders zur Wirkung, sondern sie werden auch nicht in allen Fällen des Sprechens über Kunst **zusammen** als notwendig vorausgesetzt; dadurch ergeben sich unterschiedliche Vorstellungen bzw. Begriffe von Kunst (vgl. auch Neumaier 2010, 2017).

Die Kunst (*τέχνη*) unterscheidet sich laut Aristoteles durch den Grund (*λόγος*) ihres Schaffens von anderen Formen des tüchtigen Umgangs mit den geistigen Anlagen. Und zwar ist dieser Grund, dass sie auf das Hervorbringen (*ποίησις*) eines Werkes (*ἔργον*) gerichtet ist. Auch die Kategorie des Werkes gilt heute (so wie der Bezug auf das Können) als suspekt. Die These, dass die Rede von einem Werk bloß das Ergebnis von *„Kommunikation"* sei, kritisierte bereits Carl Dahlhaus (1984, 492f.), da die Kommunikation, *„um substantiell zu sein"*, ein **Objekt** benötige, *„das die Interaktion zwischen den Subjekten, die Kommunikation suchen, vermittelt; und durch gemeinsame Konzentration auf eine Sache [...] ist eine Intersubjektivität, die dann auch dem Subjekt als Person und nicht als bloßem Funktionsträger gerecht wird, eher erreichbar als durch die Bemühung, sie in objektloser Unmittelbarkeit herzustellen."* Mithin geht es weniger darum zu leugnen, dass künstlerisches

Schaffen auf ein Werk zielt, als zu klären, was dabei alles als Werk in Frage kommt (vgl. dazu auch Neumaier 2005, 2009, 2013, 2016).

Was aber ist unter einem Werk zu verstehen? Der Umgang mit dieser Frage ist durch allerlei Missverständnisse geprägt. So bemerkt etwa Wilhelm Seidel (1987, 2) zwar einerseits mit Recht, dass *„die Antike, namentlich Aristoteles* [...,] *den Begriff der Kunst* [...] *mit dem Begriff des Werks"* verbinde, doch betont er andererseits zu Unrecht, dass als Werke dabei bloß Gegenstände in Frage kämen, die *„so anschaulich, so fest und dauerhaft zu sein scheinen"* wie jene der Baukunst. Dass es *„auch so etwas geben könne wie ein musikalisches Kunstwerk, gar ein rein musikalisches, nur aus Tönen bestehendes Werk, das lag völlig außerhalb dessen, was sich die Antike vorzustellen vermochte. Musik erschöpfte sich, soweit sie nicht Kontemplation, Theorie der Harmonie, war, in der Praxis: im Vollzug ihrer selbst. Man verwandte sie im Geiste ihrer Elemente, als etwas Flüchtiges, Vergängliches: nicht als Werk, sondern als Wirkendes, nicht als* ***ergon****, sondern als* ***energeia****."* Diese Behauptung lässt sich allein schon durch einen Blick auf den Beginn der Aristotelischen *Poetik* (1447a7ff.) widerlegen, wo mehrere musikalische Künste als Gegenstand der Untersuchung angeführt werden, aber nicht etwa die bildende Kunst (auf die Aristoteles erst später zu sprechen kommt).

Um zu verstehen, was Aristoteles unter dem Werk versteht, auf dessen Hervorbringung die Kunst zielt, ist es ratsam, auf den Zusammenhang zu achten, in dem er davon spricht. Die relevanten Überlegungen finden sich nämlich nicht in der *Poetik*, sondern in der *Nikomachischen Ethik* (1097b21ff.), wo Aristoteles ein Werk als *„eigentümliche Leistung* [ἔργον] *des Menschen"* bestimmt: *„Wie nämlich für einen Flötenspieler, einen Bildhauer und überhaupt für jeden Künstler und für jeden, der eine Leistung und ein Handeln hat, in der Leistung das Gute und das Rechte liegt, so wird es wohl auch vom*

Menschen gelten, wenn anders auch ihm eine besondere Leistung zukommt. Oder sollte es eigentümliche Leistungen und Handlungen des Schreiners und Schusters geben, nicht aber des Menschen, als ob er zur Untätigkeit geschaffen wäre?"

In Zusammenhang mit der Frage nach der **Tüchtigkeit**, durch die wir mit Bezug auf unsere geistigen Anlagen ein **gutes Leben** führen können, ist der Ausdruck *„ἔργον"* also allgemein mit „**Leistung**" zu übersetzen. In Hinblick auf die **Kunst** (*τέχνη*) bedeutet dies, dass ihre **spezifische** Leistung im **Hervorbringen** von etwas besteht und dass sie auf diese Leistung zielt – worin auch immer sie genau bestehen mag. Entscheidend ist vielmehr, dass für die Beurteilung der künstlerischen Tüchtigkeit eines Menschen **nicht** die Menge der **Tätigkeiten** maßgeblich ist, die zur Hervorbringung von etwas führen, sondern das jeweils **Hervorgebrachte** bzw. Geleistete. Dieses bedarf zu seiner Existenz zwar des Schaffensprozesses, doch besteht es für sich selbst und ist es für sich zu betrachten, sowie es einmal hervorgebracht ist.

II

Mit dem Begriff der Kunst (*τέχνη*) als einer schöpferischen Fähigkeit, die auf das Hervorbringen (*ποίησις*) eines Werkes (*ἔργον*) zielt, bezieht sich Aristoteles nicht bloß auf künstlerisches Schaffen im landläufigen Sinn der uns hier und jetzt vertrauten Kultur, sondern auf **vielfältige** Formen des Schaffens, etwa auch auf die Schiffsbaukunst, Ökonomik und Strategik sowie nicht zuletzt auf die **Medizin**. Diese Arten des Hervorbringens unterscheidet Aristoteles (*Physikvorlesung*, 199a15ff.) systematisch mit Bezug auf ihre Ziele von anderen Künsten: *„Das Schaffen der Menschen bringt Gebilde der Natur teils zum Abschluss, nämlich dort, wo sie die Natur selbst nicht zu einem Abschluss zu bringen vermag; teils bildet es Gebilde der Natur nach."* Anhand dieses Kriteriums unterscheidet Aristoteles die **Technik** im heutigen Sinn, die das Werk der Natur (durch Werkzeuge, Brücken, Straßen und andere Mittel) weiterführt, von der heute so verstandenen **Kunst**, die auf die **Darstellung** (*μίμησις*) natürlicher Gegebenheiten mit ästhetischen Mitteln gerichtet ist. Die Künste, die Aristoteles am Beginn der *Poetik* (1447a13ff.) aufzählt, also *„Epos, Tragödie, Komödie, Dithyrambendichtung, ferner der größte Teil der Flötenkunst und Kitharakunst"* wie auch verschiedene Formen der bildenden Kunst, sind seines Erachtens darstellender Natur; die Medizin gehört hingegen zu den „technischen" Künsten, da sie das „Werk der Natur" weiterführt, indem sie für Gesundheit sorgt, wo diese von Natur aus nicht besteht.

Für Aristoteles liegt allein schon deshalb nahe, die Medizin ebenso wie die anderen Formen des „technischen" Schaffens als Kunst (*τέχνη*) anzusehen, weil auch der Grund bzw. das Ziel (*λόγος*), das „Werk" der Natur (die er **teleologisch**, d. h. als auf ein Ziel gerichtet, versteht) weiterzuführen, bestimmte Fähigkeiten bzw. Kenntnisse sowie eine schöpferische Intention voraussetzt. Die Art, wie Aristoteles „darstellende" und „technische" Künste bestimmt und unterscheidet, wirft dabei u. a. folgende Probleme auf:

– Der Begriff der *„μίμησις"* wird oft insofern **missverstanden**, als er im Sinne einer möglichst getreuen „Nachahmung" der Natur durch die Kunst gedeutet wird. Dass dies nicht im Sinne von Aristoteles ist, zeigen allein schon die erwähnten, von ihm als mimetisch bezeichneten Künste. Auch wenn alle diese Künste mimetisch sind, unterscheiden sie sich doch *„durch dreierlei, durch die Mittel, die Gegenstände und die Art dieser Darstellung"*, d. h., die genannten Künste bewerkstelligen die Darstellung *„durch Rhythmus, Proportion und Harmonie, und zwar entweder durch eines allein oder durch deren Verbindung. So dienen Harmonie und Rhythmus allein der Flötenkunst und Kitharakunst, und […] den Rhythmus allein ohne die Harmonie besitzt die Tanzkunst"* (*Poetik* 1447a13ff.). Zwar sind die konkreten Zuschreibungen zu hinterfragen, doch ändert dies nichts daran, dass es möglich und sinnvoll ist, mimetische Künste mit Bezug auf die jeweils eingesetzten ästhetischen Mittel zu unterscheiden.

Jedenfalls meint Aristoteles demnach mit *μίμησις* weniger ein Nachahmen der Wirklichkeit als vielmehr deren **Darstellung** mit den für eine Kunst jeweils charakteristischen **ästhetischen Mitteln**. Dies entspricht auch der Herkunft des Ausdrucks „*μίμησις*" vom Wort „*μῖμος*", das einerseits das Schauspiel bezeichnet, andererseits aber (ebenso wie „*μιμητής*") Personen, die (dabei oder überhaupt) jemanden bzw. etwas **darstellen** (vgl. dazu etwa Gebauer/Wulf 1992 sowie Halliwell 2002, Kap. 1 und 5).

– Das erwähnte Kriterium erlaubt keineswegs eine klare Trennung von „technischen" und mimetischen Künsten: Zum **einen** führt ja die Technik nicht nur das Werk der Natur weiter, sondern jede ihrer Hervorbringungen hat auch ein **mimetisches** Moment. Dies zeigt etwa das Prinzip der „Organprojektion", auf dem laut Ernst Kapp (1878, 25ff.) jegliche Technik basiert: Technische Geräte sind demnach Projektionen, mit denen Menschen ihre physischen und psychischen Gegebenheiten als „Außendinge" vergegenständlichen und insofern „nachbilden". Zum **anderen** hat die (mimetische) Kunst ihrerseits „technische" Aspekte, nicht nur im alltäglichen Sinn, sondern auch insofern, als sie oft physische und psychische Gegebenheiten ähnlich wie die Technik „weiterführt" und so wie diese zur menschlichen Selbst-Erkenntnis beiträgt.

– Es ist nicht von vornherein klar, was das **Werk** bzw. die Leistung ist, worauf die Medizin als Kunst zielt: Ist es schlichtweg ein Zustand der **Gesundheit**, der von einem Menschen verkörpert wird, oder ist es der in seiner Gesundheit erhaltene oder wiederhergestellte **Mensch** selbst? Diese Frage mag akademisch anmuten, doch ist es nicht belanglos, wie wir sie beantworten. Laut Aristoteles ist nämlich das Werk, auf welches das künstlerische Schaffen gerichtet ist, der eigentliche Gegenstand der Betrachtung und Beurteilung; die Vorgänge, die dazu führen, sind zwar für sich interessant, aber dennoch sekundär. Tatsächlich spielt dieser Gedanke bei unserem Umgang mit Kunst eine wesentliche Rolle: Selbst wenn wir uns für historische, psychische oder andere Voraussetzungen interessieren, unter denen z. B. Beethoven seine

5. Symphonie, Picasso das Bild *Guernica* oder Celan die *Todesfuge* geschaffen hat, und selbst wenn derlei Kenntnisse das **Verständnis** dieser Werke erleichtern und erweitern, sind solche Gesichtspunkte für die Frage nach dem künstlerischen Status der Werke **sekundär**. In dieser Hinsicht muss sozusagen das Werk für sich selbst sprechen. Wie verhält es sich in dieser Hinsicht jedoch mit der Medizin? Zweifellos ist für die Antwort auf die Frage nach dem Erfolg ärztlichen Schaffens ähnlich wie bei der Kunst entscheidend, wie weit es gelingt, das medizinische Ziel zu erreichen, also jemanden (so weit irgend möglich) zu heilen, ein Kind zur Welt zu bringen oder was auch immer. Ein so verstandenes Werk ist in mehrfacher Hinsicht der Maßstab dafür, ob der ärztliche Schaffensprozess gelingt oder nicht. Heißt das jedoch, dass das Werk **alles** ist, gleichgültig, auf welchem Weg es erreicht wird? Ist der **Umgang** mit einem kranken oder sonstwie auf ärztliche Hilfe angewiesenen Menschen unwesentlich oder sekundär, solange nur das ärztliche Ziel erreicht wird? Unsere Intuition spricht gegen eine solche Annahme, allerdings folgt diese auch keineswegs aus einem Verständnis der Medizin als Heilkunst, und zwar aus mindestens zwei Gründen:

- Die Medizin hat es auch bei den Prozessen und Handlungen, die zu einem Werk führen, mit Menschen zu tun, die sog. „schöne Kunst" jedoch nicht (bzw. nicht im selben Maße oder Sinne). Anders als einer Leinwand oder bestimmten Farbpigmenten kommen einem Menschen Werte und Rechte zu, die von denen zu berücksichtigen sind, die mit ihm umgehen. Deshalb sind jene Handlungen, die mit dem Schaffen eines Werkes der Heilkunst verbunden sind, moralisch relevant und insofern nicht sekundär. Ähnliche Überlegungen gelten indes auch für die „schönen Künste", sofern Menschen von deren Ausübung **betroffen** sind. Selbst wenn wir „der Kunst ihre **Freiheit**" zugestehen, geben wir damit also Kunstschaffenden **keinen Freibrief**, nach Belieben zu handeln, ohne dass sie sich dabei um die Interessen von anderen scheren. Freilich ist dabei auch zu klären, was es heißt, dass jemand betroffen ist (vgl. dazu Neumaier 2003).

- Um ein Werk hervorzubringen, sind Kunstschaffende stets auch auf die Kenntnis der Mittel angewiesen, mit denen sie arbeiten, und ebenso auf einen adäquaten Umgang damit. Dies gilt auch für die Heilkunst. Allerdings hat es diese nicht nur mit Instrumenten, chemischen Substanzen und dergleichen zu tun, sondern ganz wesentlich auch immer mit **Menschen**. Diesen kommen nicht nur (wie erwähnt) bestimmte Werte und Rechte zu, sondern das Werk bzw. die Leistung, worauf die Heilkunst zielt, lässt sich gar nicht ohne die Menschen erreichen, an denen und in deren Sinn es hervorgebracht wird. Der Erfolg der Heilkunst hängt zwar wesentlich von kompetenten Ärztinnen und Ärzten ab, er hängt aber auch von der Mitarbeit jener ab, die geheilt werden sollen, und mithin auch von der Kommunikation und anderen Formen des **Umgangs** mit ihnen. Wenn wir heute von Medizin sprechen, beziehen wir uns gewöhnlich auf das Handeln ausgebildeter Ärztinnen und Ärzte, aber nicht auf den Beitrag der Menschen, um deren Gesundheit es geht. Dies hängt wohl mit dem Aufstieg der wissenschaftlichen Medizin zusammen, in dessen Verlauf wir gelernt haben, uns und unsere Gesundheit jenen anzuvertrauen, die davon professionell etwas verstehen. Nach Ansicht von Gernot Böhme (2009, 108) hat diese Entwicklung zugleich zu einer „Verdrängung des Leibes“ im Sinne **subjektiv erlebter Körperlichkeit** und zur „Entdeckung des Körpers“ als **intersubjektiv erfahrenes Objekt** geführt: *„Der so entdeckte Körper ist nicht mein Leib, den ich spüre, als der ich lebe, sondern eben das Körperding, das dem ärztlichen Blick sich preisgibt“*. Indes liegt nahe, dass es nicht genügt, sich bzgl. der eigenen Gesundheit nur dem ärztlichen Blick preiszugeben, sondern dass es zweckdienlich ist, auch das Bewusstsein der eigenen Körperlichkeit zu pflegen. Demnach können wir uns alle aufgrund unserer subjektiv erlebten Körperlichkeit am Heilungsprozess beteiligen, sofern wir eine entsprechende Aufmerksamkeit bzw. ein „Gespür“ dafür entwickeln. Wie dem auch sei, ist für das **Schaffen** eines medizinisches Werkes (*ἔργον*) demnach auch ärztliches **Handeln** (*πρᾶξις*) notwendig – ein Handeln, das laut Aristoteles die Tugend der **Klugheit** (*φρόνησις*) voraussetzt und seinen Zweck in sich selbst bzw. im **guten** Handeln hat.

Aus diesen und anderen Gründen ist nicht so sehr die Gesundheit in einem abstrakten Sinne als Ziel ärztlichen Schaffens anzusehen, sondern der **gesunde Mensch**. Aus unseren Überlegungen folgt zudem, dass die Medizin nicht bloß Heilkunde oder Heilkunst ist, sondern ein **komplexeres** Gebilde, d. h. eine Kombination mehrerer dianoëtischer Tugenden: Sie ist **Heilkunde** (*θεωρία*) insofern, als sie mit der Kenntnis von Krankheiten, von deren Ursachen und den Möglichkeiten ihrer Heilung zu tun hat, sie ist **Heilklugheit** (*φρόνησις*) insofern, als ein guter Umgang mit den auf ihr Handeln Angewiesenen für das Erreichen ihrer Ziele notwendig ist, und sie ist **Heilkunst** (*τέχνη*) insofern, als sie auf die Leistung zielt, dass Menschen gesund bleiben oder werden, sofern dies von Natur aus nicht möglich ist. Das heißt nicht, dass alle in der Medizin tätigen Personen in jeder dieser Hinsichten tüchtig sein müssen; angesichts der heutigen Verhältnisse im Gesundheitswesen wären sie durch einen solchen Anspruch überfordert. Wegen der Ziele, auf welche das ärztliche Tun insgesamt gerichtet ist, erscheint es aber notwendig, dass prinzipiell alle erwähnten Tugenden gepflegt werden, etwa durch eine darauf ausgerichtete **arbeitsteilige** Organisation des Gesundheitswesens. Eine solche Arbeitsteilung wirft allerdings viele Fragen auf, deren Erörterung uns hier zu weit führen würde (vgl. dazu aber Neumaier 1994, 1999).

III

Unbeschadet aller Probleme tut Aristoteles gut daran, verschiedene Arten des künstlerischen Schaffens zu differenzieren und z. B. die Medizin **primär** nicht als „mimetische“, sondern als „technische“ Kunst zu klassifizieren. Tatsächlich versucht diese ja, gleichsam das „Werk der Natur“ mit menschlichem Erfindungsgeist und den daraus entspringenden Mitteln weiterzuführen, wo die Natur selbst es sozusagen „nicht zu einem Abschluss zu bringen vermag“, d. h., medizinisch handelnde Personen versuchen, die Gesundheit zu erhalten oder wiederherzustellen, wenn dies durch den „Lauf der Natur“ nicht bzw. nicht mehr bzw. nicht auf gleiche Weise möglich ist. Freilich spielt in der Medizin **sekundär** der mimetische Aspekt ebenfalls eine Rolle, und zwar heute noch mehr als früher. Die *μίμησις* kommt z. B. insofern ins Spiel, als die bildnerische Darstellung von Organen, Geweben oder anderen Strukturen als Mittel verwendet wird, um natürliche Gegebenheiten besser erfassen bzw. verstehen zu können. In den bildgebenden Verfahren unserer Zeit bis hin zu den computergenerierten *„virtual environments“* ist diese Kunst immer weiter verfeinert worden.

Gegen die Annahme, dass die mimetischen Modellierungen in der Medizin etwas mit Kunst im heutigen Sinn zu tun haben, lässt sich indes mindestens zweierlei einwenden:

– Bildliche Darstellungen sind in der Medizin bloß als **Mittel** für den eigentlich intendierten Heilungsprozess gedacht, während ein Kunstwerk **für sich selbst** geschaffen wird.
– Bei medizinischen Darstellungen ist auch im Bereich der *„virtual reality“* eine möglichst große Übereinstimmung mit der *„real reality“* für den Erfolg des medizinischen Handelns unabdingbar, während der künstlerischen Vorstellungskraft nahezu unendliche **Freiräume** offenstehen, deren Nutzung oft den Wert eines Kunstwerks ausmacht.

Zweifellos unterscheiden sich Medizin und (mimetische) Kunst mit Bezug auf Ziele und Absichten (wie auch in anderer Hinsicht) voneinander, wiewohl nicht auf derart simple Weise, wie die angeführten Einwände voraussetzen. Wer ein Kunstwerk schafft, kann dies durchaus aufgrund einer therapeutischen Absicht tun, die als ein Grund (*λόγος*) in Frage kommt, worauf Kunst – zumindest den Aristotelischen Bedingungen zufolge – gerichtet ist.

So verändert etwa die durch den Künstler Bill Viola intendierte körperliche und seelische **Erschütterung**, die Menschen im Umgang mit seinen Werken erfahren, diese seines Erachtens auf eine Weise, dass sie aus einer für sie zunächst unbeantwortbaren Problemsituation schließlich so etwas wie ein Gefühl der **Sinnhaftigkeit** gewinnen. Zugleich betont Viola (1994, 134ff.), *„dass ich meine Werke für mich selbst schaffe. Ich glaube, dass jegliche Kunst, um ehrlich zu sein, eine Form der individuellen Übung sein muss."* Selbst wenn für künstlerische und medizinische Darstellungen unterschiedliche Kriterien gelten, heißt das indes noch lange nicht, dass in der Kunst der Bezug auf die „wirkliche Wirklichkeit" keinerlei Rolle spielt oder dass in der **Medizin** das (künstlerische) „Spiel" mit Möglichkeiten nicht genutzt werden könnte (und wird), um z. B. Therapien zu planen.

Das Spiel mit Möglichkeiten ist einer der Aspekte, den die Medizin und andere technische Künste mit den mimetischen Künsten gemeinsam haben. Laut Aristoteles (*Poetik*, 1451a–1451b) hat die Dichtung (bzw. die mimetische Kunst im Allgemeinen) ja anders als die Geschichtsschreibung nicht die Aufgabe, *„zu berichten, was geschehen ist, sondern vielmehr, was geschehen könnte und was möglich wäre nach Angemessenheit oder Notwendigkeit."* Das Erkunden von Möglichkeiten spielt indes nicht nur in den mimetischen Künsten eine Rolle, sondern ebenso in den technischen, z. B. indem bestimmte technische Mittel **modelliert** werden, um herauszufinden, inwiefern diese **realisierbar** sind. (Das spielerische Ausprobieren von Möglichkeiten ist übrigens zudem ein Merkmal, das auch die philosophische Tätigkeit mit den Künsten gemeinsam hat; vgl. dazu Neumaier 2015, 41f.) Was macht nun aber den Unterschied zwischen technischen und mimetischen Künsten aus? Diese Frage stellt sich nicht zuletzt deshalb, weil das Modellieren von Gegenständen oder Situationen seinerseits nicht nur in den technischen Künsten eine Rolle spielt, sondern auch in den mimetischen. Manche Kunstschaffende (wie z. B. Chris Burden) probieren geradezu experimentell Möglichkeiten aus und schaffen dabei auch so etwas wie technische Modelle. Dennoch haben wir es nicht mit Technik zu tun, sondern mit Kunst, und zwar deshalb, weil ein Kriterium nicht erfüllt ist, das Günter Ropohl (2003, 121f.) bei seiner Bestimmung der Technik anführt, d. h., die von solchen Künstlern oder Künstlerinnen geschaffenen Gegenstände sind (zumindest primär) **nicht auf Nutzen gerichtet**. Dieses Kriterium erscheint in der Tat als jenes, das uns am ehesten erlaubt, technische von künstlerischen Artefakten im engeren Sinne zu unterscheiden – wiewohl es nicht ausschließt, dass künstlerische Artefakte auch einen Nutzen haben können; der entscheidende Punkt ist, dass das, was daran künstlerisch ist, nicht (nur) geschaffen wird, um jenen Nutzen zu haben. Ähnlich **können** die (mimetischen) Künste zwar durch ihre Werke sehr wohl etwas **bewirken**, doch wäre es laut Goethe (1827, 250f.) *„falsch, wenn man solche Leistungen von ihnen verlangt."* So sei es etwa keine Angelegenheit der Künste, sondern eine von *„Philosophie und Religion* [...,] *auf Moralität zu wirken"*; solche Wirkungen würden die Künste vielmehr *„nur zufällig veranlassen."* Ebenso wenig haben die (mimetischen) Künste prinzipiell den Grund bzw. das Ziel (*λόγος*), Menschen psychisch oder gar physisch zu heilen; darum geht es vielmehr in der **Medizin**. Das schließt indes nicht aus, dass manche Kunstschaffende das Ziel verfolgen, Menschen (zumindest in einem weiten Sinne) zu heilen (vgl. dazu Neumaier 2006, 94–100).

Betrachten wir zum besseren Verständnis dieser Gegebenheiten verschiedene Gründe dafür, dass Menschen ihr Gesicht chirurgisch verändern lassen:

- Wenn jemandes Gesicht durch eine **Krankheit** oder **Verletzung** entstellt ist, sodass diese Person darunter leidet oder sogar ihre Lebensfunktionen beeinträchtigt sind, so ist der chirurgische Eingriff **notwendig**, um die physische und psychische Gesundheit der betreffenden Person wiederherzustellen.
- Ein anderer Anlass für eine chirurgische Veränderung des Gesichts kann sein, dass eine Person (aus welchen Gründen auch immer) nicht mehr erkannt werden, also ihre **Identität wechseln** möchte oder sollte. Auch in

einem solchen Fall ist der chirurgische Eingriff **notwendig**, um einen bestimmten Nutzen zu erreichen (bzw. Schaden zu verhindern).

– In vielen Ländern gewinnt heute die sog. **Schönheitschirurgie** immer mehr gesellschaftliche (sowie ökonomische) Bedeutung. Dadurch wird das Aussehen von Menschen in Bezug auf ein bestimmtes (individuelles oder soziales) Schönheitsideal verändert, und zwar auch dann, wenn für einen solchen Eingriff keine medizinische bzw. psychologische Indikation besteht. In diesem Fall ist der chirurgische Eingriff in zweierlei Hinsicht **nicht notwendig**: Zum einen könnte die fragliche Person auch darauf verzichten, jenem Ideal zu entsprechen, zum anderen aber könnte sie (zumindest in vielen Fällen) ihre Erscheinung auf andere Weise beeinflussen, z. B. durch eine andere Lebensweise.

– Die französische Künstlerin Orlan lässt ihren Körper (insbesondere aber ihr Gesicht) chirurgisch verändern, jedoch nicht, um einem Schönheitsideal näher zu kommen, sondern vielmehr, um sich von diesem zu entfernen und auf diese Weise Möglichkeiten der Erkenntnis gesellschaftlicher Einflüsse auf den (weiblichen) Körper aufzuzeigen. Zwar instrumentalisiert sie auf diese Weise ihren Körper, doch ist sie dabei **frei**, d. h., es ist durchaus denkbar, dass sie das angestrebte künstlerische Ziel auch auf andere Weise erreichen könnte. Orlan hat sich jedoch entschieden, bewusst mithilfe chirurgischer Kunst (*τέχνη*) ihren Körper ästhetisch mit Bezug auf ein bestimmtes künstlerisches Ziel (*λόγος*) verändern zu lassen.

Diese Beispiele zeigen Unterschiede zwischen technischen und mimetischen Künsten ebenso auf wie die Tatsache, dass zwischen ihnen keine scharfen Grenzen verlaufen: In den ersten beiden Fällen sprechen der angestrebte Nutzen und der Umstand, dass das technisch-künstlerische Handeln notwendig ist, um diesen Nutzen zu erlangen, dafür, dass dabei „das Werk der Natur weitergeführt“ wird – wenn auch mit Bezug auf einen jeweils anderen Grund (*λόγος*): Während das medizinische Handeln im ersten Fall dem ihm **eigenen**

Ziel des Schutzes bzw. Erhalts der Gesundheit und des Lebens von Menschen dient, wird es im zweiten Fall **instrumentalisiert**, um ein anderes Ziel zu erreichen; freilich kann dieses sehr wohl das einer technischen Kunst sein, denn es ist denkbar, dass unschuldig verfolgte Personen ihre Identität wechseln müssen, weil ihr Leben sonst akut gefährdet ist – und weil die **Natur** den Menschen (anders als z. B. ein Chamäleon) nicht mit der Gabe ausgestattet hat, die äußere Erscheinung so zu ändern, dass er oder sie vor Verfolgung sicher ist.

Orlans Schaffen könnte **negativ** allein schon deshalb als (mimetische) **Kunst** gelten, weil sie nicht „Schönheitschirurgie" im technisch-medizinischen Sinn einsetzt: Der chirurgische Eingriff dient in diesem Fall weder der Schönheit (worunter in diesem wie in anderen Fällen nicht unbedingt ein ästhetisches Phänomen zu verstehen ist) noch der Gesundheit. Indes können wir Orlans Kunst auch **positiv** als solche charakterisieren, nämlich mit Bezug auf ihre **künstlerische Intention**, sich freiwillig durch chirurgische Kunst ästhetisch verändern zu lassen, um einen „Gedanken" zu vergegenwärtigen. Unter dieser Voraussetzung kommen wir freilich nicht umhin, auch im dritten Beispiel weniger einen Fall von chirurgischer Technik als einen von Kunst im mimetischen Sinn zu sehen: Wer jemanden unter den erwähnten Voraussetzungen operiert, handelt (ebenso wie die Person, die sich operieren lässt) genau genommen **nicht medizinisch**, sondern **künstlerisch** im mimetischen Sinn.

Wie erwähnt, werden mit dem Ausdruck „Kunst" verschieden hohe Ansprüche verknüpft. Dies gilt auch für die sog. Schönheitschirurgie – und ebenso für die Kunst des Tätowierens, Frisierens oder Kleidens, durch die wir unsere äußere Erscheinung gleichfalls auf mehr oder weniger hohem künstlerischem Niveau beeinflussen können. In diesem Sinn ist sogar denkbar, dass jemand sich von der **besten** chirurgischen Kapazität operieren lässt, um sich die „**schönstmögliche**" Erscheinung zu verschaffen. Derlei gilt zwar vielen Angehörigen unseres Kulturkreises de facto nicht als Kunst, doch ist dies genau genommen **inkonsequent**: Zumindest den bisher erörterten Kriterien für künstlerisches Schaffen zufolge ist es **unmöglich**, die genannten Disziplinen vom Bereich der Kunst abzugrenzen. Freilich ist in diesem Zusammenhang zu fragen, ob es überhaupt **notwendig** ist, Kunst und Technik streng zu **trennen**.

IV

Wenn die Medizin als Kunst (*τέχνη*) gilt, die auf das Hervorbringen (*ποίησις*) eines Werkes (*ἔργον*) gerichtet ist, so ist das Ergebnis medizinischen Handelns ein **Artefakt**, d. h. etwas, das von anderer Art ist als ein durch den „Lauf der Natur" bestehender bzw. entstehender Gegenstand oder Sachverhalt. Es mag sein, dass jemand bei dieser Vorstellung Unbehagen verspürt; dieses lässt sich jedoch vielleicht mit dem Hinweis darauf mildern, dass demnach ein mit medizinischen Mitteln geheilter Mensch (bzw. die Gesundheit dieses Menschen) im selben Sinn ein Artefakt ist wie etwa eine Kulturlandschaft (also das, was uns ohnehin weitgehend als „Natur" umgibt). Überhaupt sind menschliche Personen ja **nicht nur** natürliche Wesen, sondern als Kultur schaffende und durch Kultur geprägte Wesen stets **auch** etwas Kultürliches bzw. Artifizielles. Wollten wir vermeiden, das Ergebnis medizinischen Handelns als Artefakt anzusehen, so müssten wir den Zustand der Krankheit für unnatürlich bzw. artifiziell erklären. Dies würde uns aus zweierlei Gründen nicht helfen: Zum einen müssten wir begründen, warum der „Lauf der Natur" zu einem unnatürlichen Zustand führen kann, zum anderen aber wäre die aus dem als unnatürlich geltenden Zustand der Krankheit hervorgehende Gesundheit (zumindest den Aristotelischen Kriterien zufolge) erst recht artifiziell.

Artefakte können auf unterschiedliche Weise entstehen, z. B. auch durch bloßen Zufall oder als Folge rein maschineller Prozesse. Werden sie von einer Person **geschaffen**, die über das **Vermögen** verfügt, sie sich vorzustellen und der Vorstellung gemäß hervorzubringen, sowie über die Intention, sie in Hinblick auf ein bestimmtes Ziel zu schaffen, so ist es der erwähnten Überlegung des Aristoteles zufolge gerechtfertigt, sie als **Kunstwerk** anzusehen. Der Ausdruck „Kunstwerk" kann dabei **deskriptiv** oder **präskriptiv** gebraucht werden: Im ersten Fall wird etwas der Menge der Kunstwerke zugerechnet und mithin von Gegenständen unterschieden, von denen im Kontext einer bestimmten Kultur gar kein solcher Anspruch erhoben wird (wie z. B. gewöhnlich von einer Waschpulverschachtel), während im zweiten Fall ein Kunstwerk mit Bezug auf bestimmte Kriterien als gelungen oder misslungen bewertet wird. Beide Redeweisen sind in der Ästhetik zu finden: Wenn Danto (1964) versucht zu erklären, was den Unterschied zwischen einer „Brillo-Box" von Andy Warhol und einer Waschpulverschachtel der Firma Brillo ausmacht, sodass jene anders als diese als Kunstwerk angesehen wird, so verwendet er den Ausdruck „Kunstwerk" **deskriptiv**. Wenn hingegen Adorno (1970, 280) meint, *„der Begriff des Kunstwerks impliziert den des Gelingens. Misslungene Kunstwerke sind keine, Approximationswerte der Kunst fremd, das Mittlere ist schon das Schlechte"*, so spricht er im **präskriptiven** Sinne davon, dass etwas ein Kunstwerk sei. Ähnlich sprechen wir laut Edgar Morscher (1991, 73 & 78) von **Beweisen** und meinen damit nicht nur Argumente, mit denen **erfolgreich** etwas (wie z. B. der Große Fermatsche Satz) bewiesen wird, sondern auch solche, mit denen im Wesentlichen **versucht** wird, etwas (z. B. die Existenz Gottes) zu beweisen.

Zwar erscheint es plausibel, besondere Leistungen von Ärztinnen oder Ärzten in einem weiten Sinne (bzw. in „loser" Redeweise) als Kunstwerke zu bewerten, doch stellt sich zunächst einmal die Frage, ob sie im engeren oder eigentlichen Sinne überhaupt zur Menge der Kunstwerke zu zählen sind. Wenn wir den Ausdruck „Kunstwerk" im Kontext der heutigen „Kunstwelt" verstehen, erscheint es eher eigenartig, ärztliche Leistungen als Kunstwerke zu klassifizieren, da sie (unbeschadet des Ansatzes von Orlan) gewöhnlich nicht als dieser zugehörig gelten. Aus Aristotelischer Sicht stellt sich die Lage jedoch anders dar: Die **spezifische** Leistung des medizinischen Handelns besteht ja darin, an menschlichen (oder auch nichtmenschlichen) Wesen einen Zustand der Gesundheit hervorzubringen, der von Natur aus nicht besteht, sich nicht erhalten oder wiederherstellen lässt. Wie erwähnt, ist in diesem Zusammenhang aus moralischer Sicht auch bedeutsam, wie Ärztinnen und Ärzte mit den von ihrem Handeln Betroffenen umgehen. Mit Bezug auf die Beurteilung ihrer „heilkünstlerischen" Tüchtigkeit sind indes **nicht** die **Tätigkeiten** maßgeblich, die zur Hervorbringung der Gesundheit führen, sondern der jeweils geschaffene bzw. geleistete Zustand der Gesundheit bzw. der geheilte Mensch.

Wenn die medizinische Kunst (*τέχνη*) auf das Hervorbringen (*ποίησις*) einer solchen Leistung (*ἔργον*) gerichtet ist, dann ist die (entgegen dem Lauf der Natur) erhaltene oder wiederhergestellte Gesundheit eines Menschen nichts anderes als das durch sie geschaffene **Werk**. Ein solches durch Kunst geschaffenes Werk ist klarerweise in vielerlei Hinsicht nicht vergleichbar mit einem Werk der Literatur, Musik oder einer anderen mimetischen Kunst, deren Grund bzw. Ziel (*λόγος*) ästhetischer Natur ist und in der Darstellung natürlicher Gegebenheiten mit den für die Kunst jeweils charakteristischen **ästhetischen Mitteln** (wie Rhythmus, Proportion, Harmonie usw.) besteht. Bei seiner systematischen Klassifizierung von Künsten sagt Aristoteles indes nichts davon, dass alle auf ein **ästhetisches** Ziel gerichtet sein müssten; dies gilt vielmehr bloß für die in der Poetik behandelten mimetischen Künste. Die Poetik ist ja keineswegs bloß auf die Dichtkunst gerichtet, wie es in Übersetzungen oft heißt, sondern auf die „Kunst des Schaffens" im Allgemeinen (wovon im fragmentarisch überlieferten Werk bloß Epos und Tragödie behandelt sind). Die Übersetzung ist freilich dadurch gerechtfertigt, dass in Sprachen wie dem Deutschen bis ins 19. Jahrhundert **jegliche** Kunst, *„die Teile eines vorher in Gedanken zergliederten Dinges willkürlich wieder zusammenzusetzen"*, also die **Gesamtheit** der *„schönen und bildenden Künste"*, als *„Dichtkunst"* bezeichnet wurde (vgl. Adelung 1807, Bd.1, 1480f.).

Im Sinne von Aristoteles sind demnach nicht nur unterschiedliche Formen von Kunst zu differenzieren, sondern auch ihnen entsprechende Begriffe davon, was dabei jeweils als Kunstwerk in Frage kommt. Bei Werken der mimetischen Künste stehen anscheinend ästhetische Gesichtspunkte im Vordergrund, wiewohl sie auch einem Nutzen dienen können. Werke der technischen Künste (darunter auch der Medizin) werden hingegen daran gemessen, ob sie den intendierten Zweck (wie den Erhalt oder die Wiederherstellung der Gesundheit) erfüllen; zwar mag dabei auch auf ästhetische Merkmale geachtet werden, doch sind diese sekundär hinsichtlich des Status einer Leistung als Kunstwerk. Insofern, als die durch Kunst erbrachte Leistung dazu beiträgt, dass jemandem das Führen eines guten Lebens gelingt, liegt nahe, mit Aristoteles von einem Kunstwerk im **moralischen** Sinne zu sprechen. (Wenn ein von jemandem geschaffenes Werk der „schönen Künste" zum guten Leben der fraglichen Person beiträgt, so ist auch dieses im Aristotelischen Sinne zugleich ein Kunstwerk im moralischen Sinne.)

Wir können sogar noch einen Schritt weitergehen und die durch technische Künste geschaffenen Werke in diesem moralischen Sinne als **schön** bezeichnen, nicht zuletzt im Kontext der **Medizin**. Ein solcher Zugang wird u. a. dadurch gerechtfertigt, was Aristoteles in der *Rhetorik* (1361a1–b9) über die **Schönheit des menschlichen Körpers** schreibt: Diese ist *„jedem Lebensalter gemäß eine andere. Eines Jünglings Schönheit besteht"* etwa *„darin, dass er einen Körper, der zu Anstrengungen geeignet ist, besitzt, und zwar zum Laufen wie auch zur Stärke, während er gleichzeitig angenehm für einen genussvollen Anblick ist [...]. Die Schönheit des in der Blüte der Jahre stehenden Mannes besteht in seiner Tüchtigkeit zu kriegerischer Anstrengung, ferner in seiner angenehmen Erscheinung in Verbindung mit Fruchtbarkeit. Die Schönheit des Greises schließlich besteht darin, dass er für die notwendigen Belastungen noch kräftig genug ist, ferner ohne Beschwerden ist, wenn er nichts davon hat, wodurch das Alter zur Plage wird."* Zwar sind diese Zuschreibungen (ähnlich wie die Differenzierungen der mimetischen Künste) kulturell bedingt und deshalb alles andere als sakrosankt, doch zeigen sie unbeschadet dessen die Möglichkeit einer moralischen Verwendung des Ausdrucks „schön" auf. In diesem **moralischen** Sinne gilt demnach ein Körper als schön, wenn er dazu beiträgt, dass jemand in den verschiedenen Lebensphasen jeweils ein gutes bzw. glückliches Leben führen kann.

Natürlich könnten wir sagen, es sei eine Besonderheit des von Aristoteles verwendeten Ausdrucks „*καλός*", dass er in moralischem Sinne ebenso gebraucht werden kann wie im ästhetischen, während die Rede vom Schönen in unserer Zeit auf einen gewissen Spielraum von ästhetischen Bedeutungen beschränkt sei. Indes enthält fast jede Sprache Ausdrücke, die dem deutschen „schön" entsprechen und moralisch ebenso wie ästhetisch (oder auch anders) gebraucht werden (vgl. dazu Sartwell 2004). Und so kommt es denn auch hier und jetzt immer wieder vor, dass etwa Männer den Körper einer Frau mit Blick auf ihre Fruchtbarkeit als „schön" ansehen; in vielen Fällen, in denen ein Athlet als „schön" bezeichnet wird, geschieht dies aber wegen seiner körperlichen Tüchtigkeit, die ihn befähigt, besondere sportliche Leistungen zu erbringen – und darin die Erfüllung eines guten Lebens zu erleben. Wenn jemandem andererseits Stärke oder andere Aspekte von Gesundheit abgehen, sodass das Leben beschwerlich wird oder nur noch mit großer Mühe oder gar nicht zu bewältigen ist, so verursacht der „Lauf der Natur" ein Schwinden der so verstandenen körperlichen Schönheit. In einem solchen Fall ist es eine Angelegenheit der medizinischen Kunst, der Natur „nachzuhelfen" und jemandem wieder zur Gesundheit zu verhelfen. Wenn dies gelingt, so kann indes nicht nur der gesunde Körper eines Menschen als „schön" im moralischen Sinne bezeichnet werden, sondern auch die Leistung bzw. das Werk der medizinischen Kunst, die ihr oder ihm dazu verhilft.

V

Die Medizin steht allein schon durch die Etymologie der Ausdrücke „heil“ und „heilen“ mit dem Schönen in Verbindung. Das Verb „heilen“ leitet sich ja vom Adjektiv „heil“ her, das so viel wie „ganz“ oder „gesund“ bedeutet (vgl. dazu etwa Adelung 1807, Bd. 2, 1067). Auf den ersten Blick könnten wir glauben, dass „heil“ etymologisch mit dem griechischen Ausdruck „*ὅλος*“ verwandt ist, doch trifft dies trotz der ähnlichen Lautgestalt und des gleichen Bedeutungsspielraums lautgeschichtlich nicht zu. Dafür ist „heil“ aber mit einem anderen griechischen Wort verwandt, nämlich mit „*καλός*“, das „schön“ oder „gut“ bedeutet. Zwar hat das Gute und Schöne mit dem Ganzsein bzw. der Ganzheit eines Dinges zu tun, doch folgt daraus keineswegs, dass wir es mit **ästhetischen** Gegebenheiten zu tun haben, wenn etwas als „schön“ bezeichnet wird. Vielmehr kann damit Unterschiedliches gemeint sein, z. B. dass uns eine Person aus **biologischen** (wie z. B. sexuellen) Gründen anzieht bzw. dass wir sie begehren. Als **psychophysische** Wesen können wir triebbestimmte Reize auch erleben (und sie dadurch verstärken oder auch unterdrücken); so empfinden wir z. B. das Sonnenlicht auf der Haut als angenehm und deshalb als etwas Schönes (selbst wenn sich die Strahlung schlecht auf die Gesundheit unserer Haut auswirkt). Als **reflexive** Wesen können wir schließlich auch auf Distanz zu unseren elementaren Trieben und Erlebnissen gehen und sie ebenso wie ihre Gegenstände (darunter auch uns selbst) gleichsam „von außen“ betrachten und um ihrer selbst willen als schön beurteilen.

Im letzten Fall ist laut Aristoteles (*Rhetorik*, 1366a33ff.) eine Bedingung dafür erfüllt, dass der Ausdruck „schön“ im **ästhetischen** Sinn gebraucht wird. Demnach gilt nämlich das als schön, *„was um seiner selbst willen als wählenswert Lob verdient oder was gut ist und, weil es gut ist, angenehm ist.“*; in diesem Sinne muss auch *„die Tugend schön sein; denn sie ist ein Gut und verdient Lob.“* Dieses Kriterium gilt also nicht nur für einen ästhetischen Umgang mit den

Dingen des Lebens, sondern ebenso für einen **moralischen**, zu dem gehört, die Interessen **aller** von unserem Handeln Betroffenen in gleicher Weise zu berücksichtigen, selbst wenn das heißt, nicht im eigenen Interesse zu handeln, da dieses insgesamt objektiv geringer zu gewichten ist. Deshalb nennt Aristoteles (*Metaphysik*, 1078a36; *Poetik*, 1450b34–1451a6) als weitere notwendige Bedingung, dass wir einen Gegenstand nur dann ästhetisch betrachten, wenn wir dabei auf dessen **ästhetische Merkmale** achten, d. h. auf Merkmale (wie Proportion, Rhythmus oder Harmonie), die sich aus dem Verhältnis seiner Elemente zueinander und zu seinem Ganzen ergeben. In dieser Bestimmung wird der **Bereich der Merkmale** abgesteckt, die einen Gegenstand als einen im ästhetischen Sinne schönen auszeichnen, während zuvor die Bedingungen für die **Einstellung** oder **Perspektive** genannt wurden, die notwendig ist, damit wir einen Gegenstand im ästhetischen Sinne als schön betrachten.

Es ist nicht allzu schwer, im Bereich der Medizin Phänomene zu finden, die als schön im ästhetischen Sinne zur Geltung kommen: Denken wir etwa an die sinnliche Erscheinung der eingesetzten Instrumente, deren Glanz, Glätte oder Form nicht einfach dadurch erklärt werden kann, dass dies für ihre Funktionalität notwendig sei; vielmehr besteht wohl ein ästhetischer Reiz darin, mit solchen Instrumenten zu arbeiten. Ebenso geht es beim medizinischen Handeln (z. B. beim Operieren) ähnlich wie etwa bei einem Beweis in der Mathematik mitunter um Eleganz, wobei diese nicht erforderlich ist, damit eine Operation gelingt bzw. die kranke Person geheilt wird, sondern für sich selbst als etwas Schönes geschätzt wird. Wenn der Zustand eines Organs als schön bezeichnet wird, so ist zudem denkbar, dass dabei dessen Proportionen, Gleichmäßigkeit und andere ästhetische Merkmale um ihrer selbst willen geschätzt werden. Schließlich kann die durch ärztliches Tun erreichte Leistung wie ein Werk der bildenden Kunst oder der Musik als schön, d. h. als gelungen, bewundert werden. (Zu einigen Spielarten des ästhetischen Sprechens über Schönheit vgl. Neumaier 2002.)

Auch wenn es möglich (und wahrscheinlich) ist, dass in der Medizin eine Vielzahl von Gegenständen oder Sachverhalten in ästhetischem Sinne als schön beurteilt werden, ist nicht von vornherein klar, ob das Prädikat „schön" in jedem Fall aus ästhetischer Perspektive vergeben wird. Vielmehr ist anzunehmen, dass die Rede vom Schönen in der Medizin so wie im alltäglichen Leben oft genug **nicht** ästhetisch gemeint ist, sondern etwa moralisch, ökonomisch, religiös, berufsspezifisch oder wie auch immer. Wenn uns an Klarheit liegt, ist also zu überprüfen, ob die Bedingungen für einen ästhetischen Gebrauch des Ausdrucks „schön" in einem gegebenen Fall jeweils erfüllt sind. Damit ist nicht gesagt, dass der ästhetische Gebrauch des Adjektivs „schön" gleichsam „besser" ist als ein nichtästhetischer; entscheidend ist vielmehr, dass klar ist, womit wir es zu tun haben, und dass nicht jede beliebige Äußerung des Wortes „schön" gleich als ästhetisch bedeutsam missverstanden wird.

Selbst wenn sich das Schöne in der Medizin in einer hinreichend großen Zahl von Fällen als ästhetische Angelegenheit erweist, und zwar auch mit Bezug auf Leistungen im Zusammenhang mit der Kunst des Heilens, ist damit andererseits nicht gesagt, dass die Medizin als Heilkunst **insgesamt** dem Bereich der „schönen Künste" zugerechnet werden könnte. Wie Aristoteles in der *Nikomachischen Ethik* (1094a1–15) bereits bemerkte, sind Künste komplexe Gebilde, die eine Vielzahl schöpferischer Anlagen, daraus resultierender Tätigkeiten und Leistungen umfassen, wobei manche der beteiligten Künste nicht nur *„einer einzigen Aufgabe untergeordnet sind"*, sondern auch einem höheren Ziel, auf das die solche Teildisziplinen „leitende" Kunst gerichtet ist. In derlei Fällen sind jedoch *„die Ziele der leitenden Künste insgesamt vorzüglicher als die der untergeordneten. Denn diese werden um jener willen verfolgt."* Das *„Ziel der Medizin"* ist nun aber *„die Gesundheit"* – und das heißt, dass Tätigkeiten, die auf das Hervorbringen von etwas Schönem im ästhetischen Sinne gerichtet sind, im

Bereich der Medizin diesem obersten Ziel unterzuordnen sind: *Salus aegroti suprema lex.*

Zwar ist nicht auszuschließen, dass jemand die medizinische Kunst um ihrer selbst willen als eine „schöne" betreibt bzw. beim ärztlichen Handeln größeren Wert auf ästhetische Aspekte wie z. B. Eleganz legt als auf das Heilen der ihm oder ihr anvertrauten Wesen, doch wirft dies gravierende moralische Probleme auf. Diese stellen sich allgemein für Personen, die ein Werk der „schönen" Künste schaffen wollen. Wie bereits Bernard Bolzano (1849, 9) bemerkt hat, ist nämlich die Frage, aufgrund welcher Kriterien ein Gegenstand als Kunstwerk im **ästhetischen** Sinn zu **bestimmen** ist, von der Frage zu unterscheiden, ob es mit Bezug auf **moralische** Kriterien **angemessen** ist, einen so bestimmten Gegenstand **als Kunstwerk** zu **schaffen** bzw. zu betrachten. Genauer gesagt ist dies **nicht** angemessen, wenn er keiner solchen Betrachtung wert, sondern **belanglos** ist (nicht zuletzt im Vergleich dazu, was stattdessen moralisch Gutes getan werden könnte) oder wenn **andere** Gegebenheiten (z. B. das Leben oder die Gesundheit anderer Menschen) in einer bestimmten Situation moralisch **bedeutsamer** sind als die Verwirklichung von jemandes Kunst. In diesem Sinne werden wir z. B. nicht überlegen, *„mit welchen zierlichen Bewegungen wir etwa einem ins Wasser Gestürzten nachspringen, und ihn zu retten uns bestreben sollen"* oder *„mit welchen Geberden und Worten wir den unendlichen Schmerz, der uns beim Hinscheiden Eines unserer Lieben ergreift, ausdrücken mögen."*

Auch im medizinischen Kontext sind beide Gründe für den Verzicht auf das Schaffen eines schönen Werkes im ästhetischen Sinne von Bedeutung – ja, sie erweisen sich sogar als zwei Seiten derselben Medaille: Zum einen erscheint das Bemühen um ästhetische Perfektion relativ zum Ziel, jemanden etwa von einer schwerwiegenden, lebensbedrohenden Krankheit zu heilen, allzu belanglos, zum anderen sind die Folgen der Bevorzugung ästhetischer Gesichtspunkte gegenüber dem Heilen von Menschen als oberstem Ziel der

Medizin für die davon Betroffenen allzu gravierend. Letztlich kommt darin indes bloß etwas Allgemeineres zum Vorschein: So wichtig ein ästhetischer Umgang mit den „Dingen des Lebens" ist (und so sehr ihm in unserem Leben eine größere Bedeutung zukommen könnte), so sind ihm doch auch Grenzen gesetzt: Wichtiger, als jemanden oder etwas ästhetisch als schön zu betrachten, ist es etwa mitunter, auf einen anderen Menschen mit psychologischem Feingefühl einzugehen, einen Sachverhalt moralisch zu betrachten oder schnell und wirksam zu handeln. Diesbezüglich ist neben den Formen der Tüchtigkeit, mit unseren geistigen Anlagen umzugehen, wohl auch die eigentliche **moralische** Tugend gefordert, d. h. jene Tüchtigkeit zum Führen eines guten Lebens, die es uns ermöglicht, eine Balance zwischen gegensätzlichen Bedürfnissen, Neigungen und Kräften zu halten – auch dann, wenn wir im Bereich der Medizin tätig sind.

Literatur

Adelung, Johann Christoph: Grammatisch kritisches Wörterbuch der Hochdeutschen Mundart, mit beständiger Vergleichung der übrigen Mundarten, besonders der oberdeutschen. Neueste Ausgabe. 4 Bde. Pichler, Wien 1807

Adorno, Theodor W.: Ästhetische Theorie (= Gesammelte Schriften, 7). Suhrkamp, Frankfurt/M 1970

Aristoteles: Metaphysik. In der Übers. von Hermann Bonitz neu bearb. von Horst Seidl, 3., verb. Aufl. Bd. 1. Meiner, Hamburg 1980

Aristoteles: Nikomachische Ethik. Übers. und hrsg. von Olof Gigon. Dtv, München 1972

Aristoteles: Physikvorlesung. Übers. von Hans Wagner. WBG, Darmstadt 1967

Aristoteles: Poetik. Hrsg. und übers. von Paul Gohlke. Schöningh, Paderborn 1959

Aristoteles: Rhetorik. Übers. und hrsg. von Franz G. Sieveke. W. Fink, München 1980

Böhme, Gernot: Anthropologie in pragmatischer Hinsicht. Überarb. und erw. Aufl. Sirius, Bielefeld–Basel 2009

Bolzano, Bernard: Über die Eintheilung der schönen Künste. Eine ästhetische Abhandlung. Calve, Prag 1849

Brockhaus Enzyklopädie. 20. Aufl. Bd. 14. F.A. Brockhaus, Leipzig–Mannheim 1998

Coomaraswamy, Ananda K.: Why Exhibit Works of Art? The Journal of Aesthetics and Art Criticism. 1941; 1(Nr.2/3):27–41

Dahlhaus, Carl: Abkehr vom Materialdenken? [1984] In: Carl Dahlhaus: 20. Jahrhundert: Historik – Ästhetik – Theorie – Oper – Arnold Schönberg (= Gesammelte Schriften, Bd. 8), hrsg. von Hermann Danuser. Laaber-Verlag, Laaber 2005, 482–494

Danto, Arthur C.: The Artworld. The Journal of Philosophy. 1964; 61:571–584

Gebauer, Gunter/Wulf, Christoph: Mimesis. Kultur – Kunst – Gesellschaft. Reinbek, Rowohlt 1992

Geiger, Moritz: Ästhetik. In: Paul Hinneberg (Hrsg.): Systematische Philosophie. 3., durchges. Aufl. Teubner, Leipzig–Berlin 1921, 311–351

Goethe, Johann Wolfgang von: Nachlese zu Aristoteles Poetik [1827]. In: Johann Wolfgang von Goethe: Werke. Hrsg. im Auftrage der Großherzogin Sophie von Sachsen. I. Abt., Bd. 41, Tl. 2. Böhlau, Weimar 1903, 247–251

Halliwell, Stephen: The Aesthetics of Mimesis. Ancient Texts and Modern Problems. Princeton University Press, Princeton–Oxford 2002

Kapp, Ernst: Grundlinien einer Philosophie der Technik. Zur Entstehungsgeschichte der Cultur aus neuen Gesichtspunkten. Westermann, Braunschweig 1878

Leydhecker, Wolfgang: Augenheilkunde. 24. Aufl. Springer, Berlin–Heidelberg–New York 1990

Morscher, Edgar : Was sind und was sollen die Gottesbeweise? Bemerkungen zu Anselms Gottesbeweis(en). In: Friedo Ricken (Hrsg.): Klassische Gottesbeweise in der Sicht der gegenwärtigen Logik und Wissenschaftstheorie. Kohlhammer, Stuttgart 1991, 62–86

Neumaier, Otto: Arbeitsteilung in der Philosophie. Kriterion. 1994; 4 (Nr.8):3–20

Neumaier, Otto: Was bringt der Kontext der Kunstwelt? Noëma. Art Journal. 1996; 41:78–83

Neumaier, Otto: Moralische Verantwortung in der computerintegrierten Chirurgie. Conceptus. 1999; XXXII(Nr.81):151–184

Neumaier, Otto: Schönheit, die ich meine. In: Heinz Kaiser (Hrsg.): Schön – schöner: ein Ausstellungsprojekt in zwei Teilen. Kulturverein Schloss Goldegg, Goldegg 2002, 5–16

Neumaier, Otto: Kann denn Terror Kunst sein? In: Alexander Hieke/Otto Neumaier (Hrsg.): Philosophie im Geiste Bolzanos. Academia, Sankt Augustin 2003, 257–282

Neumaier, Otto: Künstlerisches Schaffen als kognitiver Prozess. In: Peter Gendolla/Jörgen Schäfer (Hrsg.): Wissensprozesse in der Netzwerkgesellschaft. Transcript, Bielefeld 2005, 257–277

Neumaier, Otto: Heilen als Kunst und Kunst als Heilen. In: Dietrich v. Engelhardt/Felix Unger (Hrsg.): Ästhetik und Ethik in der Medizin. VDG, Weimar 2006, 83–107

Neumaier, Otto: Ist Schuberts „Unvollendete" ein Werk? In: Herwig Gottwald/Andrew Williams (Hrsg.): Der Werkbegriff in den Künsten. Interdisziplinäre Perspektiven. Winter, Heidelberg 2009, 137–152

Neumaier, Otto: Des Widerspenstigen Zähmung. Über den Zufall in der Kunst. In: Thomas Kamphusmann/Jörgen Schäfer (Hrsg.): Anderes als Kunst. Ästhetik und Techniken der Kommunikation. Peter Gendolla zum 60. Geburtstag. W. Fink, München 2010,165–193

Neumaier, Otto: Arbeit am Werkbegriff. In: Wolfgang Gratzer/Otto Neumaier (Hrsg.): Arbeit am musikalischen Werk. Zur Dynamik künstlerischen Handelns. Rombach, Freiburg/Br 2013, 17–40

Neumaier, Otto: Philosophische Tätigkeiten zwischen Wissenschaft und Kunst. In: Neumaier, Otto (Hrsg.): Grenzgänge zwischen Wissenschaft und Kunst. LIT, Wien–Münster 2015, 25–52

Neumaier, Otto: Der „poetische Act", das Werk, seine Medien und ihre Liebhaber. In: Jörg Döring/Jörgen Schäfer/Ralf Schnell (Hrsg.): Wechselseitige Erhellung der Künste. Möglichkeiten einer Allgemeinen Literaturwissenschaft. Siegen: Universi, 2016, 85–110

Neumaier, Otto: Der Doppelcharakter der Kunst von „Außenseitern" und anderen. In: Małgorzata Bogaczyk-Vormayr/Otto Neumaier (Hrsg.): „Outsider Art". Interdisziplinäre Perspektiven einer Kunstform. LIT, Wien–Münster 2017, 39–64

Riegl, Alois: Naturwerk und Kunstwerk I [1901]. In: Alois Riegl: Gesammelte Aufsätze. WUV, Wien 1996, 49–62

Ropohl, Günter: Gelegenheiten zur unauffälligen Abwicklung der Technikphilosophie. In: Klaus Kornwachs (Hrsg.): Technik – System – Verantwortung. LIT, Münster–London 2003, 115–126

Sartwell, Crispin: Six Names of Beauty. Routledge, New York 2004

Seidel, Wilhelm: Werk und Werkbegriff in der Musikgeschichte. WBG, Darmstadt 1987

Viola, Bill: Das Ganze wieder zusammenfügen. In: Alexander Pühringer (Hrsg.): Bill Viola. Ritter, Klagenfurt 1994, 112–137

Wittgenstein, Ludwig: Philosophische Untersuchungen [1953]. In: Ludwig Wittgenstein: Schriften [1]. Suhrkamp, Frankfurt/M 1960, 279–544

Wurm, Gabriele: Epilepsy Surgery. In: Josef Ramaseder (Hrsg.): grey matters/white matters. the art project for CIS97. Design Center, Linz 1998

Schiller: Die Natur ruft uns Menschen zur Freiheit auf

Wolfgang Welsch

Schiller hat einen ganz fantastischen und bislang ungesehenen Gedanken in die Welt gebracht: dass die Natur uns Menschen aufruft, endlich so frei zu werden, wie die schönen Gebilde der Natur es längst sind. Man redet heute allenthalben davon, dass wir Menschen die Natur schützen und dass wir für unsere Umwelt sorgen müssen. Schiller wollte uns umgekehrt nahebringen, dass die Natur längst für uns Sorge trägt.

Der neuzeitliche Dualismus

Um die Zündkraft von Schillers Gedankens zu ermessen, muss man sich die damalige Problemsituation vergegenwärtigen. Neuzeitlich waren Mensch und Welt radikal auseinandergetreten. Man nennt das den neuzeitlichen Dualismus. Begründet hatte ihn Descartes durch seine Zweisubstanzenlehre. Da sollte auf der einen Seite die Welt stehen, die in keiner Weise geistgeprägt, sondern radikal geistlos ist und nur Ausdehnung, Materie und rein mechanische Gesetzlichkeiten kennt (*res extensa*). Der Mensch hingegen sollte durch eine völlig andere Seinsart bestimmt sein: durch Rationalität, Denken, Geist (*res cogitans*). Damit standen Mensch und Welt einander, ganz anders als in Antike und Mittelalter, völlig fremd gegenüber. Als

M. B. Wagner-Pischel, *Die Macht des Schönen*,
https://doi.org/10.1007/978-3-662-72581-8_8

geistbestimmtes Wesen wurde der Mensch angesichts einer im Prinzip geistlosen Welt zum Weltfremdling (vgl. zu dieser Problematik insgesamt: Welsch 2015 sowie Welsch 2012a).

Die untergründige Agenda der modernen Philosophie bestand dann darin, diesen Dualismus zu überwinden. Statt einer Dichotomie von Mensch und Welt galt es, die Kontinuität der beiden vor Augen zu bringen. Dabei kam der Ästhetik eine Schlüsselstellung zu. Das war schon bei Kant deutlich, und bei Schiller wurde es vollends evident.

Kants Ästhetik: auf dem Weg zu einer Überwindung des Dualismus

Der frühe Kant ahnte, dass die Schönheit die Kluft zwischen Mensch und Welt zu schließen vermag. In den 1770er Jahren notierte er: *„Die schönen Dinge zeigen an, dass der Mensch in die Welt passe"* (Kant 1914, XVI, 127 [Nr. 1820 a]). Die Schönheit lässt uns im Gegensatz zum gängigen Disparitätsdogma unsere Kongruenz mit der Welt erfahren.

Der spätere Kant aber ist dann erst einmal der Logik des Bruches gefolgt. In der *Kritik der reinen Vernunft* von 1781 zeigte er, dass die Natur gesetzesbestimmt ist. Einige Jahre später führte er in der *Kritik der praktischen Vernunft* (1788) aus, wie für unser sittliches Handeln nicht diese physische Ordnung, sondern die ganz andere Ordnung der Freiheit entscheidend ist. Damit aber stand Kant vor der großen Frage, wie diese beiden Ordnungen zusammengehen können, wie Handlungen der Freiheit in einer kausal bestimmten Welt überhaupt möglich sein können. Wie kann trotz der Heterogenität Zusammenstimmung eintreten?

Die Kritik der Urteilskraft von 1790 sollte dieses Problem lösen. Kant hat sie entsprechend als *„Verbindungsmittel der zwei Teile der Philosophie zu einem Ganzen"* bezeichnet (Kant 1790, A XX [Einleitung. Überschrift von III]). Die Phänomene des Schönen einerseits und des Organischen andererseits sollen *„einen Übergang [...] vom Gebiete der Naturbegriffe zum Gebiete* *des Freiheitsbegriffs“* ermöglichen (Kant 1790, A XXIII [Einleitung. III]) und so belegen, dass wir berechtigt sind, eine Kongruenz zwischen unseren rationalen Erwartungen und der Struktur der Welt anzunehmen. Dadurch sollten wir versichert sein, dass wir Menschen eben doch nicht, wie Neuzeit und Moderne bisher geglaubt hatten, grundlegend Weltfremdlinge sind, sondern, wie Kant zwanzig Jahre zuvor formuliert hatte, durchaus *„in die Welt passen“*.

Allerdings ist die Art, wie Kant diese Rolle des Schönen ausbuchstabierte, nicht eben glücklich gewesen. Kant hat auf der Subjektivität des Geschmacksurteils bestanden. Die Freude am Schönen soll aus dem Gewahrwerden eines harmonischen Zusammenspiels innerhalb des Subjekts, nämlich zwischen Sinnlichkeit und Verstand, resultieren (Kant 1790, B 29 [§ 9]). So ist aber offenbar das Element verlorengegangen, das der früheren Notiz zufolge für die Erfahrung des Schönen entscheidend sein sollte: das Erlebnis einer Kongruenz mit der **Welt**. Im subjektivistisch ausgelegten Schönen wird nur noch die Kongruenz zwischen Vermögen des **Subjekts**, nicht aber eine Kongruenz mit der **Welt** erfahren.

Der Subjektivismus ist die generelle Crux der Kantischen Philosophie. Die Nachfolger haben diesen Subjektivismus zunächst zwar vornehmlich als Errungenschaft und nicht als Problem gesehen und haben ihn gar gesteigert – allen voran Fichte und die Frühromantiker. Aber einige haben doch schon damals opponiert, haben den Subjektivismus für die allenfalls halbe Wahrheit gehalten. So Hegel. Er schalt den von Kant begründeten subjektiven Idealismus einen *„platten“*, *„albernen“*, *„philisterhaften“* Idealismus (Hegel 1986a, 123 [§ 46]; 1986b, 385; 1986c, 445). Hegels ganzes Bemühen galt dem Versuch, über diesen *„schlechten Idealismus der modernen Zeit“* hinauszugelangen (Hegel 1986d, 405; vgl. ebd., 440). Auch Goethe klagte: *„Meine ganze Zeit wich von mir ab, denn sie war ganz in subjektiver Richtung begriffen, während ich in meinem objektiven Bestreben im Nachteile und völlig allein stand“* (Goethe 1986, 101 [14. April 1824]).

Schiller: Schönheit und Freiheit

Kommen wir zu Schiller. Auch er teilte das Unbehagen an Kants Subjektivierung. Er pochte darauf, dass Schönheit etwas Objektives sein müsse. Dabei hielt er – das ist das Bemerkenswerte – gleichwohl am Freiheitsbezug fest. Schönheit, so Schillers berühmte Formel, ist *„Freiheit in der Erscheinung"*. Eine Instanz von Freiheit zu sein, gilt nicht erst von den kulturellen Hervorbringungen von Schönheit, sondern zuerst und vor allem schon von der Schönheit in der Natur (vgl. zum Folgenden: Welsch 2016, 49–62).

Wenn Schiller damit Recht hat, dann löst sich das Problem der *Kritik der Urteilskraft* wie von selbst auf, denn dann besitzt die Natur, sofern sie Schönes hervorbringt, selber schon Freiheitscharakter – somit kann die Verwirklichung menschlicher Freiheit inmitten der Natur kein prinzipielles Problem sein. Freiheit ist dann ein gemeinsamer Faktor von Welt und Mensch. Insofern vermag eine Ästhetik, die dies herausstellt, aus der dualistischen Sackgasse des modernen Denkens herauszuführen.

Wenden wir uns Schillers *Kallias-Briefen* zu (Schiller 1980a, 394–433[1]). Es handelt sich um Briefe, die Schiller 1793 an seinen Freund Gottfried Körner schrieb. Er gab ihnen den Titel *Kallias oder Über die Schönheit.* Diese Briefe enthalten das Beste von Schillers Ästhetik. Sie sind bei Weitem gelungener als die *Briefe über die ästhetische Erziehung des Menschen* von 1795. Die Letzteren sind zwar bekannter, aber in den *Kallias-Briefen* geht Schiller seinen Weg weitaus zielsicherer.[2]

1 Alle Stellenangaben daraus im Folgenden in Klammern.

2 Leider wurden die *Kallias-Briefe* erst 1847 publiziert. So ist das Bild von Schillers Ästhetik weitaus stärker durch die 1795 in den *Horen* veröffentlichten *Briefe über die ästhetische Erziehung des Menschen* geprägt. (Ursprünglich hatte Schiller diese Briefe ebenfalls 1793 niedergeschrieben. Sie fielen jedoch einem Brand zum Opfer, und bei der Neufassung 1795 nahm Schiller beträchtliche Veränderungen vor.) Die Dominanz der letzteren Briefe in der Rezeption von Schillers ästhetischem Gedankengut ist extrem bedauerlich. Denn die *Kallias-Briefe* waren wirklich zukunftsweisend, während Schiller bei der Neufassung der *Briefe über die ästhetische Erziehung* zunehmend auf Abwege geriet (beispielsweise mit seinem Plädoyer für einen „Krieg gegen die Materie" [23. Brief]), um schließlich mit dem unbefriedigenden Ergebnis zu enden, dass „der Staat des schönen Scheins" zwar „dem Bedürfnis nach in jeder feingestimmten Seele" existiere, realiter sich aber höchstens „in einigen wenigen auserlesenen Zirkeln" finde (27. Brief).

Als erstes stellt Schiller fest, dass wir jene Naturdinge als schön empfinden, deren Bildung auf einer Regel beruht. Als Beispiel nennt er Blätter. Bei deren Anblick drängt sich einem unmittelbar der Eindruck auf, dass die mannigfaltigen Elemente des Blattes sich nicht ohne Regel so kunstvoll anordnen konnten, wie es in der Natur der Fall ist (410). Fiele ihre Geordnetheit weg, so würden wir das Blatt nicht als schön beurteilen. Die Schönheitserfahrung beruht also – erstens – auf dem Eindruck einer Regel.

Zweitens muss es sich aber um eine Regel handeln, die dem Gebilde nicht von außen aufgezwungen wurde, sondern *„die es sich selbst gegeben hat"* (417). Man muss den Eindruck haben, dass die Regel und die ihr entsprechende Bildung *„aus dem Dinge selbst freiwillig hervorgeflossen"* sind (419). Der Gegenstand muss als selbstbestimmt, als frei erscheinen.

Wo dies beides der Fall ist – wo wir die Form des Gegenstandes als auf einer selbstgegebenen Regel beruhend auffassen – da erfahren wir diesen Gegenstand als schön. Schönheitserfahrung registriert Freiheit. Schönheit ist ein Kryptogramm von Freiheit. Das meint Schillers Formulierung *„Schönheit ist nichts anders als Freiheit in der Erscheinung"* (400).

Freiheit überall: *„In der ästhetischen Welt ist jedes Naturwesen ein freier Bürger"*

Schiller macht also eigentlich zwei Züge. Erstens enttarnt er die Schönheitserfahrung als Freiheitserfahrung: schön nennen wir Gegenstände, die Freiheit zeigen. Zweitens trägt er den Freiheitscharakter aus der menschlichen Sphäre in die natürliche Welt hinaus bzw. er sieht ihn dort schon am Werk. Die Erfahrung der Schönheit in der Natur lehrt uns, dass Freiheit keineswegs erst ein Human-, sondern zuerst schon ein Naturphänomen ist. Bereits der Natur Freiheitlichkeit zu attestieren, das ist Schillers großer Einsatz.

Aus der Perspektive der Ästhetik beschreibt Schiller die Natur geradezu wie eine ideale bürgerliche Gemeinschaft:

Die Schönheit oder vielmehr der Geschmack betrachtet alle Dinge als ***Selbstzwecke*** *und duldet schlechterdings nicht, dass eins dem andern als Mittel dient oder das Joch trägt. In der ästhetischen Welt ist jedes Naturwesen ein freier Bürger, der mit dem Edelsten gleiche Rechte hat, und* ***nicht einmal um des Ganzen willen*** *darf* ***gezwungen*** *werden, sondern zu allem schlechterdings* ***konsentieren*** *muss.* (421)

Die ästhetische Welt ist eine ideale Welt ohne Unterdrückung und Unterjochung, wo jedes Naturwesen als Selbstzweck respektiert wird und als freier Bürger unter freien Bürgern keiner Ordnung unterworfen wird, der er nicht von sich aus zustimmen würde.

Wenn Freiheit somit schon ein Naturphänomen und nicht erst ein Humanphänomen ist, dann ist jedes Naturwesen als „freier Bürger" zu erkennen und zu respektieren. Der Unterschied zwischen Mensch und Natur ist nicht der zwischen Freiheit und Unfreiheit, sondern beiden kommt Freiheit zu. Alles ist, genau besehen, eine Gestalt der Freiheit. Dass Freiheit nicht erst ein menschliches Privileg, sondern schon eine Naturtatsache ist, das ist es, was die ästhetische Einstellung entdeckt und uns ans Herz legt.

Nichts ist vom Ideal der Freiheit ausgenommen. Ästhetisch ist Freiheit überall zu entdecken. *„Der Geschmack betrachtet alle Dinge als* ***Selbstzwecke****"* (421). Schiller entwickelt eine generelle Ontologie der Freiheit, die, anders als gewohnt, nicht nur die Sphäre der menschlichen Handlungen umfasst, sondern ebenso für Naturdinge wie für kulturelle Artefakte gilt:

In dieser ästhetischen Welt, die eine ganz andere ist als die vollkommenste platonische Republik, fordert auch der Rock[3]*, den ich auf dem Leibe trage, Respekt von mir für seine Freiheit, und er verlangt von mir, gleich einem verschämten Bedienten, dass ich niemanden merken lasse, dass er mir dient. Dafür aber verspricht er mir auch reciproce, seine*

3 Schiller meint den "Herrenrock"; heute würde man dafür "Jackett" oder "Sakko" sagen.

Freiheit so bescheiden zu gebrauchen, dass die meinige nichts dabei leidet; und wenn beide Wort halten, so wird die ganze Welt sagen, dass ich schön angezogen sei. (421)[4]

„Jedes schöne Naturwesen ruft mir zu: Sei frei wie ich"

Der Gipfelpunkt von Schillers Überlegungen ist schließlich der folgende: Nicht nur entdeckt Schiller Freiheit schon in der Natur und ist der Auffassung, dass diese die primäre und die menschliche Welt die sekundäre Sphäre der Freiheit sei, sondern er glaubt, dass die Natur uns durch ihre schönen Gestalten geradezu zur Freiheit aufruft. *„Jedes schöne Naturwesen außer mir ist ein glücklicher Bürger, der mir zuruft: Sei frei wie ich"* (425). Schiller sieht das Naturschöne ob seines Freiheitscharakters als Vorbild für uns Menschen an.[5] Wir Menschen, so die Idee der Kallias-Briefe, sollen so frei, wie die Naturdinge es schon sind, unsererseits erst noch werden. Die Urstätte von Freiheit ist nicht die menschliche Welt, sondern die Natur. In ihr ist vieles schon frei. Wir Menschen hingegen müssen erst noch frei werden. Und die schöne Natur – das ist das Einmalige und bislang Übersehene an Schillers Ästhetik – entfaltet geradezu einen Aufruf an uns, frei zu werden. Sie stellt einen einzigen Freiheitsappell an uns dar: *„Jedes schöne Naturwesen außer mir"* ruft mir zu: *„Sei frei wie ich"* (425).

Diese Sicht Schillers ist extrem ungewöhnlich. Er betrachtet die Naturschönheit als Appell zur Ausbildung menschlicher Freiheit. Nicht ein Philosoph, ein Politiker oder ein Freiheitsfanatiker, sondern die Natur ruft uns auf, frei zu werden!

4 Schiller beschreibt den wechselseitigen Freiheitsrespekt zwischen Träger und Kleidungsstück folgendermaßen: *„Wann sagt man wohl, dass eine Person schön gekleidet sei? Wenn weder das Kleid durch den Körper, noch der Körper durch das Kleid an seiner Freiheit etwas leidet; wenn dieses aussieht, als wenn es mit dem Körper nichts zu verkehren hätte und doch aufs vollkommenste seinen Zweck erfüllt.* [...] ***Spannt*** *hingegen der Rock, so verlieren wir beide, der Rock und ich, von unsrer Freiheit. Deswegen sind alle* ***ganz enge*** *und* ***ganz weite*** *Kleidungsarten gleich wenig schön, denn nicht zu rechnen, dass beide die Freiheit der Bewegungen einschränken, so zeigt bei der engen Kleidung der Körper seine Figur nur auf Kosten des Kleides, und bei der weiten Kleidung verbirgt der Rock die Figur des Körpers, indem er sich selbst mit der seinigen aufbläht und seinen Herrn zu seinem bloßen Träger herabsetzt"* (420 f.). – Man möchte dies der heutigen Modeindustrie ins Stammbuch schreiben.

5 Die schöne Sinnenwelt ist *„das glückliche Symbol, wie die moralische sein soll"* (425).

Ästhetische Scheinwelt oder wirkliche Freiheitswelt?

Meine Interpretation von Schillers *Kallias-Briefen* abschließend, möchte ich zwei Fragen beantworten, die miteinander zusammenhängen. Wie verhält sich die Freiheitsphilosophie der *Kallias-Briefe* zu den späteren Briefen über die ästhetische Erziehung des Menschen? Und versteht Schiller die Freiheit wirklich als objektive Eigenschaft der Naturdinge oder zumindest der schönen Dinge, oder will er doch nur sagen, dass man sie als Gestalten der Freiheit **ansehen** solle, obwohl sie dergleichen in Wahrheit gar nicht sind, dies sich jedenfalls nicht strikt behaupten lasse? Ist das in den *Kallias-Briefen* entworfene „Reich des Geschmacks" (424) am Ende auch nur ein Reich des Scheins, wie dies in den späteren *Briefen über die ästhetische Erziehung des Menschen* vom „ästhetischen Staat" gilt? (Schiller 1980b, 570–669, hier 667 [27. Brief]).

Der Unterschied der beiden Konzeptionen ist beträchtlich. In den Kallias-Briefen kapriziert sich Schiller erstens nicht, wie später, bloß auf die menschliche Welt (*und darin gar nur auf „einige wenige auserlesene Zirkel";* ebd., 669), sondern er fasst Freiheit gerade insofern ins Auge, als sie über den menschlichen Bereich hinaus existiert. Vor allem versteht und empfiehlt er die Freiheitlichkeit nicht bloß als Schein oder regulative Idee oder dergleichen. Er meint keineswegs, dass man die Naturdinge wie Gestalten der Freiheit ansehen solle, obwohl sie das in Wahrheit nicht seien. Wenn Schiller von Schönheit als „Freiheit in der Erscheinung" spricht, so lasse man sich durch den Terminus „Erscheinung" nicht irreführen. Schiller will keineswegs sagen, dass Freiheit hier nur in einer uneigentlichen Form vorliege (nämlich bloß phänomenal, während sie doch eigentlich etwas Intelligibles sei), sondern er meint ganz und gar positiv, dass Freiheit in der Schönheit **tatsächlich** zur Erscheinung kommt, dass sie sich darin manifestiert, darin evident wird. Schönheit ist **wirkliche** Erfahrung von Freiheit. – Ist Schillers Konzeption berechtigt, ist sie haltbar?

„Freiheit"

Eine erste Frage betrifft Schillers Verständnis von Freiheit. Schiller sieht Freiheit dort gegeben, wo natürliche Gegenstände ihre Form der Befolgung einer selbstgegebenen Regel verdanken. Dafür wurde das Beispiel des Blattes genannt. Ist Schillers Sicht, dass beim Naturschönen die Eigentätigkeit des Gegenstandes für die Form ausschlaggebend ist, zutreffend?

Gewiss wäre es übertrieben zu meinen, dass die Gestalt des Naturschönen **ausschließlich** der Eigentätigkeit des Gegenstandes entspringe, denn selbstverständlich spielen auch äußere Faktoren (Umweltbedingungen) eine Rolle. Aber entscheidend ist, dass die Gestalt durch eine Interaktion zustande kommt, an der **auch** die eigene Formintention des betreffenden Gegenstandes beteiligt ist. Ein schön gewachsener Baum hat gewiss auch Glück gehabt: er bekam genug Nährstoffe aus dem Boden, er wurde nicht durch Dauerwinde in eine Schieflage gezwungen, und die anderen Bäume ließen ihm genug Abstand und Licht, damit er emporwachsen konnte. Aber nicht diese Bedingungen haben ihn gemacht, sondern seine eigene Entfaltungstätigkeit, wie sie zu seiner Natur (oder in neuerer Terminologie: zu seinem Genom) gehört. Deren **Zusammenwirken** mit den Umweltbedingungen hat ihn zu diesem Baum werden lassen. Ein schön gewachsener Baum ist immer **auch** ein Produkt seiner eigenen Tätigkeit.

Man könnte einwenden wollen: Indem die Selbstgestaltung des Baumes dem Genom folgt, unterliegt sie ihrerseits einem Diktat – nur diesmal nicht einem äußeren, sondern einem inneren Diktat, nämlich dem Diktat der Spezies, die in Gestalt des Genoms in ihm wirksam ist. Es handelt sich also gar nicht um einen individuellen Gestaltungsvorgang, sondern um einen Oktroy der Spezies – insofern kann von Selbstgestaltung schwerlich die Rede sein.

Aber erstens: Das Genom einer Spezies hat sich in langwierigen Entwicklungsprozessen herausgebildet, und diese Prozesse schlossen Momente von Freiheit ein. Die heute genetisch verankerten Regeln sind selbstgefundene

Regeln, welche die Spezies im Verlauf der Evolution im Abgleich mit äußeren Bedingungen entwickelt hat. Insofern ist das Genom auch ein Sediment von Freiheit. Und zweitens: In den **Individuen** der Spezies kommt das gemeinsame Genom auf **jeweils unterschiedliche** Weise zum Ausdruck. Die Genexpression schließt erneut Momente von Freiheit ein. Zwei Bäume mögen das gleiche Genom haben, aber in ihrem individuellen Heranwachsen wird etwas anderes daraus. – Insofern ist Schiller in puncto Selbstgestaltung durchaus recht zu geben.

Ist alles Natürliche schön?

Freilich führt dies unmittelbar auf ein Problem. Das Gesagte gilt für sämtliche organischen Gebilde, aber wir empfinden doch nicht alle, sondern nur bestimmte dieser Gebilde als schön. Wäre unser Schönheitsempfinden, wie Schiller meint, generell durch die Wahrnehmung von Selbstformung hervorgerufen, so müssten wir jedoch alle organischen Gebilde als schön empfinden.

Die beste Antwort auf diesen Einwand scheint mir die folgende zu sein. Schiller hat einen Typ von Schönheit im Auge (und zunehmend diesen allein), der ganz und gar ein Indikator von Freiheit ist. Eigentlich geht es Schiller darum, Züge von Freiheit zu entdecken, und wo immer er diese aufspürt, spricht er von Schönheit. Man könnte dies eine Einseitigkeit oder gar eine Idiosynkrasie nennen, aber man sollte auch bedenken, dass der Begriff und das Empfinden von Schönheit nicht schlechthin festliegen, sondern kulturell und historisch veränderlich sind. Schiller, in der Epoche der Freiheit lebend und von der Französischen Revolution anfänglich begeistert[6], sucht allenthalben Freiheit und macht Schönheit gleichsam zur optischen Suchmaschine für Freiheit. Von daher muss er, wenn er konsequent sein will, tatsächlich jede organische Gestalt, sofern ihr Züge der Selbstgestaltung

6 1792 wurde ihm von der Französischen Nationalversammlung sogar die Ehrenbürgerschaft verliehen.

anzusehen sind, für schön erklären. – Dies ist gewiss eine recht besondere Art, Schönheit auszulegen, aber sie ist doch gut nachvollziehbar. Viele Biologen beispielsweise empfinden Lebewesen, die der gemeine Mensch eher als hässlich abtut, im Licht der besonderen biologischen Kenntnisse, über welche diese Wissenschaftler verfügen, als biologische Wunderwerke.[7]

Selbstorganisation – Freiheit in der Natur

Ist Schillers Vorschlag, überall in der Natur Spuren von Freiheit zu sehen (und deshalb jedes Naturwesen wie einen freien Bürger zu betrachten und zu behandeln) übertrieben? Die moderne Naturwissenschaft gibt Schiller weithin Recht. Sie weist darauf hin, dass die Natur auf vielen Ebenen Züge von Freiheit aufweist. Man sieht dies schon auf der Mikroebene: die Quantenwelt ist nicht deterministisch, sondern zeigt in etlichen Aspekten Spontaneität. Ebenso gilt es auf der Makroebene: Selbstbezüglichkeit und Selbstorganisation (die physikalischen Grundformen von Freiheit) sind die elementarsten Prinzipien, denen gemäß die Natur Ordnungsstrukturen hervorbringt – von den Galaxien über die Organismen bis hin zu kulturellen Gebilden. Insofern ist Freiheit ein elementares und universales Prinzip schon der Natur bzw. der Evolution – der kosmischen wie der biotischen und der kulturellen Evolution. Schiller hatte Recht, Freiheit schon in der Natur am Werk zu sehen (vgl. den zu diversen Komplexionen zwischen Natur und Kultur: Welsch 2024).

Im Übrigen wird auch Schillers These, dass die natürliche Freiheitlichkeit sich gerade in der Schönheit zeige, von der zeitgenössischen Naturwissenschaft gestützt. Naturwissenschaftler haben herausgefunden, dass prominente Typen von Schönheit sich daraus erklären, dass die betreffenden Gebilde auf

7 Schon Aristoteles erklärte: *„Bei Wesen, die unseren Sinnen weniger schmeicheln, bereitet die Natur, die sie gemacht hat, der Betrachtung unausdenkbare Freuden, wenn man den Ursachen nachspüren kann und Naturforscher ist. Es wäre ja auch widersinnig und nicht zu begreifen, wenn wir nur Freude hätten beim Anblick ihrer Abbilder, weil wir die Kunst mitgenießen, die sie hervorgebracht hat, dagegen die Untersuchung der natürlichen Dinge selber nicht noch viel mehr lieben sollten, falls wir nur imstande sind, die Ursachen zu erfassen. Man soll sich also nicht kindisch sperren gegen die Betrachtung der minder geschätzten Tiere. Denn in allem Natürlichen stecken Wunder"* (*De partibus animalium* I 4, 645 a 5–17).

Prozessen der Selbstorganisation beruhen (vgl. zum Folgenden Welsch 2012b, 292–330). Das gilt beispielsweise für Wachstumsmuster, die dem „Goldenen Winkel" (der Applikation des Goldenen Schnitts auf einen Kreis) folgen. Beispiele dafür sind die Schuppen eines Kiefernzapfens oder die Samen einer Sonnenblume, aber ebenso die Anordnung der Augen des Pfauenrades oder die Struktur vieler Muscheln (vgl. Cramer 1989, 195–202; ebenso: Cramer und Kaempfer 1992, 264–283). Unser Schönheitssinn reagiert hier auf Selbstähnlichkeit, die durch Rückkopplungsprozesse entstanden ist, fungiert also als Detektor von Selbstorganisation. Insofern wird Schillers Theorie durch die zeitgenössische Naturwissenschaft bestätigt: Schönheit ist ein Resultat von Selbstorganisation.

Und Schiller macht sogar klar, dass scheinbar rein ästhetische Kategorien in Wahrheit Kategorien der natürlichen Gestaltbildung sind:

> *Zweckmäßigkeit, Ordnung, Proportion, Vollkommenheit – Eigenschaften, in denen man die Schönheit so lange gefunden zu haben glaubte – haben mit derselben ganz und gar nichts zu tun. Wo aber Ordnung, Proportion etc. zur* ***Natur*** *eines Dinges gehören, wie bei allem Organischen, da sind sie auch eo ipso unverletzbar, aber nicht um ihrer selbst willen, sondern weil sie von der Natur des Dinges unzertrennlich sind. Eine grobe Verletzung der Proportion ist hässlich, aber nicht, weil Beobachtung der Proportion Schönheit ist. Ganz und gar nicht, sondern weil sie eine Verletzung der Natur ist, also Heteronomie andeutet.* (ebd., 419f. [Brief vom 23. Februar 1793])

Unser ästhetischer Sinn entspringt nicht einer kulturellen Laune, sondern orientiert sich an der Bildungsgesetzlichkeit der Natur.

Schiller hat, zusammengefasst, nicht nur darin Recht, Freiheit schon in der Natur zu sehen, sondern er hat mit gleichem Recht den ästhetischen Sinn als Indikator dafür reklamiert.

Schillers Ästhetik weist über die moderne, dualistische Denkform hinaus

Kehren wir schließlich zu unseren Eingangsüberlegungen zurück. Dort hatte ich gesagt, dass die Ästhetik imstande sei, den Grundfehler der modernen Denkform – die strikte Opposition von Mensch und Welt, welche die Folge einer fundamentalen ontologischen Disparität zwischen den beiden sei – zu therapieren oder gar zu überwinden. Jetzt verstehen wir, wie dies für die von Schiller in den *Kallias-Briefen* skizzierte Ästhetik gilt. Sie überwindet den modernen Dualismus, indem sie zeigt, dass schon die Natur Freiheitsphänomene einschließt und dass sie insofern dem Bereich menschlicher Freiheit nicht kategorisch gegenübersteht, sondern für ihn offen ist.

Statt des neuzeitlichen und modernen Dualismus entwirft Schiller einen Freiheitsmonismus. Die natürliche Welt enthält bereits Dimensionen der Freiheit, und so muss der Mensch ihr nicht als Fremdling gegenübertreten und sich entgegenstellen, sondern er kann als Weltbürger die Naturdinge als ebensolche Bürger und Instanzen der Freiheit begrüßen und respektieren. Die Opposition von Mensch und Welt ist überwunden.

Primat des Organischen

Eine Klarstellung ist noch nötig: Wenn Schiller der Natur Freiheit attestiert, so hat er dabei nur die organische und nicht die anorganische Natur im Sinn. Denn nur im Organischen herrscht offensichtliche Selbstgestaltung. Ein Pfau, ein Schmetterling, ein Baum sind Beispiele von Selbstgestaltung. Ein Berg, ein Ozean oder der Wind hingegen sind es nicht (oder allenfalls in weitaus geringerem Ausmaß).

Das führt uns auf einen letzten Gedanken. Wir Menschen sind weder bloß Materie noch reine Geisteswesen. Wir verbinden beides. Und wie allgemein das Organische die Mitte zwischen Materie und Geist bildet, so sind auch wir Menschen in erster Linie **organische Wesen**. Im alten Dualismus von Geist versus Materie wurde der Mensch allzu einseitig dem Geist zugerechnet, als ob wir nicht auch körperliche Wesen wären. Das Organische hingegen fiel durch beide Raster, weil es weder rein geistig noch rein materiell ist. Es besitzt vielmehr eine eigene Seinsweise, die einerseits Geistartiges, wie beispielsweise Selbstbezüglichkeit, und andererseits Materieverbundenheit, wie sie zu jedem Körper gehört, umfasst und verbindet. Das tut es freilich auf seine ganz besondere Art: Organismen sind Selbstbetreiber, die mit der Materialität nach ihren eigenen Bedürfnissen umgehen und die ihre Selbstbezüglichkeit nicht egozentrisch betreiben, sondern in ständigem Abgleich mit den Umweltverhältnissen realisieren.

Ob nicht die Ontologie des Organischen, die Momente des Geistigen wie des Materiellen einschließt und verbindet, als Modell auch für die Verfassung des Menschen dienen könnte? Wir Menschen sind weder einfachhin Materiemaschinen noch reine Geistwesen. Diese traditionellen Einseitigkeiten haben dem Menschen nicht gerecht zu werden vermocht, sondern haben ihn immer nur zugunsten des einen oder des anderen Poles verzeichnet. Vielleicht besteht eine der großen Aufgaben der Zukunft darin, den Menschen grundlegend als Organismus zu verstehen. Das würde nicht nur den Ambivalenzen unserer Natur besser gerecht werden, sondern uns auch mit den anderen Organismen verbinden, die uns umgeben und die im buchstäblichsten Sinn zu unserer Lebenswelt gehören. So würde man nicht nur den Menschen adäquater verstehen, sondern auch einen Denk- und Empfindungsweg einschlagen, der die heute so vordringlichen Umweltbeziehungen neu zu begreifen erlaubte: als Beziehungen zu Partnern, zu Verwandten, zu Zeit- und Lebensgenossen.

Schiller hat dazu in seinen *Kallias-Briefen* entscheidende Momente geliefert. Er hat gezeigt, wie die organischen Gebilde der Natur uns Menschen ähnlich und verwandt sind – so sehr, dass sie Vorbildfunktion für uns haben können. Die natürlichen und die menschlichen Organismen sind gleichermaßen Bürger dieser Welt. Und sie können nur im Zusammenleben wirklich gedeihlich existieren. Die Schönheiten der Natur rufen uns zur Freiheit auf, umgekehrt sehen wir Menschen zunehmend ein, dass unsere Freiheit nur zusammen mit der Freiheit der Natur zu realisieren ist. – Schiller war kein Phantast, sondern eher ein Prophet, und eigentlich ein Realist.

Literatur

Cramer, Friedrich: Chaos und Ordnung: Die komplexe Struktur des Lebendigen. Deutsche Verlags-Anstalt, Stuttgart 1989, 195–202

Cramer, Friedrich; Kaempfer, Wolfgang: Die Natur der Schönheit: Zur Dynamik der schönen Formen. Insel, Frankfurt/M 1992, 264–283

Goethe, Johann Wolfgang v.: Sämtliche Werke nach Epochen seines Schaffens (Münchner Ausgabe), hrsg. v. Karl Richter u. a., Bd. 19: Johann Peter Eckermann, Gespräche mit Goethe in den letzten Jahren seines Lebens, hrsg. v. Heinz Schlaffer. Hanser, München 1986

Hegel, Georg Wilhelm Friedrich: Enzyklopädie der philosophischen Wissenschaften im Grundrisse I [1830], Werke, Bd. 8. Suhrkamp, Frankfurt/M 1986a

Hegel, Georg Wilhelm Friedrich: Vorlesungen über die Geschichte der Philosophie III [Vorlesungen 1816–1832], Werke, Bd. 20. Suhrkamp, Frankfurt/M 1986b

Hegel, Georg Wilhelm Friedrich: Vorlesungen über die Philosophie der Religion II [Vorlesungen 1821–1831], Werke, Bd. 17. Suhrkamp, Frankfurt/M 1986c

Hegel, Georg Wilhelm Friedrich: Vorlesungen über die Geschichte der Philosophie I [Vorlesungen 1816–1832], Werke, Bd. 18. Suhrkamp, Frankfurt/M 1986d

Kant, Immanuel: Kritik der Urteilskraft. Lagarde und Friedrich, Berlin/Libau 1790

Kant, Immanuel: Reflexionen zur Logik, Akademie-Ausgabe. Reimer, Berlin 1914

Schiller, Friedrich: Kallias oder Über die Schönheit. Briefe an Gottfried Körner [1793 entst., 1847 publ.], in: ders., Sämtliche Werke, Bd. 5, hrsg. v. Gerhard Fricke u. Herbert G. Göpfert. Hanser, München 1980a, 394–433

Schiller, Friedrich: Über die ästhetische Erziehung des Menschen in einer Reihe von Briefen, in: ders., Sämtliche Werke, Bd. 5, hrsg. von Gerhard Fricke und Herbert G. Göpfert. Hanser, München 1980b, 570–669

Welsch, Wolfgang: Mensch und Welt – Eine evolutionäre Perspektive der Philosophie. Beck, München 2012a

Welsch, Wolfgang: Zur universalen Schätzung des Schönen, in: ders.: Blickwechsel – Neue Wege der Ästhetik. Reclam, Stuttgart 2012b

Welsch, Wolfgang: Homo mundanus – Jenseits der anthropischen Denkform der Moderne, 2. Aufl. Velbrück Wissenschaft, Weilerswist 2015

Welsch, Wolfgang: "Schönheit ist Freiheit in der Erscheinung" – Schillers Ästhetik als Herausforderung der modernen Denkweise, in: ders.: Ästhetische Welterfahrung – Zeitgenössische Kunst zwischen Natur und Kultur. Fink, München 2016

Welsch, Wolfgang: Im Spannungsfeld zwischen Natur und Kultur. Schwabe, Basel 2024

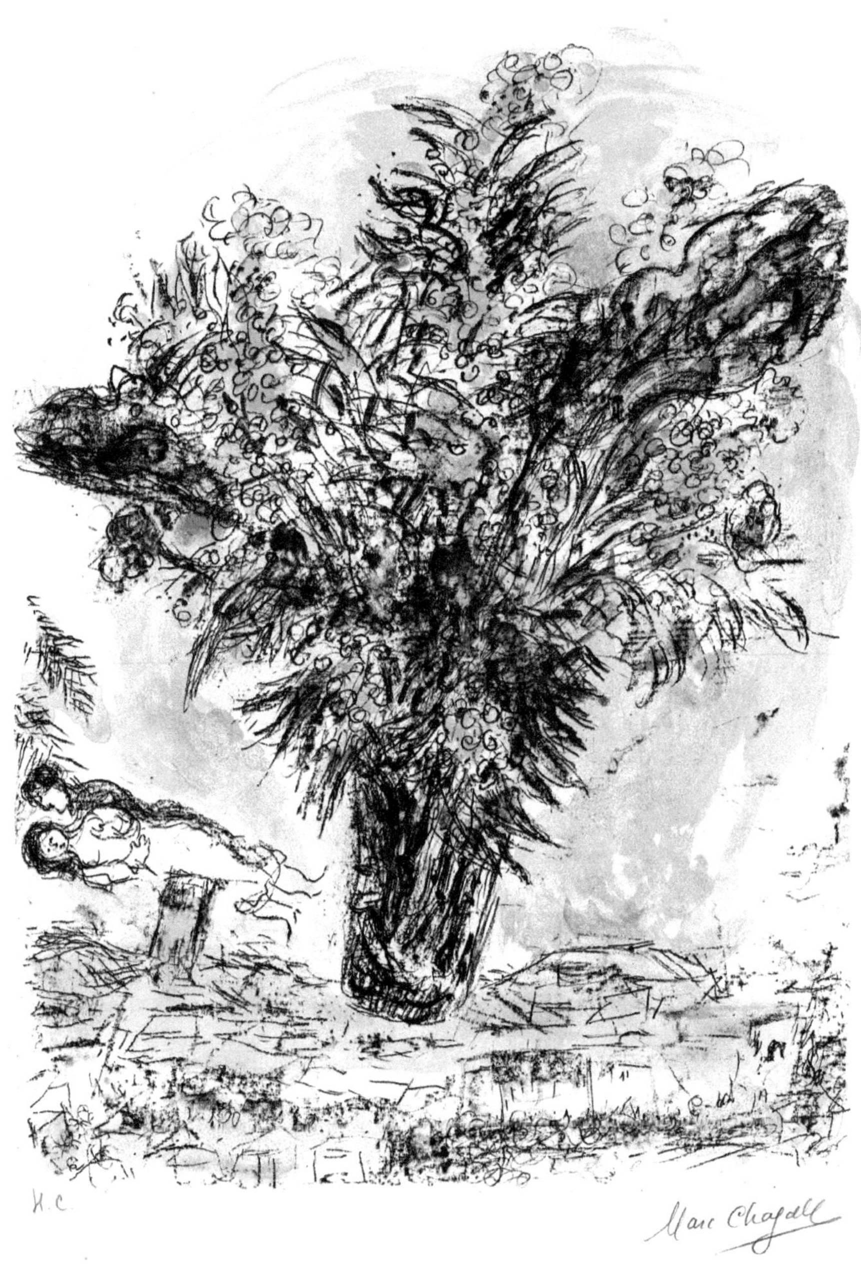

Marc Chagall: *Les Mimosas* (Paris, 1968)
Farblithographie auf Vélin, 75,5 x 53,5 cm, Sammlung M.B. Wagner-Pischel

„Auch das Schöne muss sterben" (Schiller)

Vergänglichkeit und Dauer des Schönen

Karl-Josef Kuschel

Auch das Schöne muß sterben! Das Menschen und Götter bezwinget,
Nicht die eherne Brust rührt es des stygischen Zeus.
Einmal nur erweichte die Liebe den Schattenbeherrscher,
Und an der Schwelle noch, streng, rief er zurück sein Geschenk.

Nicht stillt Aphrodite dem schönen Knaben die Wunde,
Die in den zierlichen Leib grausam der Eber geritzt.
Nicht errettet den göttlichen Held die unsterbliche Mutter,
Wann er, am skätischen Tor fallend, sein Schicksal erfüllt.

Aber sie steigt aus dem Meer mit allen Töchtern des Nereus,
Und die Klage hebt an um den verherrlichten Sohn.
Siehe! Da weinen die Götter, es weinen die Göttinnen alle,

Daß das Schöne vergeht, daß das Vollkommene stirbt.
Auch ein Klagelied zu sein im Munde der Geliebten ist herrlich;
Denn das Gemeine geht klanglos zum Orkus hinab.

(Werke und Briefe, Bd 1, 1992, 182f.)

Nänie heißt dieses Gedicht von Friedrich Schiller, entstanden 1799, erstmals veröffentlicht 1800 in dem Band *Gedichte* von Friedrich Schiller. Es besteht aus sieben Distichen: ungereimten Doppelversen, bestehend aus

M. B. Wagner-Pischel, *Die Macht des Schönen*,
https://doi.org/10.1007/978-3-662-72581-8_9

einem Hexameter, einem Vers mit sechs Hebungen und Senkungen, und einem Pentameter, einem Vers mit fünf Hebungen und Senkungen. Dieses „ewige" Versmaß soll auf seine Weise die geradezu unabänderlich feststehende „ewige" Wahrheit unterstreichen:

Auch das Schöne muß sterben! Das Menschen und Götter bezwinget
Nicht die eherne Brust rührt es des stygischen Zeus. (VV 1 und 2)

Schönheit als politisches Programm

Zum Auftakt ein Paukenschlag, den man aber als Leser, Leserin in seiner Wucht nur wahrnimmt, wenn man die Vorgeschichte kennt. Wenn man weiß, welche Erwartungen Schiller all die Jahre zuvor mit „dem Schönen" verbunden hatte. Noch im Jahr 1795 hatte er zwei große Programmschriften zu einer Fundamentalästhetik wie *Über naive und sentimentalische Dichtung* und *Über die ästhetische Erziehung des Menschen* veröffentlicht, die in der deutschsprachigen Literatur seiner Zeit ihresgleichen suchen. Hatte dieser Dichter doch mit seiner idealistischen Kunstphilosophie und seiner Schönheitslehre das kühne Programm entwickelt, die Gesellschaft von innen her zu erneuern, geknüpft an die Zuversicht, dass durch die Kunst jedem Unheil gewehrt und das allgemeine Heil herbeigeführt werden könne. Schiller hatte einen Schönheitsbegriff etablieren wollen, der Natur und Vernunft, Sinnenwelt und moralische Welt, Sittlichkeit und Sinnlichkeit vermittelt. Dabei hatte er seinen Begriff des Schönen nicht aus der christlichen Vorstellung Gottes als der Einheit des Wahren, Guten und Schönen abgeleitet, sondern aus dem humanistischen Gedanken vom Menschen als dem Maß aller Dinge. Und diese Vorstellung des Schönen hatte

die geschichtliche Verkörperung im Hellenentum gefunden, in dem Schiller sein Ideal wiedererkennt. So wird nun die griechische Welt zur historischen Bürgschaft für die künstlerischen Bestrebungen der deutschen Klassik. (Thurnher 1990, 146)

Nur in der Antike, der Welt der griechischen Götter und Helden also, vermag Schiller das ewige Reich der Schönheit zu finden.

Entsprechend versteht Schiller Schönheit nicht bloß als äußeren Sinnenreiz, sondern als Form der Freiheit in der Erscheinung, durchaus realisierbar, „förmlich“ erfahrbar und Kunst als Wegbereiterin von Kultur und Fortschritt, als Vermittlerin von Wahrheit und Sittlichkeit. In einem gewaltigen, vielstrophigen Gedicht *Die Künstler*, 10 Jahre vor *Nänie*, war er noch vom Glauben beseelt gewesen, dass jetzt – die Wetterzeichen der politisch-gesellschaftlichen Umbrüche in Europa leuchten schon – der Durchbruch aus der Schönheit in die Wahrheit unmittelbar bevorstehe, das „Morgentor des Schönen“ offen sei. Der mündig gewordene Mensch würde die Schönheit entschleiert sehen. In emphatischer Sprache war noch einmal die Göttlichkeit der Poesie und die Sendung der Künstler beschworen worden:

Der Menschheit Würde ist in eure Hand gegeben –
Bewahrt sie!
Sie sinkt mit euch! Mit euch wird sie sich heben!
Der Dichtung heilige Magie
Dient einem weisen Weltenplane,
Still lenkt sie zum Ozeane
Der großen Harmonie. (Werke und Briefe, Bd 1, 1992, 220)

Doch 1799 war schon eine Ernüchterung bei Schiller eingetreten. Sein Verständnis von Schönheit und Kunst musste in den 90er-Jahren persönlich einem zunehmend kranken Körper und politisch revolutionären Umwälzungen in den europäischen Gesellschaften abgerungen werden. So kommt ihm die durch ein mythologisch fundamentiertes Antike-Verständnis genährte Utopie einer nach dem Ideal der Schönheit erneuerten Gesellschaft Stück für Stück abhanden. Was erklärt, warum er sich in *Nänie*, einem seiner spätesten Gedichte, nicht mehr lange damit aufhält, zunächst noch einmal die alles verändernde Macht und Kraft des Schönen zu preisen. Jetzt ist ein Kontrapunkt fällig, ein Paukenschlag eben, gefasst in die nüchterne, illusionsfreie Erkenntnis: *„Auch das Schöne muss sterben"*. Sie dürfte ihn einiges gekostet haben. Ein leiser Ton von Trauer über Zerbrochenes ist hörbar.

Nänie, zurückgehend auf lateinische Wort *nenia* oder *naenia*, ist denn auch die Bezeichnung für einen Trauer- und Klagegesang von Hinterbliebenen, die Leichenzüge im Alten Rom (wahrscheinlich mit Flöte und Laute unterstützt) begleitet haben. Und die literarische Form der Trauer und der Klage ist die Elegie. *Nänie* ist eine der vollkommensten ihrer Art in deutscher Sprache. Sie entsteht nicht zufällig in einem Jahr, 1799, in dem Schiller die Uraufführung von zwei Teilen seiner dreiteiligen großen Tragödie auf der Weimarer Bühne erlebt, an der er drei Jahre gearbeitet hatte, seinem kranken Körper alles abverlangend: *Wallenstein*. Auch dies ein Zeitsignal. *Wallenstein* ist die *„große Schicksalstragödie, die Schillers Idealismus zum ersten Mal ins echt Tragische verdunkelt zeigt"* (Muschg 1968, 43).

Trauerfall I: Orpheus und Eurydike

Energisch, überfallartig also beginnt alles in diesem Gedicht, durch das Ausrufezeichen noch verstärkt. Aber zugleich signalisiert das Auftaktwort *„Auch"*, dass dem Poem ein Gespräch vorausgegangen sein muss, das jetzt fast apodiktisch beendet wird. **Auch** das Schöne! Wie alles Irdische, wie alles von Menschen Gemachte, sterblich ist, ist es das Schöne auch. Eine Selbsttäuschung, das Schöne von der Vergänglichkeit auszunehmen. Die Geschichte kennt nun einmal keine Ausnahme. Und wie zum Beweis führt Schiller in den nächsten drei Distichen klassische Fallbeispiele aus der Geschichte der griechischen Antike an. Es sind drei Trauerfälle aus einer Welt, die noch den Gegensatz kennt von Sterblichen und Unsterblichen, von Menschen und Göttern. Schiller verfügt über überragende Kenntnisse dieser Welt, weiß mit dem mythologischen „Personal" virtuos umzugehen, wie nicht nur sein programmatisches Gedicht *Die Götter Griechenlands* belegt (1. Fassung 1788, 2. Fassung 1793) beweist.

Doch der Rückgriff auf mythische Fälle geschieht hier, um das Exemplarische, das Immer-Gültige, das Universale herauszuarbeiten: das Schicksal des Schönen schlechthin. Das Stichwort *„stygischer Zeus"* (V 2) leitet dazu über. Es ist eine umschreibende Bezeichnung für Hades, den Gott der Schattenwelt, des Reichs der Toten, Bruder des Göttervaters Zeus, der die Oberwelt so beherrscht wie Hades die Unterwelt. Um in diese zu gelangen, müssen die Seelen der Toten über einen Fluss setzen: den Styx, der die Grenze bildet zwischen der Welt der Lebenden und der Toten. Denn nach dem Glauben der Alten Griechen leben die Verstorbenen auch nach ihrem Tod weiter, führen aber allesamt nur eine Schattenexistenz. Eine Rückkehr ins Leben ist ausgeschlossen. Ein ehernes Gesetz, gnadenlos für Menschen und für Götter. Entsprechend kann der „Zeus der Unterwelt" nicht „gerührt" werden, Toten neues Leben zu geben. Nicht gerührt werden von Menschen und auch nicht von Göttern oder Göttinnen. Diese bleiben zwar unsterblich, aber auch sie können das eherne Gesetz der Sterblichkeit nicht außer Kraft setzen. Genau das sollen die von Schiller für sein Gedicht ausgewählten Fallbeispiele aus der griechischen Klassik belegen.

„Einmal nur" (V 3), so beginnen die Beispiele. Am Anfang ein besonders aufregender Fall. Denn hat es nicht **eine** Ausnahme von dem ehernen Gesetz gegeben? Ist es nicht wenigstens einmal gelungen, den *„Schattenbeherrscher"* zu „erweichen"? Schiller deutet in den Versen 3 und 4 nur Stichworte an, kann er doch die Kenntnis der folgenden Geschichte voraussetzen, überliefert u. a. im 10. Buch (Verse 1–85) der *Metamorphosen* des römischen Dichters Ovid (43 v. Chr.–17 n. Chr.). Eine einzigartige Liebesgeschichte in der Tat, tief anrührend, sowohl durch ihren Anfang wie ihr Ende. Es geht um Orpheus, den Sohn der Muse Kalypso und des Gottes Apollon. Es geht um einen begnadeten Sänger und Dichter, der von Apollo persönlich aufgrund seines Talents eine Lyra, eine Leier, geschenkt bekommen hatte. Unter den Sängern gilt Orpheus als der beste – imstande, Götter, Menschen und sogar Tiere,

Pflanzen und Steine zu rühren. Bäume neigen sich ihm zu, wenn seine Musik erklingt, wilde Tiere scharen sich friedlich um ihn, wenn sie ihn spielen hören, und selbst die Felsen weinen angesichts seines schönen Gesangs. Welche Macht kann doch das Schöne in der Form der Künste entfalten.

Orpheus' geliebte Frau heißt Eurydike, eine Nymphe. Doch ein Unglück will es, dass sie auf eine Schlange tritt, gebissen wird und durch das Gift der Schlange stirbt. Doch Orpheus ist nicht bereit, dieses Schicksal hinzunehmen. Seine Lyra spielend und auf die Macht seiner Kunst vertrauend folgt er seiner Geliebten in die Unterwelt und vermag dort, selbst Hades und dessen Frau Persephone durch sein Spiel und seine Liebe zu rühren. So erfüllen sie ihm die Bitte, Eurydike mit ihm aus der Unterwelt ziehen zu lassen und ihnen noch einmal eine Frist für ihre Liebe zu schenken, bis sie beide zu gegebener Zeit dann zusammen in das Reich der Schatten eingehen würden. Die Gewährung freilich wird an die Bedingung geknüpft, dass Orpheus sich nicht zu seiner Frau umdrehen dürfe, während sie ihm aus dem Hades hinaus folgt.

Als Orpheus seinen Aufstieg jedoch beginnt und keine Schritte mehr hinter sich hört, dreht er sich aus Sorge um die geliebte Frau um, und Eurydike verschwindet für immer im Reich der Toten. In Schillers Gedicht ist das nur mit dem einem Satz angedeutet: *„Und an der Schwelle noch, streng, rief er zurück sein Geschenk."* So hatte der *„Schattenbeherrscher"* sein ehernes Gesetz der Sterblichkeit doch einmal mehr behauptet, auch im Fall von Personen mit göttlicher Abstammung. Zwar vermag die Liebe des Orpheus zu seiner Gattin und die Schönheit seiner Kunst die „eherne Brust" des Hades zu „erweichen". Doch *„einmal nur"*! Letztlich können auch sie das unerbittliche Gesetz der Sterblichkeit nicht aufheben.

Trauerfall II: Aphrodite und Adonis

Daran kann selbst eine Göttin wie Aphrodite nichts ändern. Auf ihre Geschichte spielt das Gedicht mit seinem **zweiten** Fall an. Die Göttin der Schönheit und der Liebe hatte sich in einen jungen Mann verliebt, in

Adonis, Sinnbild von jugendlicher Schönheit schlechthin. Von dessen Tod erzählt ebenfalls Ovid in seinen *Metamorphosen* im 10. Buch (Verse 707–738). Das Schicksal will es, dass Aphrodite mit ansehen muss, wie ihr Geliebter bei einer Jagd von einem Eber, den er mit seinem Speer nur verwundet hatte, angefallen wird. Mit ansehen, dass die Hauer des wilden Tieres tiefe Wunden in den *„schönen Knaben"* schlagen. Aber auch die Göttin vermag das Blut der Wunde nicht zu stillen. Trotz all ihrer tiefen Erschütterung, aller Trauer, ja allem „Hader mit den Schicksalsmächten", von dem Ovid berichtet, stirbt Adonis in den Armen der Göttin. Das eherne Gesetz der Sterblichkeit vermag auch sie nicht zu brechen. Ihr bleibt, ein jährliches Totengedenken an den Geliebten zu stiften und sein tropfendes Blut in eine Blume zu verwandeln. *„Da erkannte sie von fern das Stöhnen des Sterbenden und lenkte ihre weißen Vögel dorthin zurück"*, heißt es bei Ovid.

> *Sobald sie vom hohen Himmel sah, wie er entseelt dalag und sich in seinem Blute wälzte, sprang sie hinab, zerriss ihr Gewand, raufte sich das Haar, schlug sich mit den Händen, die es nicht verdienten, an die Brust, haderte mit den Schicksalsmächten und sprach: ‚Dennoch wird euch nicht alles anheimfallen: Das Andenken meiner Trauer wird ewig währen, Adonis; und die festliche Begehung deines Todes wird alljährlich ein Abbild meiner Klage um dich sein. Dein Blut aber wird zur Blume werden.* (Ovid 2021, 312)

Durch die gezielte Betonung des *„Nicht"* zum Auftakt von V 5 klingt die Unerbittlichkeit des Gesetzes schon im Ton auf.

Trauerfall III: Thetis und Archill

Genauso rhetorisch effektvoll ist das zweite *„Nicht"* zum Auftakt der Verse 7 und 8 eingesetzt. Und der Fall, um den es jetzt geht, verstärkt noch einmal die Dramaturgie. Schiller dürfte das rhetorische Gesetz der Steigerung wohl beachtet haben. Wieder ist eine Göttin im Spiel, diesmal nicht eine Göttin als Liebende, sondern als *„unsterbliche Mutter"*. Gemeint ist Thetis, eine Meeresnymphe und Meeresgöttin, Tochter des Meeresgottes Nereus und der Okeanide Doris und damit eine der Nereiden, eine von 50 Schwestern. Der Überlieferung zufolge hatte sie mit einem Sterblichen, Peleus, einen gemeinsamen Sohn: Achilleus, der später beim Krieg gegen die Stadt Troja auf Seiten der Griechen einer der größten Helden sein wird. Um ihn unverwundbar zu machen, hatte die Mutter ihn in den Fluss Styx getaucht, wobei als einzige Stelle nur seine Ferse unbedeckt und damit verwundbar bleibt, worauf der heutige Ausdruck „Achillesverse" zurückgeht.

Als der Mutter prophezeit wird, ihr Sohn würde im Krieg gegen die Trojaner fallen, versucht sie dessen Teilnahme zu verhindern und greift auch sonst immer wieder in das Kampfgeschehen um Troja zugunsten ihres Sohnes ein. Doch Achill hatte sich sein „Schicksal", lieber ein kurzes, aber ruhmreiches Leben denn ein langes, ruhmloses Leben zu führen, selbst gewählt, und so kann auch die *„unsterbliche Mutter"* nicht verhindern, dass ihr *„göttlicher Held"* durch einen Pfeil in die einzige verwundbare Stelle seines Körpers getroffen wird, stirbt und so sein vorausbestimmtes, aber in Freiheit gewähltes *„Schicksal erfüllt"*. Am *„skätischen Tor"*, wie das Westtor von Troja genannt wird, das Achill in frevelhaftem Übermut für die Griechen aufzubrechen versucht hatte, was durch einen Pfeil von Gott Apoll verhindert wird. Das Gedicht nennt diesen Achill nicht zufällig einen *„göttlichen Helden"* und *„verherrlichten Sohn"*. Er ist in Schillers Augen die heroische Verkörperung der Schönheit als persönlich sich manifestierende Freiheit und als vollkommene Einheit von Göttlichem und Menschlichem, von Ideellem und Körperlichem.

„Einmal nur", *„Nicht stillt"*, *„Nicht errettet"*: das ist die Sprache der Unerbittlichkeit, derer sich dieses Gedicht bedient, um seine anfangs ausgesprochene Wahrheit zu bekräftigen: *„Auch das Schöne muss sterben"*. Dann aber mit Vers 9 der überraschende Gegenzug, eingeleitet nicht weniger rhetorisch

effektvoll mit einem *„Aber"*. Ein folgenreiches *„Aber"*, das eine Gegenbewegung in diesem Gedicht anzeigt und einleitet. Im Fall der Göttin Aphrodite war im Gedicht von keiner Trauer oder Klage die Rede gewesen, obwohl Ovid davon berichtet hatte. In ihrem Fall nur die lapidare Feststellung, sie habe dem *„schönen Knaben"* die blutende Wunde nicht stillen können. Jetzt aber im Fall des Todes von Achill ein völlig anderes Szenario, in seiner dramatischen Wucht kaum zu steigern, weil hier buchstäblich Himmel und Erde erschüttert sind. Homer erzählt davon in seiner *Odyssee* im 24. Kapitel (Homer 2007, Verse 47–64).

Jetzt die Gegenbewegung, die durch das Aufsteigen der Göttin aus dem Meer noch zusätzlich szenisch vergegenwärtigt wird. Die „unsterbliche Mutter" erhebt sich, begleitet von allen ihren Schwestern, und erhebt Klage bei den Göttern *„um den verherrlichten Sohn"*. *„Wehschrei erscholl übers Meer hin schauerlich"*, heißt es bei Homer. Das Gedicht steigert mit einem Aufmerksamkeit von seinen Leserinnen und Lesern erheischenden *„Siehe!"* (V 11) die einzigartige Szene noch einmal über Homer hinaus, indem hier *„alle Götter und Göttinnen"* in die Trauer der Thetis einstimmen und mit ihr Tränen vergießen. Welch ein Anblick denn auch: Weinende Götter und Göttinnen! Hier ist schon ein ausdrückliches *„Siehe!"* mit Ausrufezeichen am Platz, so unerwartet ist die Reaktion der Unsterblichen und gewiss auch die von uns Leserinnen und Lesern, die Schiller im Auge haben dürfte. Selbst die Götter leiden unter der Sterblichkeit des Schönen, auch sie können den Lauf der endlichen Existenz nicht aufhalten: *„das Schöne"* vergeht, das Vollkommene stirbt. Dass selbst Unsterblichen weinen, heißt umgekehrt: selbst das Sterben eines *„göttlichen Helden"* können sie weder verhindern noch trotz aller Mittrauer rückgängig machen.

Aber das eine können sie doch, diese Götter und Göttinnen. Homer hatte noch von einem *„Grabgesang"* berichtet:

Alle neun Musen stimmten im Wechsel mit herrlicher Stimme an den Grabgesang; ohne Tränen sah man da keinen der Argeier [der vor Troja kämpfenden Griechen], *so stark wühlte auf sie die klagende Muse.*

„Siebzehn Tage und Nächte" beweinen alle diesen Toten: Götter wie Menschen, bevor dessen Leichnam im Feuer verbrannt wird. Diese Überlieferung nimmt das Gedicht auf, um zu seiner Schlusspointe vorzustoßen. Eine letzte überraschende Kehre mit den letzten beiden Versen:

Auch ein Klaglied zu sein im Munde der Geliebten ist herrlich; / Denn das Gemeine geht klanglos zum Orkus hinab

und „Orkus" ist nichts anderes als der lateinische Ausdruck für Unterwelt. Der Trauergesang über den Tod des Schönen, der hier göttlichen Ursprungs ist, erweist sich künftig als Medium neuer Schönheit.

Wir wollen registrieren: Am Anfang der Beispielreihe steht in Schillers Gedicht ein Mythos, der die Macht und die Ohnmacht der Kunst reflektiert: die Überlieferung von Orpheus, dem Dichter und Sänger. Zwar vermochte die Schönheit seiner Kunst selbst den ansonsten unerbittlichen Gott des Totenreichs zu erweichen, die tote Geliebte dem Leben zurückzugeben. Aber nur für einen Moment, dann regiert wieder das gnadenlose Gesetz der Sterblichkeit, das auch das Schöne nicht verschont. Dies gilt auch noch für den **dritten Fall**. Denn bei all ihrer Trauer und all ihren Tränen über den Tod des *„verherrlichten Sohnes"*, anders als Adonis Inbegriff auch einer inneren Schönheit als sinnlich sich manifestierende Freiheit, können die Unsterblichen auch den Tod des Achill nicht rückgängig machen. Auch sie finden an der Unerbittlichkeit des Sterbenmüssens die Grenzen ihrer Macht: *„Und die Klage hebt an …"*.

Kunst als Medium der Rettung des Schönen

Aber nach dem Vorbild der Götter verfügen auch die Hinterbliebenen noch über eine Möglichkeit, eine Macht, die „herrlich" genannt zu werden verdient, weil sie eine eigene Schönheit ausstrahlt. Es ist der Sprache, Ton, Musik, Verse gewordene Trauer- und Klagegesang im Munde der Geliebten, die so ihrer Trauer und Klage eine schöne Form und damit Dauer geben. Damit schlägt in Schillers *Nänie* die Klage der Götter und Göttinnen über den Untergang des Schönen um in einen Hymnus auf die Kunst, denn was die Tränenflut der Götter und Göttinnen auslöst, ist ja nicht der Tod des Achill selbst oder allein, sondern erst dessen Verherrlichung im Klagegesang, in der Kunst. Woraus folgt: Alles Schöne muss zwar vergehen – die eingangs formulierte Wahrheit bleibt unwiderlegt – aber in der Kunst lebt es in idealisierter Gestalt fort, ohne im strengen Sinn Unsterblichkeit zu erlangen, ist doch auch alles Schöne als menschengeschaffen seinem Wesen nach endlich und vergänglich. Das Schöne ist in pointiertester Weise Repräsentant einer vergänglichen Wirklichkeit und insofern selber vergänglich.

Ja, man wird sagen können: Der Untergang des Schönen in der Wirklichkeit ist geradezu die Voraussetzung für dessen Verherrlichung in der Kunst. Kunst wird zur Klage über das Schwinden des Schönen aus der Realität. Sein Gedicht *Die Götter Griechenlands* in der zweiten Fassung von 1793, das *Nänie* sehr verwandt ist, lässt Schiller denn auch nicht zufällig mit den beiden Versen enden: *„Was unsterblich im Gesang soll leben / Muß im Leben untergehn"* (Werke und Briefe Bd. 1, 1992, 165). Und im dritten Teil seiner Tragödie Wallenstein, fast zeitgleich mit Nänie zur Uraufführung gebracht, hatte Schiller eine erschütternde Totenklage auf das Schöne geschrieben: Es ist die von Thekla auf den Tod ihres Geliebten Max Piccolomini, der wie Achill in der Schlacht „sein Schicksal erfüllt", indem er seinen Tod gesucht und gefunden hatte. Thekla versinkt am Grab ihres Geliebten ins Nachdenken und fährt dann mit *„Zeichen des Grauens"* auf:

– Da kommt das Schicksal – Roh und kalt
Faßt es des Freundes zärtliche Gestalt
Und wirft ihn unter den Hufschlag seiner Pferde –
– Das ist das Los des Schönen auf der Erde! (VV 3177–3180)

Dies dürfte der Trost dieses Gedichtes sein, wenn es überhaupt einen Trost spenden will: das Schöne und Herrliche, das im Leben stirbt, kann „unsterblich" werden in der Kunst, ohne Unsterblichkeit in strengen Sinn beanspruchen zu können. Denn auch die Kunst steht unter dem Gesetz „der Wahrheit". Ihr fällt dabei die Aufgabe zu, das Schöne als Erinnerungsbild gegen „das Gemeine" zu bewahren: *„Die Klage um das Schöne mündet in ein Bekenntnis zur Kunst als Medium seiner Rettung" – „im Mund der Geliebten"* (Osterkamp 1996, 297).

Die Kunstwerken immanente Dialektik

Was einen deutlichen Unterschied macht zu all den Toten, die buchstäblich sang- und klanglos in die Unterwelt eingehen und die ohne die Sprache und Form gewordene Trauer und Klage vergessen sind. Im Klagelied aber bleibt die Schönheit bewahrt, blitzt sie noch einmal auf, kann sie noch einmal eine Wirkung erzielen: Dankbares Erinnern, Trost in der Trauer durch Sprache in der Sprachlosigkeit, durch Fassung in der Fassungslosigkeit, durch Formgebung im Amorphen der Gefühle. Und das wird bleiben, solange liebende Menschen sich an geliebte Menschen erinnern und ihrer Trauer Sprache und Form geben. Auch Schillers Gedicht lebt von dieser Kunstwerken immanenten Dialektik von Dauer und Vergänglichkeit, von Macht und Ohnmacht, Schönheit und Sterblichkeit. Auch er hat ein vollkommen schönes Klage-Gedicht geschrieben über die Sterblichkeit des Schönen, das seinen Ursprung in der Klage der Göttinnen und Götter hat. Ein menschliches Klagelied unter Verweis auf ein göttliches. Es ist als Kunstwerk vollkommen im Wissen um seine Vergänglichkeit und damit Ausdruck *„einer sanften Trauer über den Untergang des Schönen, die Trost bereits daraus gewinnt, dass auch der Klage, in Gestalt des Gedichtes, wiederum Schönes erwächst"* (Osterkamp 1996, 283).

Der Dichter hatte, wie eingangs erwähnt, mit seiner Schönheitslehre, die er Mitte der 90er-Jahre ausgearbeitet hatte, hochfliegende Pläne an eine fundamentale Erneuerung der Gesellschaft aus dem Geist der griechischen Antike. Doch die harten politischen und gesellschaftlichen Realitäten im Deutschland und im Europa Ende des 18. Jahrhunderts – 10 Jahre nach der Französischen Revolution – sehen anders aus und „die Verhältnisse", die „sind nicht so". Schritt für Schritt sieht Schiller seine rückwärtsgewandte Utopie demontiert, ist er gezwungen, seine „Schönheitslehre" zurückzunehmen. Es war dem Dichter in den Jahren nach 1785 nicht verborgen geblieben, dass das Schöne als zur Erscheinung gelangte Freiheit und als Einheit von Sinnlichkeit und Sittlichkeit den Bedingungen von Natur und Materie unterworfen bleibt, mithin sterblich ist. Auch sein Körper, seit 1791 von einer schweren Krankheit gezeichnet, hatte ihm andere Signale gegeben. Mit dem Schiller-Forscher Norbert Oellers wird man sagen können:

> *Die poetische Praxis diskreditierte die hochfliegende Theorie einer Schönheit/Wahrheit-Amalgamierung in einem diesseitigen Elysium. Die dichterische Form, in der solche Einsichten zu vermitteln sind, ist die Elegie.* (Oellers 1984, 187)

Der Glaube an die absolute Gültigkeit des Schönen wird hier aufgegeben. Nicht nur seine Göttlichkeit, auch seine ewige Dauer ist eine Täuschung.

Entsprechend zieht sich Schiller, als die großen Konzepte scheitern, so Oellers weiter, in Nänie auf eine Position zurück,

> *die unanfechtbar ist, wenn die Kunst sich nicht aufgeben und als bloßes Handwerk ansehen will: auf die Position des Elegikers, der beklagt, dass die Welt nicht vollkommen eingerichtet ist und nie sein wird, solange die Menschen sterblich sind; und dies werden sie bleiben, so lange der Tod nicht gebannt ist, und dazu bestehen keine Aussichten; und so ist der Riß zur Kenntnis zu nehmen, der durch die Welt geht (wie das Christentum und Kant lehren), der auch den Menschen spaltet, der das Absolute uneinsichtig macht und das Ideal der Schönheit zur abstrakten Utopie herabwürdigt.* (Oellers 1984,190)

Was nachvollziehbar macht, dass *Nänie* eines der letzten Gedichte ist, die Schiller schreiben sollte, sechs Jahre vor seinem Tod, 1805. *„Was blieb"*, so Osterkamp,

> *war die Elegie als jene Dichtungsart, die nach dem Scheitern der Idylle, einer geschichtsphilosphischen Desillusionierung, dem Verlust der Hoffnung auf eine diesseitige Verschmelzung des Wirklichen mit dem Idealen, Ausdruck zu verleihen vermöchte. Denn die Elegie schreibt den Gegensatz von Natur und Kunst, von Wirklichkeit und Ideal unumstößlich fest* [...] *Die ‚Nänie' also als eine Elegie nicht allein auf den unumgänglichen Verlust des Schönen aus dem Wirklichen, sondern als eine Elegie auch auf die verlorenen Illusionen des Dichters im Hinblick auf die Realisierbarkeit der eigenen kunstphilosophischen Entwürfe.* (Osterkamp 1996, 294)

Das Schöne als Vorschein des künftig Möglichen

Insofern kann es nicht verwundern, dass es – an Schiller anknüpfend und ihn doch weiterdenkend – im 20. Jahrhundert eine Neuausrichtung der Theorie des Schönen gegeben hat. Der Philosoph Ernst Bloch hat sich dabei als zeitgemäßer Anwalt Schillers erwiesen, arbeitet aber stärker als Schiller die utopische Kraft des Schönen für die Zukunftsgestaltung heraus, eine Kraft, die das politisch oder gesellschaftlich Schlechte oder Miserable zu übersteigen und so zu verändern vermag. In seinem Hauptwerk *Das Prinzip Hoffnung* (Erstausgabe 1959) zeigt Bloch an ungezählten Beispielen, wie sehr das Schöne auch als Verheißung eines Kommenden verstanden werden kann. Im Schönen leuchtet jetzt schon der Vorschein der Wahrheit auf. Zwei *„Tagträume"* von *„stillen Dichtern"* zieht Bloch schon zum Auftakt seines umfangreichen Werkes heran (Kap. 14), Brentanos kindliches Phantasiekönigreich „Vaduz" und Eduard Mörikes Gedankengespinst von einem Inselreich „Orplid", und spricht hier exemplarisch von *„versuchter Artikulierung eines utopischen Hoffnungsinhaltes"*, von einem *„Morgentor des Schönen"*, dem der *„Ernst eines Vor-Scheins von möglichem Wirklichen"* eigne (Bloch 1969, 108f.).

Folglich ist das Schöne für Bloch zielgerichteter Vorschein und insofern Angeld auf eine Wahrheit, die noch aussteht. Das Schöne sagt die unmittelbare Begegnung mit der Wahrheit erst an. Deshalb, weil es Vorschein der Wahrheit ist, fällt das Schöne aus dem Rahmen des Wirklichen, ist es Ausdruck elementarer Unterbrechung gewohnter Wirklichkeiten. Insofern ist jedes große Kunstwerk, schreibt Bloch,

> *außer seinem manifesten Wesen auch noch auf eine* ***Latenz der kommenden Seite*** *aufgetragen, soll heißen: auf die Inhalte einer Zukunft, die zu seiner Zeit noch nicht erschienen waren, ja letztlich auf die Inhalte eines noch unbekannten Endzustandes. Nur aus diesem Grund haben die großen Werke jeder Zeit etwas zu sagen, und zwar Neues, das die vorige Zeit an ihnen noch nicht bemerkt hatte; nur aus diesem Grund hat die märchenhafte Zauberflöte, aber auch die historisch streng fixierte Göttliche Komödie ihre ‚ewige' Jugend.* (Bloch 1969, 110f.)

Und auch die Lieder des Orpheus, aus Liebe gedichtet, aus Liebe gesungen, fähig, selbst den *„Schattenbeherrscher"* zu *„erweichen"*, wenn auch *„einmal nur"*, einmal nur für einen vergänglichen Moment. Aber diese Kraft ist dem Schönen zuzutrauen – damals wie heute.

Deshalb sei noch ein Fingerzeig angefügt in die Welt der Ton-Kunst. Johannes Brahms (1833–1897) hat Schillers *Nänie* vertont (op 82). Begonnen hatte er damit im Frühjahr 1880 in Reaktion auf den Tod seines Freundes, des Malers Anselm Feuerbach, der am 4. Januar in Venedig gestorben war. Vollendet wird das Werk im Sommer 1882, gewidmet Henriette Feuerbach, der Stiefmutter des Malers, gut 15 Jahre nach dem ungleich bekannteren Tonwerk von Brahms, dem *Deutschen Requiem* (op 45), das einen vergleichbaren Ausgleich gesucht hatte zwischen der Trauer über das Sterben und dem Trost durch die Sprache der Kunst.

Literatur

Ausgaben:

Bloch, Ernst: Das Prinzip Hoffnung, Bd. I–III. Suhrkamp, Frankfurt/M 1969

Homer: Odyssee. Aus dem Griechischen übersetzt und kommentiert von Kurt Steinmann. Nachwort von Walter Burkert. Penguin, München 2007

Ovid: Metamorphosen. Aus dem Lateinischen übersetzt, kommentiert und mit einem Nachwort versehen von Michael von Albrecht. Reclam, Ditzingen 2021

Schiller, Friedrich: Gedichte, hrsg.v. Georg Kurscheidt. In: Werke und Briefe in 12 Bänden, hrsg. v. Otto Dann u. a., Bd. 1. Deutscher Klassiker Verlag, Frankfurt/M 1992 (Bibliothek deutscher Klassiker)

Zu Leben und Werk von Schiller:

Alt, Peter-André: Schiller. Leben – Werk – Zeit, Bd. 1–2. C.H. Beck, München 2000

Oellers, Norbert: Elend der Geschichte, Glanz der Kunst. Reclam, Stuttgart 2006

Safranski, Rüdiger: Friedrich Schiller oder Die Erfindung des Deutschen Idealismus. Hanser, München–Wien 2004

Zum Gedicht *Nänie*:

Jüngel, Eberhard: „Auch das Schöne muß sterben" – Schönheit im Lichte der Wahrheit. Theologische Bemerkungen zum ästhetischen Verhältnis. In: Zeitschrift für Theologie und Kirche. 1984; 81(H. 1):106–126

Kraft, Werner: Die Schönheit als Klagelied. In: ders., Um Schiller betrogen. Neske, Pfullingen 1978, 202–204

Muschg, Walter: Schillers ‚Nänie'. In: ders., Gestalten und Figuren. Francke, Bern–München 1968, 41–46

Oellers, Norbert: Die verlorene Schöne in bewahrender Klage. Zu Schillers „Nänie". In: Gedichte und Interpretationen. Klassik und Romantik, hrsg. v. Wulf Segebrecht. Reclam, Stuttgart 1984, 181–195

Osterkamp, Ernst: Das Schöne in Mnemosynes Schoß. In: Interpretationen. Gedichte von Friedrich Schiller, hrsg. v. Norbert Oellers. Reclam, Stuttgart 1996, 282–297

Thurnher, Eugen: Schillers ‚Nänie'. In: ders., Wort und Geschichte. Tyrolia, Innsbruck–Wien 1990, 143–156

Wohlleben, Joachim: Ein Gedicht, ein Satz, ein Gedanke – Schillers „Nänie". In: Wahrnehmungen im Poetischen All. FS Alfred Behrmann zum 65. Geb., hrsg. v. Klaus Detering. Metzler, Heidelberg 1993, 54–72

Ästhetische Achtsamkeit

Wie uns das Schöne mit der Gegenwart in Berührung bringt

Sebastian Witte

Wenn wir den Kopf in den Nacken legen und eine Wolke betrachten, kommt uns mehr in den Sinn, als nur das Wetter zu prüfen. Wir lassen uns auf eine Form ein, die keine Ränder kennt, auf ein Schauspiel, das ständig im Wandel ist. Gavin Pretor-Pinney, Gründer der *Cloud Appreciation Society*, nennt das Wolkenschauen eine „meteorologische Meditation". Eine Einladung, Gegenwärtigkeit zu erleben.

Das Schöne an Wolken, sagt er, sei ihre Flüchtigkeit. Sie seien wie Gefühle: mal leicht, mal drückend, manchmal vergehen sie spurlos, manchmal überrollen sie uns. Aber stets sind sie allen zugänglich. Niemand muss in die Ferne reisen, um ihrem Zauber zu erliegen. Sie kommen einfach zu uns. Wer Wolken bestaunt, verlangsamt sein Denken, nicht um weniger, sondern um mehr zu erkennen.

Eine ähnliche Erfahrung kann Musik auslösen. Der Moment nach dem letzten Ton eines Konzerts – dieses Verstummen, das noch klingt –, auch er ist ein Raum, in dem sich die Wahrnehmung verdichtet. Plötzlich werden wir empfänglich für eine Stille, die voller Spannung ist, lebendig und reich. In solchen Augenblicken scheint die Zeit förmlich anzuhalten. Man hört

M. B. Wagner-Pischel, *Die Macht des Schönen*,
https://doi.org/10.1007/978-3-662-72581-8_10

feiner, atmet flacher, fühlt sich zugleich geerdet und entrückt. Und spürt: Da entfaltet sich eine Kraft, die uns tief berührt. Und verwandelt.

Nicht weniger eindrücklich offenbart sich diese Macht des Schönen in der Begegnung mit bildender Kunst. Etwa vor einem Bild wie *Der Mönch am Meer* von Caspar David Friedrich: Eine winzige Gestalt am Ufer, ein leerer Horizont, ein flirrender Zwischenraum aus Wasser und Himmel. Reduktion auf das Wesentliche. Nichts erklärt sich. Und doch scheint alles gesagt.

Drei Beispiele, drei Formen des Erlebens, des Staunens, verbunden durch etwas Grundsätzliches: Sie lassen uns innehalten. Sie schenken uns Momente, die intensiver erscheinen als gewöhnlich. Sie ergeben sich aus einer Präsenz, die eine besondere Sensibilität voraussetzt. Etwas, das sich als „ästhetische Achtsamkeit" bezeichnen lässt.

Es lohnt, diese spezielle Form der Achtsamkeit näher zu untersuchen, ja, sie leidenschaftlich zu kultivieren. Denn wer in der Lage ist, sich derart dem Schönen zu öffnen, kann Großes erleben: Der entkoppelt sich von der Welt des schnellen Blicks, der Millionen Reize, der permanenten Zumutungen. Und kommt in Kontakt mit einer Gegenwart, die beruhigend und inspirierend zugleich ist, die sogar heilsam sein kann.

Was ist ästhetische Achtsamkeit?

Ansprechbar für Schönes zu sein, ist keine Selbstverständlichkeit. Ästhetische Achtsamkeit folgt keinem Automatismus; das kann jede und jeder leicht nachempfinden. Zuweilen lässt uns selbst ein bewegendes Musikstück oder ein originelles Kunstwerk merkwürdig kalt. Oft geschieht das, wenn wir abgelenkt sind, in Eile, innerlich verspannt, oder wenn unsere Aufmerksamkeit vom Zweckdenken absorbiert wird. Nicht jedes Schauen ist ein Hinsehen, nicht jedes Lauschen ein Hin-hören.

Kein Wunder, dass sich jene Momente, in denen uns etwas tief berührt und in denen für einen Augenblick alles anders erscheint, so schwer planen lassen. Und noch schwerer festhalten. Aber sie lassen sich beschreiben und begrifflich fassen.

Ästhetische Achtsamkeit meint eine spezielle Art der Aufmerksamkeit: Sie ist wach, gegenwärtig, sinnlich, aber absichtslos. Sie ist kontemplativ im ursprünglichen Sinn: kein Tun, sondern ein Lassen. Und sie hat stets mit einem Gegenüber zu tun, einem Kunstwerk, einem Naturphänomen, einem Klang, einem Ausdruck, der sich im Hier und Jetzt zeigt.

Im Unterschied zu klassischen Achtsamkeitspraktiken, wie sie etwa in der buddhistischen Meditation gepflegt werden, richtet sich diese Aufmerksamkeit weniger auf das eigene Innere als auf das Erscheinen der Welt. Sie gilt nicht dem Atem oder dem Schmerz, sondern dem, was uns gegenübertritt: dem Sichtbaren, dem Spürbaren, dem Gestalteten. Sie ist eine Art des Daseins, die nichts optimieren will und präsent ist im Wahrnehmen selbst.

So gesehen beschreibt ästhetische Achtsamkeit eine dialogische Haltung zur Welt. Sie fragt nicht: Was nützt mir das? Sie fragt: Was zeigt sich hier, und wie kann ich mich darauf einlassen?

Der Philosoph Martin Seel hat diesen Perspektivwechsel in seiner Theorie der ästhetischen Erfahrung auf prägnante Weise beschrieben. Ästhetische Achtsamkeit im Sinne Seels bedeutet ein Sich-Einlassen auf die Präsenz des Erscheinens. Gemeint ist damit: Wir wenden uns einem Phänomen nicht in analytischer Distanz zu. Wir begegnen ihm in seiner sinnlichen, gegenwärtigen Gestalt. Wir betrachten nicht nur, **was** etwas ist, sondern **wie** es im Moment erscheint: in seiner Form, seinem Rhythmus, seiner Atmosphäre. Es geht um die bewusste Hinwendung zur *„Gegenwärtigkeit des Gegenwärtigen“*, wie Seel es nennt: zu dem, was in diesem Augenblick zutage tritt (Seel 2000). Gerade weil es jetzt geschieht – und nur so.

Dabei ist diese Art der Wachheit weder passiv noch aktiv im herkömmlichen Sinn. Sie beschreibt eine wache Empfänglichkeit, eine Bereitschaft, aufzunehmen, ohne zu ergreifen und festzuhalten. Nicht das Fixieren steht im Vordergrund, sondern das Verweilen im Flüchtigen. Die Welt fungiert nicht als Objekt zur Erkenntnis, sie zeigt sich als Gegenüber zur Erfahrung. Wenn wir ästhetisch aufmerksam sind, schauen wir nicht bloß hin. Wir lassen auch zu, dass etwas mit uns geschieht – sanft, aber nachhaltig.

Darin liegt ein zentraler Unterschied zur instrumentellen Wahrnehmung, die unseren Alltag dominiert. Im Modus der Zweckorientierung betrachten wir alles unter dem Gesichtspunkt seiner Verwertbarkeit: Wie kann ich etwas gebrauchen, verbessern, bewerten? Ästhetische Achtsamkeit durchbricht dieses Raster. Sie unterläuft das „Was bringt das?" durch ein schlichtes „Was ist das?"

Diese Haltung lässt sich nicht erzwingen. Aber sie lässt sich entwickeln: durch Übung, durch Langsamkeit, durch eine veränderte Form des Schauens, Hörens und Spürens. Wer sich einmal auf ein Gemälde eingelassen hat, nicht für Sekunden, sondern für eine halbe Stunde, wer bemerkt hat, wie sich in dieser Zeit sowohl das Bild verändert wie auch das eigene Empfinden, der kennt das Prinzip. Oder wer sich treiben und von der Stimmung eines Ortes berühren lässt, im Lesen plötzlich innehält, weil ein Satz etwas zum Klingen bringt. Ästhetische Achtsamkeit kann dort gedeihen, wo die Welt nicht länger Mittel ist, sondern gelebter Moment.

Schopenhauer und die Befreiung vom Ich

Wie wertvoll und kraftvoll solche Momente sein können, lässt sich besonders überzeugend aus den Überlegungen Arthur Schopenhauers ableiten. Kaum ein Denker hat die Erfahrung des Schönen radikaler gefasst. In seiner Philosophie markiert die ästhetische Wahrnehmung nicht einfach einen angenehmen Nebeneffekt des Daseins – sie ist ein Ausnahmezustand: ein Augenblick der Befreiung. Denn im Angesicht des Schönen, so seine These, wird der Mensch für einen kurzen Augenblick von sich selbst entlastet.

Schopenhauer ging von einem düsteren Menschenbild aus: Seiner Ansicht nach ist alles Lebendige durchdrungen vom „Willen", einem blinden, ziellosen Drang zu leben, zu streben, zu begehren. Dieser Wille äußert sich in zahllosen Formen: als Hunger, Ehrgeiz, Angst, Gier oder als das Gefühl, stets etwas zu verpassen. Das Leben, so Schopenhauer, ist ein unaufhörlicher Kreislauf des Mangels. Kaum ist ein Ziel erreicht, tritt an seine Stelle das nächste Verlangen. Der Mensch bleibt getrieben. Und leidet.

Doch es gibt einen Weg, dieses Leiden zumindest sporadisch zu unterbrechen: durch Kunst. Nicht, weil Kunst ablenkt oder tröstet, sondern weil sie die Struktur unserer Wahrnehmung verändert. Im Alltag, so Schopenhauer, betrachten wir die Dinge stets im Hinblick auf unser Wollen: Ein Baum ist Bauholz. Ein Mensch ist Konkurrenz. Ein Berg ist Kulisse. Die Welt erscheint uns als Ressourcenraum zur Befriedung unserer Bedürfnisse. Solange der Wille herrscht, ist sie uns Mittel zum Zweck.

In der ästhetischen Erfahrung aber tritt diese Zweckorientierung zurück, eröffnet sich eine willensfreie Perspektive auf die Welt. Der Mensch betrachtet das, was ihm begegnet, nicht mehr unter dem Aspekt der Nützlichkeit, sondern als das, was es ist, genauer als das, was es bedeuten könnte. Eine Landschaft wird zur Allegorie. Eine Melodie zur Zeitform des Fühlens. Eine Farbe zum Tor in ein anderes Empfinden.

In Schopenhauers Worten werden wir dabei zu *„reinen Subjekten des Erkennens“* (Schopenhauer [1819/1844] 1986). Wir erleben einen Zustand, in dem der Wille zum Schweigen gebracht ist, das bedürftige Selbst sich auflöst in Anschauung, und die Welt nicht mehr Objekt der Beherrschung, sondern der Betrachtung ist. Das Ich tritt zurück – und sieht klarer. Dazu passt, dass viele Menschen genau solche Momente des Kunsterlebens im Rückblick oft als „still“, „bedeutungsvoll“, manchmal sogar als „erlösend“ beschreiben. Für Schopenhauer war es genau das: eine Erlösung vom Ich, eine kurzzeitige Suspendierung jenes Getriebenseins, das das Leben sonst bestimmt.

Dieser Zustand kommt bei ihm der Idee eines „ruhenden, höheren Bewusstseins“ nahe. Einer Form geistiger Wachheit, die sich durch nichts erzwingen lässt, aber durchlässig macht für eine andere Wahrnehmung der

Welt: raum- und zeitvergessen, leiblich gespürt und zugleich losgelöst vom Eigeninteresse. Was die Mystik als „Nunc stans" bezeichnet – ein stehendes Jetzt – erscheint hier als philosophisch beschreibbarer Erfahrungsmodus.

Mehr noch: Schopenhauer deutet diese Form der Wahrnehmung nicht nur psychologisch, sondern metaphysisch: als eine Aussetzung des Willens, nicht bloß zufällig. Sie ist damit weit mehr als ein innerer Zustand.

In seinen späten Schriften spricht er von der Möglichkeit, dass der Mensch seinen inneren Antrieb, den *„Wille zum Leben"*, aus Mitgefühl und Einsicht gar dauerhaft verneinen könne und gerade darin zur Würde gelange. Die Kunst sei ein erster Schritt dorthin: ein Vorgeschmack auf ein Leben jenseits der Gier, der Rastlosigkeit, der egoistischen Triebe. Eine Form der Weltbegegnung, die nicht in Aneignung besteht, sondern im Loslassen (Schopenhauer [1851] 2017).

Diese Haltung hat Schopenhauer nicht zuletzt in fernöstlicher Philosophie gespiegelt gesehen: im Buddhismus, in der Askese indischer Mystik. Auch wenn unklar bleibt, inwieweit Schopenhauer das „höhere Bewusstsein" selbst erlebte, so hat er es doch mit einer Klarheit beschrieben, die bis heute leuchtet: als Zustand, in dem der Mensch ganz Auge wird und der Welt nichts mehr entgegensetzt.

Schopenhauers Konzept kennzeichnet damit in gewisser Weise genau jenen Übergang, der auch ästhetische Achtsamkeit ausmacht: vom Zugriff zur Zuwendung, vom Ego zur Erscheinung. Vom Wollen zum (Anders-)Sein.

Die Phänomenologie des ästhetischen Schauens

Ganz unabhängig davon, wie weit man Arthur Schopenhauer in seinen Auffassungen folgen möchte: Ästhetische Erfahrungen bauen auf Wahrnehmungsvorgängen, die auch jenseits von potenziellen Erlösungszuständen einen transformativen Effekt haben. Was geschieht da in und mit uns, wenn wir ein Bild betrachten, ganz versunken in all seine Details? Was machen die

Sekunden, die am Ende eines Musikstücks noch nachklingen, so besonders für uns? Wie genau erleben wir einen Ort, den wir dicht an uns heranlassen?

Die Phänomenologie als philosophische Strömung hat versucht, solche Erfahrungen genauer zu beschreiben, nicht als Ausnahmephänomene, sondern als Grundformen der Weltbegegnung. Im Zentrum steht dabei eine schlichte, aber folgenreiche Einsicht: Wahrnehmung ist mehr als die bloße Aufnahme von Reizen. Sie ist ein körperlich affektiver, mit Sinn aufgeladener Vorgang. Und sie verändert uns und unsere Beziehung zur Welt.

Das gilt bereits für die visuelle Wahrnehmung: Maurice Merleau-Ponty, einer der einflussreichsten Vertreter der Phänomenologie, verstand das Sehen als leiblich eingebetteten, sinnlich berührenden Akt. Unser Blick, so Merleau-Ponty, ist kein neutrales Kameraobjektiv eines losgelösten Geistes, der distanziert die Welt erfasst. Er ist Ausdruck eines Körpers, der in der Welt steht, mit ihr verflochten ist, auf sie antwortet (Merleau-Ponty1966).

Wahrnehmung in diesem Verständnis ist ein Geschehen zwischen Innen und Außen, zwischen Subjekt und Objekt, zwischen dem, der wahrnimmt, und dem, was sich zeigt. So, wie wir mit den Fingern eine Oberfläche ertasten, erkundet auch der Blick die Textur der Dinge. Er tastet, gleitet, bleibt haften, wird abgewiesen. Sehen wird so zu einer Form des Spürens. Und Spüren zu einer Weise, sich selbst in der Gegenwart zu verorten.

Das bedeutet auch: Wer ästhetisch schaut, lässt nicht einfach etwas auf sich wirken: er wird mit-ergriffen. Ästhetische Achtsamkeit ist deshalb weniger Technik als ein offenes Sich-Aussetzen. Man gibt sich hin, ohne sich aufzugeben. Man bleibt bei sich und ist doch ganz bei der Erscheinung. In solch verdichteter Wahrnehmung verliert sich die Trennung von Betrachtendem und Betrachtetem. Welt und Selbst begegnen einander, Resonanz entsteht.

Diese Erfahrung bringt eine besondere atmosphärische Qualität mit sich. Der Philosoph Gernot Böhme spricht in diesem Zusammenhang von „Atmosphären" als ästhetischen Machtfeldern, die sich zwischen Subjekt und Objekt entfalten (Böhme 1995). Ein Raum, ein Kunstwerk, ein Naturphänomen – sie erzeugen nicht bloß Inhalte, sondern Stimmungen. Und diese sind nicht subjektiv oder objektiv. Sie sind etwas Drittes: Sie **umgreifen** uns. Eine Installation in einem Museum kann einladend oder abweisend wirken, ein leerer Platz kann Trost oder Bedrängnis auslösen, je nachdem, wie sich Licht, Form, Klang und Körper zueinander verhalten.

Noch radikaler formuliert es Hermann Schmitz, Begründer der sogenannten Neuen Phänomenologie: Auch für ihn ist das ästhetische Erleben leiblich gespürtes Ergriffenwerden. Nicht ich habe die Stimmung, sagt Schmitz. Die Stimmung hat mich. Sie kommt „über mich", wie eine Gänsehaut, ein Schauder, eine Träne. Derartige Momente lassen sich nicht steuern. Sie ereignen sich. Der Leib ist dabei kein Instrument, er ist Ort des Geschehens (Schmitz 1969).

Sind wir ästhetisch achtsam, sind wir also nicht die Souveräne unseres Wahrnehmens. Vielmehr geraten wir in einen Dialog mit einer Erscheinung, deren Bedeutung sich nicht analytisch erschließt, sondern stimmungshaft entfaltet. Der französische Kunsttheoretiker Georges Didi-Huberman hat dies einmal als „offene Lektüre" beschrieben: ein Hinsehen, das sich nicht durch Eindeutigkeit beruhigen lässt (Didi-Huberman 1999).

Vor einem Bild, einem Klang, einer Bewegung, so könnte man sagen, entsteht ein Zwischenraum, nicht greifbar, aber spürbar. Ein Raum, in dem wir nicht funktionieren müssen, nicht reagieren, nicht erklären. Ein Raum, in dem wir einfach **sein** dürfen.

Gerade in solchen Momenten werden wir empfänglicher. Wir öffnen uns für das Andere. Für das Stille. Für das Bedeutende.

Und genau darin liegt – um mit Schopenhauer zu sprechen – die eigentliche Würde des Menschen: sich berühren zu lassen von einer Welt, die keinen Zweck verfolgt und erst deshalb voller Tiefe ist.

Schönheit und Zweckfreiheit – Vom Wert des Unnützen

In einer Welt, in der fast alles vermessen, optimiert und bewertet wird, wirkt die Hinwendung zum Schönen beinahe wie ein Anachronismus. Wozu ein Bild betrachten, das nichts erklärt? Warum einer Melodie lauschen, die kein Ziel verfolgt? Warum in einer Linie, einer Fläche, einem Ausdruck versinken, wenn es nichts „bringt"?

Gerade in dieser scheinbaren Nutzlosigkeit liegt das Widerständige der ästhetischen Erfahrung. Das wusste schon Immanuel Kant, als er in seiner *Kritik der Urteilskraft* das Schöne als Gegenstand eines „interesselosen Wohlgefallens" beschrieb. Schön sei, was gefällt, ohne dass es begehrt wird. Anders als das Angenehme, das uns Nutzen verspricht, oder das Gute, das moralisch geboten ist, besitzt das Schöne keine Funktion. Es zwingt nicht. Es verführt.

In dieser Freiheit liegt seine Kraft. Schönheit stört nicht, aber sie entzieht sich. Sie macht sich dem Zugriff des Funktionierens unzugänglich. Und öffnet dadurch einen Erfahrungsraum, in dem wir uns selbst anders erleben können.

Theodor W. Adorno hat in diesem Zusammenhang von der „Autonomie des Kunstwerks" gesprochen, einer Form, die sich den Zwecksetzungen der Gesellschaft verweigert. In der Ästhetik, meinte er, lebt ein „Moment der Utopie" weiter: Nicht, weil Kunst konkrete Lösungen bietet. Sondern weil sie zeigt, dass auch anderes möglich ist. Kunst ist zweckfrei und deshalb bedeutungsoffen. Ihre Wahrheit liegt nicht in der Botschaft, sie liegt in der Form. In der Weise, wie sie sich offenbart, und in der Resonanz, die sie auslöst (Adorno 1970).

Diese Resonanz, so hat es der Soziologe Hartmut Rosa formuliert, ist mehr als nur ein emotionales Echo. Sie ist ein Grundmodus gelingender Weltbeziehung: Nicht das, was wir beherrschen, sondern das, was uns antwortet, lässt uns lebendig fühlen. Ästhetische Achtsamkeit schafft genau solche Resonanzräume – Räume, in denen die Welt sich zeigt, und mehr noch: zurückblickt. Wer in Resonanz tritt, lässt sich auf eine unkontrollierbare Begegnung ein. Man versucht nicht, etwas zu bewirken. Man wartet, ob etwas geschieht (Rosa 2016).

Und das ist keine Nebensache. Denn in einer Zeit, in der Aufmerksamkeit zur Währung geworden ist, in der Digitales permanent unsere Sinne flutet, gleicht jede Form kontemplativer Wahrnehmung einem rebellischen Akt. Nicht laut, nicht kämpferisch, nicht ideologisch. Aber nachdrücklich.

Schon im Denken etwa von Hannah Arendt scheint diese Bedeutung auf. In ihrer Unterscheidung zwischen *vita activa* und *vita contemplativa* beschreibt sie das kontemplative Leben nicht als Rückzug, sondern als Weltzuwendung anderer Art. In der Kontemplation – sei es im Denken, im Schauen, im künstlerischen Gestalten – tritt der Mensch in eine andere Weise des In-der-Welt-Seins ein. Eine Weise, die weniger vom Tun als vielmehr vom Lassen bestimmt ist (Arendt 1960).

Daran knüpft auch der Kulturwissenschaftler Byung-Chul Han an, wenn er in seinen Schriften von der „Gesellschaft der Müdigkeit" oder der „Transparenzgesellschaft" spricht. Für Han ist die Gegenwart von einem Zwang zur Selbstverwertung geprägt: Jeder ist Unternehmer seiner selbst. Alles wird messbar, sichtbar, verfügbar gemacht, bis kein Raum mehr bleibt für das, was sich entzieht. Ästhetische Achtsamkeit ist für ihn deshalb eine subversive Gegenpraxis zur digitalen Dauererreichbarkeit und zur alles umfassenden Kommunikation: ein Moment der Entmächtigung des Funktionalen (Han 2015).

Genau darin liegt die gesellschaftliche Relevanz des ästhetischen Schauens: Wer sich dem Schönen öffnet, lässt sich auf eine andere, zweckfreie Wirklichkeit ein. Auf eine Welt, die nicht nur Mittel ist, sondern Ausdruck. In dieser Welt dürfen wir uns als Zeugen erfahren, als Menschen, die nichts bewirken müssen und dennoch frei sind.

Ästhetische Praxis als Lebenskunst

Um ästhetische Achtsamkeit zu kultivieren, muss niemand Kunsthistoriker sein, Philosophin oder ausgebildeter Musiker. Es genügt, sich ansprechen zu lassen: von einem Bild, einem Klang, einer Geste. Von Momenten, in denen sich das Jetzt in seiner ganzen Schönheit entfaltet. Das kann im Öffentlichen wie im Privaten geschehen, in bedeutungsvollen wie banalen Zusammenhängen – überall dort, wo wir aufhören, die Dinge zu gebrauchen, und beginnen, sie ästhetisch zu betrachten.

Ein Lichtreflex auf einer Fensterscheibe. Der Wind, der sich in einer Baumkrone verfängt. Die gleichmäßige Bewegung eines Pendels. Es sind oft die kleinen, leisen Erscheinungen, die unser Empfinden öffnen. Weil sie da sind, ohne sich aufzudrängen.

Die Philosophie hat solche Alltagsästhetik lange übersehen. Dabei wohnt ihr ein großes Potenzial inne: eine demokratische Form des Schönen, zugänglich für alle, nicht abhängig von Bildung, Besitz oder Konvention. In seinen späten Jahren hat Ludwig Wittgenstein betont, wie essenziell und beglückend das bloße Staunen über einfache Erscheinungen sein kann. Ein einzelnes Blatt, ein einzelner Baum oder ein Grashalm genügen in diesem Sinne schon, um darin die ganze Anmut der Welt zu erkennen. Was berührt, ist weniger das Objekt als die Art, es wahrzunehmen.

Derart sensibel zu werden, erfordert – zumal in beschleunigten Zeiten – eine gewisse Übung. Daher hat sich zum Beispiel in Museen das Konzept des *„Slow Looking“* etabliert: eine Praxis, bei der es nicht um die Quantität der erlebten Werke geht, sondern um die Tiefe der Begegnung. Im Vordergrund steht der Versuch, sich auf ein einziges Gemälde, eine einzige Fotografie, Installation oder Skulptur einzulassen: zehn Minuten, dreißig Minuten, oder eine ganze Stunde.

Dazu ist eine gewisse Offenheit erforderlich, ein wenig Mut vielleicht, aber der wird belohnt: mit einer veränderten Wahrnehmung, einem geweiteten

Blick. Das Werk wird lebendiger, das eigene Empfinden verschiebt sich, weg vom schnellen Urteil, hin zum Erleben von Resonanz.

Diese Art, Schönes zu sehen, lässt sich erst recht jenseits der Institutionen verfeinern. In Parks und vor Häuserwänden, in Cafés, Bahnhöfen, Treppenhäusern. Eine Street-Art-Arbeit, ein Muster im Pflaster, die Patina eines alten Türgriffs: Wer Schönheit im Unspektakulären erkennt, wer die Ästhetik des Alltäglichen schätzen lernt, lebt ein bewussteres Leben. Nicht sensationeller, aber gegenwärtiger.

Im Film *American Beauty* von 1999 filmt ein junger Mann minutenlang, wie eine dünne Plastiktüte im Wind wirbelt. Man sieht sie kreisen, aufsteigen, absinken, taumeln – haltlos und doch geführt. Die Szene zeigt nichts weiter als das. Und ist zugleich von betörender Schönheit.

„It was like God was looking right at me, just for a second,", sagt der Junge später. *„And if you're careful you can look right back"*. Ergriffen ist er nicht vom Gegenstand an sich, sondern von dessen Erscheinung: vom flüchtigen Spiel der Bewegung, dem Wechsel zwischen Chaos und Form, der Ahnung eines Sinns, der sich nur dem ästhetischen Beobachter offenbart. Für ihn verwandelt sich das scheinbar Wertlose in ein kostbares Bild, das sich einprägt, weil es sich entzieht.

Gerade diese Fähigkeit, im scheinbar Banalen etwas Bedeutsames zu erkennen, ist Ausdruck einer Achtsamkeit, die Schönheit auch dort entdeckt, wo wir sie zunächst nicht vermuten. Und sei es in einer zugigen Straßenecke, in der der Wind eine Plastiktüte zum Tanzen in die Luft hebt.

Heute, da Tempo und Reizdichte ständig steigen, da sich unsere Wahrnehmung zunehmend zerstreut, gewinnt eine Haltung wie die ästhetische Achtsamkeit an kultureller Bedeutung. Sie bringt uns in einen Modus, der sonst kaum mehr vorgesehen ist: Präsenz ohne Absicht. Erkenntnis ohne Aneignung. Zuwendung ohne Anspruch. In diesem Modus entfaltet das Schöne seine ganz Macht. Es zeigt sich nicht nur als angenehme Zutat des Lebens. Sondern als sein inneres Maß.

Literatur

Adorno, Theodor W: Ästhetische Theorie. Suhrkamp, Frankfurt/M 1970

Arendt, Hannah: Vita activa oder Vom tätigem Leben. Kohlhammer, Stuttgart 1960

Böhme, Gernot: Atmosphäre. Suhrkamp, Frankfurt/M 1995

Dewey, John: Art as Experience. Minton, Balch & Company, New York 1934

Didi-Huberman, Georges: Was wir sehen, blickt uns an. Wilhelm Fink, München 1999

Han, Byung-Chul: Die Errettung des Schönen. S. Fischer, Frankfurt/M 2015

Merleau-Ponty, Maurice: Phänomenologie der Wahrnehmung. Walter de Gruyter, Berlin 1966

Pretor-Pinney, Gavin: The Cloudspotter's Guide. Hodder & Stoughton, London 2006

Reckwitz, Andreas: Die Gesellschaft der Singularitäten. Suhrkamp, Frankfurt/M 2019

Rosa, Hartmut: Resonanz. Suhrkamp, Berlin 2016

Safranski, Rüdiger: Schopenhauer und die wilden Jahre der Philosophie. Hanser, München 1987

Schopenhauer, Arthur [1819/1844]: Die Welt als Wille und Vorstellung. Reclams Universal-Bibliothek Band 2761 1986

Schopenhauer, Arthur [1851]: Parerga und Paralipomena (Hübscher, Arthur Hrsg.). Diogenes, Zürich 2017

Seel, Martin: Ästhetik des Erscheinens. Carl Hanser, München 2000

Schmitz, Hermann: System der Philosophie – Der Gefühlsraum. Bouvier, Bonn 1969

Shari, Tishman: Slow Looking: The Art and Practice of Learning Through Observation. Routledge, London 2017

Vom Ehebruch als einem der schönen Künste

Michael Korth

Der reißerisch erscheinende Titel bringt tatsächlich ein Phänomen auf den Punkt, das um 1100 im Südwesten des heutigen Frankreichs als neue Kunstform entstand. Die heimliche Herrschaft der Frau hatte begonnen. Damen des Hochadels entwickelten die Kultur der Courtoisie, um alle Bereiche des Lebens höfisch zu gestalten. Das Konzept war klug durchdacht und bekam spielerischen Reiz, indem der hochadelige Ritter im Turnier, im Krieg, in der Politik oder bei der Jagd mit anderen Rittern in Konkurrenz um die Gunst der Damen treten musste, die Liebe seiner Erwählten zu erringen. Die Hoffnung auf die sexuelle Hingabe der Dame sollte ihn zu Heldentaten in jedem Lebensbereich anstacheln – von der eleganten Kleidung bis zur eleganten Rede, vom feinfühligen Respekt Damen gegenüber bis zur Verteidigung von Witwen und Waisen usw. Im Vorteil beim Kampf um die Erwählte waren Ritter, die ihren erlesenen Gefühlen der Dame gegenüber in feinsinnigen Worten, zu Herzen gehenden Melodien und schönem Gesang Ausdruck verleihen konnten. Dieses höfische Benehmen beim Minnedienst war Bestandteil der ritterlichen Tugenden. Das Ideal der Diskretion und unverbrüchlichen Treue, zu der jeder Ritter seinem Lehnsherrn gegenüber verpflichtet war,

---

Die Übersetzungen der Liedtexte sind von Michael Korth.

M. B. Wagner-Pischel, *Die Macht des Schönen*,
https://doi.org/10.1007/978-3-662-72581-8_11

wurde damit auf die über ihm stehende Dame, seine „Herrin", übertragen. Es war das Pendant zum Vasallen des Feudalherrn. Die spielerische Unterwürfigkeit konnte sich sogar in das Verhältnis zwischen Sklave und Domina verwandeln, worin der liebeskranke Ritter sich bis zur Selbstaufgabe erniedrigt, wie Peire Raimon de Toulouse in einem Lied schildert:

Ich habe große Lust, wenn's möglich ist,
auf meinen Knien zu ihr zu kriechen
von ganz weit her, dass sie erkennt,
wie mit gefalteten Händen ich ihr huldige,
so wie ein Höriger muss huldigen dem Herrn.

Das neue Minnespiel war die Fiktion einer idealen Adelswelt, aber, wie alle Ideale einer schöneren Welt, hatte es enorme Wirkung auf die Kultur des Abendlandes bis in unsere Zeit.

Die Trobadors, die neuen adeligen Dichtersänger, fassten das Programm der Damen in wohlklingende Verse und verbreiteten es mittels einprägsamer Melodien: der neue Geist hatte seine Sprache gefunden. Das garantierte seine rasche Verbreitung. Die Dichtersprache der Trobadors basierte auf dem galloromanischen Okzitanisch, das sich aus dem Vugärlatein südlich der Loire entwickelt hatte und im Süden und Südwesten Frankreichs, in Teilen Nordostspaniens sowie Nordwestitaliens gesprochen wurde.

Die Initiatorinnen dieses Komplotts zur Kultivierung des Lebens hatten ein feines Netz aus Listen und Ränken gesponnen, um ihre Wünsche durchzusetzen.

Man kann vielleicht sagen, dass das Hochmittelalter dank einiger kluger Frauen die Liebe, das stärkste Gefühl der Zuneigung und Wertschätzung Lehnsherrn – kurz ausgedrückt, die Macht der Schönheit – entdeckte.

Die Damen wollten wahrhaft geliebt werden, verehrt werden, über ihr Herz und ihren Körper selbst bestimmen und verfügen, kurz, sie wollten Schluss machen mit den barbarischen Sitten ihrer Zeit. Denn der graue Alltag der Krieger war barbarisch.

Der niedere Adel war bis dahin Horde von Draufgängern, die nur Erfolg und Faustrecht anerkannten.

Sie paktierten mit Tod und Teufel und überfielen jeden Schwachen. Rücksichtnahme galt als Feigheit, der tapferste Gegner wurde ohne jede Ritterlichkeit niedergehauen. Neben dem Raubkrieg und dem Turnier war der Lieblingssport dieser Frischluftfanatiker die Hetzjagd auf Großwild.

Wie es Arno Borst ausdrückte. Das Geraubte und Erjagte gab man mit vollen Händen wieder aus; knausern mochten Angsthasen und Jammerlappen, die selber arbeiteten. Keuschheit und Zucht galten gleichfalls als Geiz. Das Leben im Turm spielte sich in lärmendem Gedränge ab. Man aß dicht beieinander an langen Holzbänken hockend und angelte das Fleisch mit den Fingern aus der Schüssel. Was übrig blieb, schnappten sich die Hunde oder es fiel ins Stroh, das den kalten Boden bedeckte. Lesen und schreiben konnten die Herren selten. Höchstens ließen sie sich Heldenlieder vortragen von gewaltigen Recken, die waren wie sie: muskelstark, tollkühn, trinkfest und von unerschöpflichem Appetit. Man war eher abergläubisch als fromm. Die Frauen wurden wenig geachtet und viel geschlagen und galten als Freiwild.

Um aus solchen Strauchrittern und Vergewaltigern gebildete Menschen zu machen, bedurfte es des neuen Ideals. Die Frau, bisher Lustobjekt und gebärtüchtige Kinderfrau der wilden Kerle, musste zu einem höheren Wesen stilisiert werden, deren Achtung und Gunst nur der wahrhaft Würdige gewinnen konnte. Je rücksichtsvoller er sich benahm, je kultivierter und liebevoller er sich erzeigte, je ritterlicher er kämpfte, je besser er redend, singend und tanzend seinen Gefühlen Ausdruck verlieh, je ergebener er seiner Herrin diente, umso eher entsprach der Mann dem modernen Ideal des Ritters, umso eher winkte ihm der Liebe Lohn: die sexuelle Hingabe der Dame. Das neue Gesellschaftsspiel der Damen des Hochadels hatte schon deshalb seinen besonderen Reiz, weil die Umworbene den Regeln der Minnekunst entsprechend Ehefrau eines Standesgenossen sein musste, wobei der Liebhaber nie den Namen seiner Dame preisgeben durfte. Das pikante Prinzip vom „Ehebruch als einer der schönen Künste" hatten die listenreichen Damen erfunden, um ihre Herren subtil zu beherrschen. Dieser Kunst der feinen Nuancen mussten alle übrigen Künste dienen. Gegen eine solch feinsinnig-verführerische Revolution waren die Machthaber machtlos. Herzog Wilhelm von Aquitanien (* 22. Oktober 1071; † 10. Februar 1126), der erste namentlich bekannte Trobador, ein exzellenter Dichter und Komponist, versuchte, sich im Kreise seiner Kumpane mit frechen Versen über die Sexualmoral der Kirche und die sexuelle Emanzipation der Frauen lustig zu machen. Es gelang ihm mit zwei köstlichen Satiren als Dichter – doch letztlich wurde auch er selbstironisch zum Minneopfer der Frauen.

Herzog Wilhelm, verwegen, galant und voll ansteckender Heiterkeit, sodass er die fahrenden Musiker in der Fröhlichkeit seiner Unterhaltung übertraf, war berühmt und berüchtigt für seine Gottlosigkeit und Verschwendungssucht. Als Hofschreck der mediävalen Welt ließ er sich nicht so leicht an die goldene Kette der Courtoisie legen. Das neue Dame-Spiel hatte zweifellos auch für ihn seine Reize, wie man in seinen feinsinnigen Liebesliedern erkennt:

Unsere Liebe entfaltet sich
schön wie der Zweig des Hagedorns,
der leicht am Baume zittert
im Dunkel der Nacht, in Regen und Frost
bis zum Morgen, wenn die Sonne
das grüne Blattwerk mit den Blüten durchdringt.

Überraschenderweise fand die adelige Frauenbewegung in der frauenfeindlichen Kirche ihren Verbündeten. Auf dem Konzil zu Clermont in der Auvergne am 27. November 1095 hielt Papst Urban II. jene Rede, die das gesamte Leben des Abendlandes auf Jahrhunderte verändern sollte. Es war der Aufruf zum Kreuzzug ins Heilige Land. Die Rede hatte eine ungeheure Wirkung. Die Kreuzzugbegeisterung breitete sich aus wie ein Lauffeuer.

Fürsten, Ritter, Knechte, Söldner, Abenteurer nähten sich das Kreuz auf ihre Mäntel. Die Botschaft des Papstes verbreitete sich in der ganzen Christenheit. Prediger stachelten die Begeisterung an: auf Jahrmärkten, an Wegkreuzen, in Kirchen, auf Schiffen. Voll Sorge, dass ganze Regionen entmannt werden könnten, gab Papst Urban in einem Schreiben vom 19. September 1096 die Anweisung: *„Kürzlich verheiratete Männer können das Kreuz nicht nehmen ohne die Zustimmung ihrer Frau."*

Frauen war zwar die Teilnahme an einem Konzil verboten, doch sollten sie auf der Kirchenversammlung zu Clermont ihren zweiten, ebenso bedeutsamen Sieg im Kampf um die Emanzipation gewinnen. Da die Frau in der christlich-patriarchalischen Ordnung des Mittelalters eindeutig als Mensch zweiter Klasse definiert war, galt es, ihren Wert auch im Bewusstsein des gesamten Gottesvolkes zu verändern. Diesen bedeutsamen Schritt zur Gleichberechtigung vollzog ebenfalls Papst Urban, indem er einen eigenen Marienkult einführte und gesetzlich festlegte, dass jeder Samstag der Mutter Gottes geweiht und mit einem eigenen Offizium zu feiern sei. War der Sonntag der Tag des Herrn, so wurde nun der Samstag zum Tag der Frau.

Trobairitz und Spielfrauen

Der neue Marienkult löste Euphorie aus. Uralte heidnische Vorstellungen des Erdmutterkultes mischten sich mit christlichen Riten und den neuen galanten Formen des ritterlichen Minnedienstes. Mönchs- und Nonnenorden weihten sich der Himmelskönigin, Kirchen und Kapellen wurden ihr gestiftet. Die Faszination des Weiblichen hielt Einzug in den patriarchalischen Kult der Kirche, sodass Strahlen von der Schönheit der Himmelskönigin auf jede Dame fielen. Das Mittelalter hatte die Frau, die Schönheit und den Charme der Erotik entdeckt. Minnedienst und Marienkult verschmolzen im Bewusstsein des Hochmittelalters zu Mysterien-Feiern der Liebe. Der Dame, aufgrund der Kreuz- und Kriegszüge wegen der Abwesenheit des Ritters auch de facto Herrin der Burg, hatten alle zu dienen. Ihr Wunsch war Befehl.

In diesem Milieu wuchsen die noch nicht kriegsfähigen jungen Edelpagen heran. In dieser erotikgeschwängerten Atmosphäre wurden zuvor unterdrückte Gefühle offen zur Sprache gebracht. Die Frauen des Hochadels waren nicht mehr bereit, nur Dienerin des Mannes zu sein und stillen Verzicht zu leisten. Sie begannen, ihre sexuellen Wünsche und Sehnsüchte in Worte zu fassen. Gräfin Beatriz de Dia (Ende des 12. Jahrhunderts) dichtete in einer seit Sappho von Mytilene nicht mehr gehörten Leidenschaft, indem sie den sich entziehenden Ritter mit flammenden Worten umwarb:

In tiefen Kummer stürzte mich
ein Ritter, der mich heiß umwarb,
ich will, dass alle Zukunft weiß,
wie ich ihn liebte zum Exzess.

Jetzt quält mich furchtbar sein Verrat;
hab ich mein Herz genug gezeigt?
Ich leide mehr als tausend Qualen
ob nackt im Bett oder im Kleid.

Wie schlöss' ich meinen Ritter nachts
mit nackten Armen zärtlich ein.
Könnt ich sein Kissen einmal sein –
wie glücklich machte es uns zwei …

Die Königin der Trobadors

Am 10. Februar 1127 holte Gott der Herr seinen nicht ganz getreuen Knecht Herzog Wilhelm IX. von Aquitanien bei der Belagerung der Burg Blaye seines „Stiefsohnes“ und Trobador-Bruders Jaufré Rudel in den Himmel. Zuvor hatte sich der Trobador mit einem melancholischen Schwanengesang bei seinem Sohn, seinem König und seinen Freunden, aber seltsamerweise nicht bei seinen Damen, verabschiedet:

Des Lebens Freuden liebt ich sehr,
doch will es Gott der Herr nicht mehr,
die Sündenlast wiegt mehr als schwer,
jetzt, wo ich nah am Ende bin ...

An seinem Totenbett stand seine sechsjährige Enkelin Eleonore von Aquitanien (ca. 1122–1204). Als ihr Vater, Wilhelm X., bereits zehn Jahre darauf auf einer Pilgerfahrt nach Santiago de Compostela verschied, wurde das junge Mädchen die Erbin des gesamten Südwestens Frankreichs. Damit gehörte Eleonore de facto mehr Land als dem Königreich Frankreich. Um das schutzlose Herzogtum zu sichern, wurde sie nach dem testamentarischen Willen ihres Vaters drei Monate später mit Ludwig VII., dem künftigen König Frankreichs, verheiratet. Eine charismatische Königin in der jungfräulichen Blüte ihres Lebens trat in dem spannungsreichen Moment der Geschichte ins politische Leben, als die alten keltischen Mythen von der allmächtigen Frau wieder auflebten, der Marienkult sich als der Kult der Himmelskönigin im ganzen christlich-katholischen Europa durchzusetzen begann und die Kunst der Trobadors zu Lob und Preis der weiblichen Schönheit eine neuartige Kultur zum Blühen brachte. War die Feen-Königin der alten bretonischen Sagen mit Eleonore von Aquitanien wiedergeboren und Fleisch geworden?

Sie war die Königin, die beste, die bis dahin gelebt, und hatte zehntausend Frauen bei sich in ihrem Lande, das weder den Mann noch die Gesetze des Mannes kannte. Die Frauen trugen allesamt Gewänder und Mäntel aus golddurchwirkter Seide. Und das ganze Jahr lang stand dieses Land in Blüte wie mitten im Mai,

wie es in einem keltischen Mythos hieß.

Die Blume aus dem Süden brachte Farbe in den kargen französischen Königshof. Eleonore und ihre eleganten Ritter, Dichter und Damen verwandelten die Residenzstadt Paris mit ihren altfränkischen Sitten und ihrer derben Sprache unter ihrer Regie in ein Kulturzentrum nach südlichem Vorbild. In den zwölf Jahren, die Eleonore am französischen Königshof lebte, bürgerten sich Luxus und anregende Sinnlichkeit ein. Gewagte Dekolletees kamen auf, die Mieder wölbten sich, schmiegten sich an die Körperformen, ließen Schultern und Brustansatz frei, denen erlesene Stoffe in fröhlichen Farben einen verführerischen Rahmen gaben. Die Krieger rasierten die struppigen Bärte und zeigten jünglingsfrische Wangen. Das Leben wurde jung. Eleonores erlesene Trobador-Schar, darunter wahrscheinlich so bedeutende wie Dichtersänger wie Marcabru, Ceramon und Bernart de Ventadorn, brachten begabten nordfranzösischen Jungdichtern die Kunst des Singens und Sagens, Reimens und Komponierens bei. Die auf Französisch dichtenden Minnesänger wurden „Trouvères" genannt.

So setzte sich auch im nebelschweren Norden der heitere Lebensstil der „Feen-Königin" durch, deren Charisma Adel, Klerus und Volk gleichermaßen in Bann schlug und die Dichtersänger zu herrlichen Liedern inspirierte. Bernart de Ventadorn, einer der vollendetsten Lyriker und großartigsten Liederkomponisten aller Zeiten, verfasste für sie das Juwel der Trobador-Lyrik von der aufsteigenden Lerche. Der Text drückt die Trostlosigkeit hoffnungsloser Liebe mit solcher Ergriffenheit aus, dass Dante das dichterische Bild für seinen zwanzigsten Gesang des Paradiso entlehnte. Bernarts Melodie, die Worte in ihrer melancholischen Schönheit verstärkend, begeisterte ganz Europa.

Seh ich die Lerche, die voll Lust
der Sonne sich entgegenschwingt
und dann, im Jubel ihrer Brust,
sich selbst vergessend niedersinkt:
weh mir, da bebt's vor Neid in mir,
sooft ich andre fröhlich seh;
ich staun, dass nicht darüber schier
mein Herz zerspringt vor Sehnsuchtsweh.

Der Liebe hielt ich kundig mich
und blieb ein Tor und unbelehrt;
Denn immer häng die Seele ich
an sie, die mir kein Glück beschert.
Sie nahm mein Herz, mein ganzes Sein,
sich selbst und meine Welt mit fort,
und als sie ging, blieb ich allein
im Unglück ohne Kuss noch Wort.

Die Lyrik der Trobadors wurde ebenfalls wie die antike Lyrik immer gesungen. Bertran Carbonel, ein Trobador aus Marseille, meinte:

Eine Strophe ohne Melodie
ist wie die Mühle ohne Wasser.
Der macht es schlecht,
der nur die Verse dichtet
und keine Melodie dazu.
Es hat nur Freude an der Mühle,
wer fein gemahlenes Mehl bekommt.

Die sinnlichen Verse, im Rhythmus des Tanzes von Tänzer und Tänzerin in eine gemeinsame Körpersprache verwandelt, gaben dem erotischen Ritual der Ritterkaste eine fast sakrale Form von archaischer Kraft und Schönheit.

Die Ritterromane

Der Großmeister des Artusromans war Chrétien de Troyes (1135–1188), der auf der Basis der Werke von Geoffrey von Monmouth und Wace den Stoff empfindsam-zupackend weiterentwickelte. Da er im Umfeld des Herrscherhauses der Plantagenets wirkte, kannte er vielleicht beide Dichterkollegen persönlich. Gemäß den Lebensdaten wäre es möglich gewesen. Sein Roman Lancelot entstand gesichert im Auftrag von Eleonores Tochter Marie, der

Gräfin der Champagne (1145–1198), einer Halbschwester von Richard Löwenherz, am Hof von Troyes. In ihrem Auftrag entstand zudem der Tractatus de Amore von Andreas Capellanus, ein Verhaltenskodex über das Wesen der Liebe und den Umgang der Liebenden miteinander. Chrétien, der Schöpfer der klassischen Romane der Artusepik, verfasste Erec und Enide, Der Karrenritter (Lanzelot), Yvain, Cligès und Perceval. Chrétien de Troyes verwandelte Waces König Artus vom rauen Krieger und Feldherrn in einen abgeklärten, klug ausgleichenden, weisen Herrscher, prägte das romantische Ideal einer Gesellschaft gleichberechtigter Ritter und überwand damit national begründete Konflikte. Vermutlich war Chrétien auch der Wegbereiter der Trouvère-Poesie, der die kunstvolle okzitanische Dichtersprache in ein nordfranzösisches Äquivalent übertrug. Die in der Trobador-Poesie kreierten Ideale des Minnedienstes arbeitete er in seine Epen ein. In dieser Gesellschaft fanden nur die allerbesten und kultiviertesten Ritter Aufnahme, die im Dienst der edelsten und schönsten Damen wetteiferten. Als personifizierte Ideale verwandelten die Ritter der Tafelrunde und ihre Damen das gesamte höfische Leben Europas und wurden zu einem Mythos, der bis heute lebendig ist. In einer aufregend neuen Sprache gedichtet, waren Chrétiens Romane geschickte Mischungen aus dröhnenden Kampfszenen im Stil der alten Heldenlieder und pikanten Geschichten über Minneweh und galanten Ehebruch. Die vollkommensten Damen, die Königinnen Ginevra und Isolde, sind auch die raffiniertesten Ehebrecherinnen, die besten Ritter auch die unermüdlichsten Liebhaber.

Die nordfranzösischen Trouvères

Eleonores von Trobadors und nordfranzösischen Trouvères in dichterische Form gebrachte Ideologie wurde von Spielleuten an allen wichtigen Adelshöfen verbreitet. Die sagenhafte Ausstrahlung der Königin spiegelte sich nicht nur in den umschwärmten namenlosen Damen der Liebeslieder und in den Romanfiguren wie Isolde, Melusine oder Ginevra wider. Volkssänger und Geschichtenerzähler inspirierten sich an Eleonores mythenumrankter

Persönlichkeit und ihrer königlichen Lebenskunst. Um keine andere Figur des Mittelalters entstanden so viele Sagen und Lieder. Selbst in Deutschland war sie populär, wie ein kleines Tanzlied zeigt:

Wäre die ganze Welt mein,
vom Meer bis an den Rhein,
dem könnt ich entsagen,
wenn die Königin von England läge in meinen Armen.

Der Charakter der englischen Minstrel-Verse war allerdings ein leicht anderer als der der Trouvère-Dichtungen bei Hofe. Mit kerniger Knappheit brachten die Minstrels ihre Verse in der Tradition der alten Skalden und Scopen mit den Stilmitteln der Alliteration und kompakter dichterischer Bilder auf den Punkt. Bereits damals blitzte der berühmte britische Humor auf, wie in diesem Epigramm aus dem 13. Jahrhundert:

So longe ic have, lavedi,	*So lange habe ich, Herrin,*
yhoved at thi gate,	*gewartet an deiner Tür,*
that mi fot is ifrore, faire lavedi,	*dass mein Fuß, schöne Herrin,*
for thi luve faste to the stake!	*am Pfosten festfror aus Liebe zu dir.*

Ritterliche Liebespoesie in Deutschland

Der Frühling der höfischen Liebe begann in Deutschland am 15. Juni 1156. An diesem Tage feierte Kaiser Friedrich I. Barbarossa (1122–1190) seine Vermählung mit der etwa 16-jährigen Beatrix von Burgund. Dem Glanz ihres Hofstaates entsprechend hatten die Burgunder einige bedeutende Trouvères mitgebracht, die den staunenden deutschen Adel mit ihrer erlesenen Kunst begeisterten. Was aus historischer Ferne lediglich als gelungene Festattraktion erscheint, hatte innerhalb kurzer Zeit gewaltige kultur- und sittengeschichtliche Veränderungen zur Folge.

Angeregt durch Beatrix' Trouvères übernahm Kaiser Barbarossa Königin Eleonores Kulturprogramm, um die gesellschaftliche Zwitterklasse zwischen

Hochadel und Volk, den immer mächtiger werdenden Ritterstand, ideologisch in das Königtum einzubinden

Der Ritter war der Emporkömmling des Hochmittelalters, weil der bewaffnete Reiter in den gewaltigen Kreuzzugheeren für den Sieg entscheidend war. Entsprechend ihrer Bedeutung im Krieg, eroberten erfolgreiche Ritter führende Stellungen im politischen und sozialen Leben und erkämpften sich nach und nach wichtige Privilegien der etablierten Adelsgesellschaft. Die meisten Ritter waren keine Söhne der eingesessenen Aristokratie. In der Stauferzeit entstammte der Großteil von ihnen Ministerialen-Familien. Ministeriale waren unfreie Knechte, die früher als Gutsverwalter und Soldaten für Königsgüter und Klöster eingesetzt worden waren. Im 13. Jahrhundert entwickelte sich aus dieser Schicht der Unfreien der Stand des niederen Ministerialadels. Als Aufsteiger nannten sie sich stolz „Herren" und versuchten, sich die Kultur der Oberschicht anzueignen. Kaiser Friedrich Barbarossa wollte laut Peter Wapnewski *„den ursprünglichen Ritterstand in einen Geburtsstand umwandeln"*, um diesen in die höfische Gesellschaft einzubinden. Dazu musste das Ritterideal entwickelt, überhöht und gepflegt werden. Diese Selbstverklärung der Oberschicht und die im Mittelpunkt stehende „Hohe Frau" konnte nur von Minnesängern und Dichtern der Ritterepen in eine poetische Form der Ideologie verpackt werden.

Dieses Kulturprogramm, das für eine Corporate Identity sorgen sollte, bedurfte einer sorgfältigen Planung. Minnesänger mussten herangebildet werden, die das französische bzw. anglonormannische Modell übertragen und eindeutschen konnten. So ist es nicht verwunderlich, dass die ersten „staufischen" Dichter aus dem deutsch-französischen Grenzgebiet stammten.

Mit Friedrich von Hausen (ca. 1150–1190), einem führenden Minnesänger aus dem engsten Gefolge Kaiser Friedrich Barbarossas, erreichte die deutsche Minnelyrik ihren ersten klassischen Höhepunkt. Friedrichs von Hausen aristokratisch-gediegene Gedankenspiele kreisen um die Idee der sittlichen Vervollkommnung durch die Minne. Man spürt, hier spricht ein Dichter, der mit seinen Liedern dem neuen Geist eine klare Gestalt gibt, streng, klar und erhaben wie die Architektur einer Stauferburg. Das Ideal der Hohen Minne betont den Verzicht des Ritters auf die umworbene Herrin, denn die frouwe steht so hoch über ihm, dass sie für ihn unerreichbar ist. Das Kreuzzugideal wird auch mit dem Minneideal vermischt. In seinem berühmten Kreuzzuglied schildert Friedrich den Konflikt zwischen der Pflichterfüllung gegenüber seiner Herrin und seiner Pflicht als Vasall seines Lehnsherrn, des Königs, der ihn zum Kampf zur Befreiung des Heiligen Landes ruft.

Mein Körper und mein Herz, die wollen sich trennen,
die miteinander lebten lange Zeit.
Der Körper will gern kämpfen gegen Heiden,
doch hat das Herz sich eine Frau erwählt
vor aller Welt. Und seither quält es mich,
dass sie nicht einig sind …
Nur Gott kann diesen Zwiespalt schlichten.

Friedrich von Hausen gestaltete seine neuen deutschen Minnelieder nach Liedern berühmter Trobadors und Trouvères wie Folquet de Marseille, Conon de Béthune, Bernart de Ventadorn oder Guiot de Provins. Diese Neugestaltungen werden Kontrafakturen genannt.

Im deutschen Sprachgewand verloren die französischen Minnelieder ihre Leichtigkeit. Sie wurden zwar oft inniger, aber auch melancholischer. Viele Dichter der Hohen Minne wie Albrecht von Johannsdorf, Bernger von Horheim oder Reinmar der Alte litten an „teutonischer Schwermut".

Der ab Mitte des 12. Jahrhunderts entstehende „hochdeutsche" Minnesang war wahrscheinlich zugleich erstmals der Versuch einer Vereinheitlichung der deutschen Hochsprache. Das von den Minnesängern geschaffene und gepflegte Mittelhochdeutsch wurde die Sprache der höfischen Literatur zur Stauferzeit. Knapp vierhundert Jahre später unternahm Martin Luther mit seiner Bibelübersetzung einen zweiten erfolgreichen Anlauf.

Originäre Klänge im Donauraum

Während Friedrich von Hausen und Heinrich von Veldeke den heiteren Minnekult Frankreichs ernst und gewissenhaft nach Deutschland verpflanzten, sang um die Mitte des 12. Jahrhunderts in Österreich im Donauland in der Gegend zwischen Passau und Melk ein charmanter Dichtersänger kleine Lieder, deren spielerische Eleganz und feine Selbstironie Königin Eleonore und ihre Hofdamen entzückt hätte:

Frauen und Falken, die werden ganz leicht zahm;
wenn man sie richtig lockt, dann suchen sie den Mann.
So warb ein schöner Ritter um eine edle Frau –
wenn ich nur daran denke, wird mir ganz warm uns Herz.

Statt, wie seine Kollegen aus dem Westen des Reiches, Damen in schwermütigen Klagen zu unnahbaren Heiligen zu stilisieren, umschmeichelte der Kürenberger mit seinen Strophen liebesfrohe Burgfräulein und offenherzige Damen. Beileibe kein Asket, machte er sich über die verstiegenen Minnekasteiungen der Rheinländer liebenswürdig lustig, indem er zum Beispiel Ritter und Dame in Dialogform miteinander über eine verpasste Liebesnacht sprechen lässt:

‚Ach, gestern Abend, stand ich spät vor deinem Bett,
doch wagte ich nicht, Herrin, dich zu wecken ...‘
‚Dafür soll Gott dich immer hassen!
Ich war bestimmt kein wilder Eber‘, so sprach die Frau.

In einer anderen Strophe gibt er seiner Herzliebsten Verhaltensregeln, um ihre Liebe geheim zu halten:

Wie sich der dunkle Stern verbirgt,
so tu es auch, du schöne Frau, wenn du mich siehst.
Lass deine Augen geh'n zu einem andren Mann.
Dann weiß nie jemand, wie wir zwei verbunden sind.

Des Kürenbergers berühmtes Falkenlied *Ich zog mir einen Falken* mit der wunderbar lautmalerischen Melodie ergreift bis heute in seiner Innigkeit den Hörer genauso wie das erste deutsche Tagelied, das wir Dietmar von Aist verdanken, einem dem Kürenberger ebenbürtigen Minnesänger aus dem Donauraum:

‚Schläfst du noch, schöner Liebster?
Man weckt uns leider bald,
ein kleiner Vogel, wunderbar,
flog singend auf den Lindenzweig.‘

‚Ich hab so sanft geschlafen,
nun schreckst du mich, Kind, auf!
Lieb' ohne Leid, das kann nicht sein.
Was du auch willst, das tu ich gern, mein Schatz.‘

Die Frau begann zu weinen.
‚Du reitest fort, lässt mich allein.
Wann kommst du wieder her zu mir?
Owe, mein ganzes Glück nimmst du mit dir.‘

Dietmars von Aist Lieder sind stilistisch und thematisch eng mit denen des Kürenbergers verwandt. Vielleicht lebten sie auf benachbarten Herrensitzen. Die Aist strömt aus dem Mühlviertel gegenüber von Enns in die Donau. Ein Ort namens Kürenberg, der heute heute St. Peter in der Au heißt, lag in der Nachbarschaft nahe der Aist-Mündung auf der südlichen Donauseite.

Währenddessen trat am Wiener Hof der Babenberger Herr Walther von der Vogelweide in Konkurrenz zu seinem aus dem Rheinland stammenden „Lehrmeister“ Reinmar von Hagenau, der den typischen „Stauferton“ des Minnesangs pflegte: *„Kein Liebeskranker soll bei mir um Mitleid flehen, ich habe eignes Leid genug“*. Wo bisher das Ideal der deutschen Minnesänger und ihres Publikums darin bestanden hatte, die spröde „Herrin“ zu umschwärmen und sich an Verschmachtungskünsten zu erbauen, sang Walther plötzlich von wechselseitigen Minnefreuden unter der Linde mit einem „herzlieben *Frowelin*“, einem Mädchen. Er brach damit mit der ehrwürdigen Tradition, worin nur die verheiratete Herrin von ihrem ritterlichen Liebhaber umschwärmt werden durfte.

Unter der Linde auf der Heide,
genossen wir beide Glück und Spaß.
Da könntet ihr finden von uns beiden
ein Liebeslager aus Blumen im Gras.
Vor dem Wald in einem Tal,
tandaradei, herrlich sang die Nachtigall.

Da hat er gemacht aus Blumen
und Blüten eine Lagerstatt.
Darüber lacht laut vor Vergnügen,
der dort vorbeigeht auf dem Pfad.
An den Rosen kann, wer mag,
tandaradei, seh'n, wo mein Kopf gebettet lag.

Dass er bei mir lag, wüsste es jemand –
bewahre Gott – ich schämte mich.
Was wir dort taten? Niemals niemand
darf's wissen als nur er und ich,
und ein kleines Vögelein,
tandaradei, das wird wohl verschwiegen sein.

Das war Walthers neues Lockmittel um die Gunst des Publikums. Das zweite bestand in seiner Erfindung, politische Gegner, Konkurrenten oder unliebsame Bekannte bei voller Namensnennung in Form starker Sprüche zu bekämpfen und zu verunglimpfen. Auch in diesem dichterischen Genre zeigt Walther unverhohlenen Stolz auf sein überragendes Können.

Er hatte durch seine Mädchenlieder und politische Spruchpropaganda nolens volens den Untergang der Hohen Minne in seiner dichterischen Ausdrucksform eingeleitet. Das höfische Rittertum, das die Grundlage der politisch-sozial-religiösen Ordnung bildete, verlor in dem Augenblick seine „seelische Kraft", als die Frau nicht mehr das elitäre Spiel der Geschlechter bestimmte, sondern in die Rolle der Repräsentantin gedrängt worden war. Liebesspiel und Minnezeremoniell hatten nichts mehr miteinander zu tun. Kreative Frauen sammelten sich in Klostergemeinschaften; für weibliches Leben gab es andere, neue Inhalte und Formen als die von Königin Eleonore vor hundert Jahren entworfenen Programme. Aus dem kleinen Tanzlied über die Königin von England wird bei Mechthild von Magdeburg (ca. 1207–1282) eine religiöse Hymne. Die seelischen Kräfte wenden sich ab vom Alltagsleben. Die Zeit der Mystik beginnt:

Wäre die ganze Welt mein
und wär' sie aus lauterem Gold
und sollte ich hier nach einem Zauberwunsch
für immer und ewig sein
die alleredelste, die allerschönste, die allermächtigste Kaiserin,
das wäre mir immerwährende Leere;
viel zu gern sehe ich Jesum Christum,
meinen lieben Herrn, in seiner himmlische Ehre ...

Auch diese neue Form hatte die Macht der Schönheit der ritterlichen Liebe bewirkt.

Literatur

Borst, Arno: Lebensformen im Mittelalter. Ullstein, Berlin 1997

Dronke, Peter: Die Lyrik des Mittelalters. C.H. Beck, München 1973

Gennrich, Friedrich: Troubadours, Trouvères, Minne- und Meistergesang. Arno Volk Verlag, Köln 1960

Gülke, Peter: Mönche, Bürger, Minnesänger. Koehler & Amelang, Leipzig, 1975

Marrocco, Thomas and Sandon, Nicholas: Medieval Music. Oxford University Press 1977

Mölk, Ulrich: Trobador-Lyrik. Artemis, München 1982

Müller, Ulrich: Deutsche Gedichte des Mittelalters. Reclam, Stuttgart 1993

Lommatzsch, Erhard: Leben und Lieder der provenzalischen Troubadours. De Gruyter, München 1972

Rieger, Dietmar: Mittelalterliche Lyrik Frankreich I, Lieder der Trobadors. Reclam, Stuttgart 1982

Rieger, Dietmar: Mittelalterliche Lyrik Frankreich II, Lieder der Trouvères. Reclam, Stuttgart 1983

Wellner, Franz: Die Trobadors, Leben und Lieder, neu herausgegeben von Hans Gerd Tuchel. Dieterich, Leipzig 1966

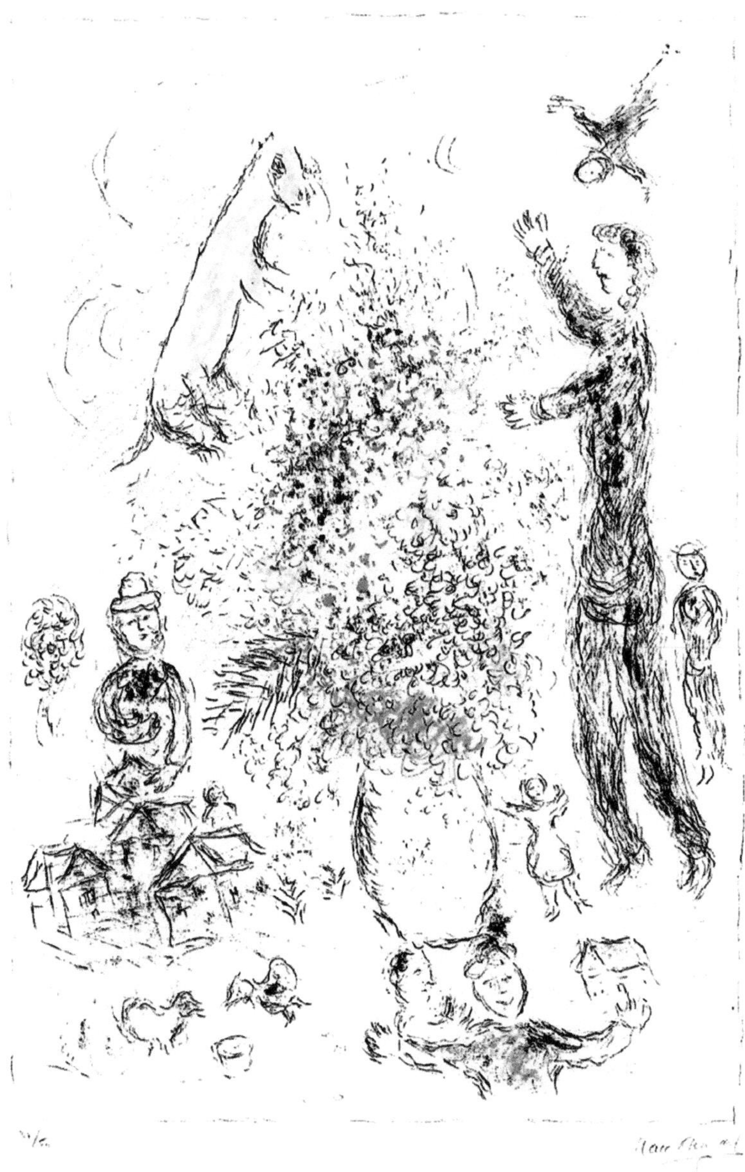

Marc Chagall: *Les Lilacs* (Flieder) (Saint Paul de Vence, 1980)
Farblithographie auf Vélin, 115,57 x 75 cm, Sammlung M.B. Wagner-Pischel

Die Macht der Schönheit

Eine evolutionsbiologische Perspektive

Axel R. Pries

„Schönheit liegt im Auge des Betrachters“

Dieser Satz verdeutlicht, dass es ohne einen lebendigen und reaktionsfähigen Empfänger oder eine Empfängerin keine Schönheit gibt. „Ich **finde** etwas schön“ ist damit das elementare Ereignis der Ästhetik. Zur Aussage „etwas **ist** schön“ kommen wir erst durch interpersonelle Übereinstimmung in der Bewertung und durch gesellschaftlichen Konsens. Und es stellt sich immer die Frage nach dem Ursprung, der Dauerhaftigkeit und der Belastbarkeit dieser Behauptung. Gibt es für die subjektive Beurteilung, ob etwas schön gefunden wird oder nicht, objektive Gründe oder zumindest nachvollziehbare Mechanismen?

Bei der Antwort schwanken wir oft zwischen einer traditionalistischen und einer avantgardistischen oder individualistischen Interpretation. In der traditionellen Sicht sind zum Beispiel die klassische Kunst der Ägypter und der Griechen Ausformungen einer unbezweifelbaren und universellen Schönheit. Aber müssen nicht diese eingeübten Urteile immer wieder durch neue Kunstformen außerhalb der Museen hinterfragt und überholt, wenn nicht vom

M. B. Wagner-Pischel, *Die Macht des Schönen*,
https://doi.org/10.1007/978-3-662-72581-8_12

Sockel gestoßen werden, und müssen wir nicht immer wieder die Einengung durch ein lokales oder regionales Kulturverständnis überwinden und die Ästhetik anderer Kulturen akzeptieren? Kann dann nicht am Ende alles schön oder zumindest museumstauglich sein, wie das von Marcel Duchamp als *„objet trouvé"* deklarierte und ausgestellte Urinal. Und ist in diesem Verständnis nicht der „Like-Button" viel näher an der Wirklichkeit der Schönheit – und ihrer Macht – als unsere klassischen Museen mit ihrem Versuch, eine gemeinsame Bewertung von universeller Schönheit zu popularisieren?

Wenn wir uns selbst beobachten und Revue passieren lassen, was wir wann als schön empfunden haben, sind wir in ähnlicher Weise auf sehr unsicherem Boden. Das zeigt sich beim Durchstöbern von alten und oft analogen Fotografien und Familienalben. Hier mischen sich Überraschung, Amüsement und Peinlichkeit: „Musste ich wirklich diese Schlaghosen tragen und waren Schulterpolster unvermeidlich? Hat man das wirklich schön gefunden – oder war das nur Anpassung? Na ja, das war halt die Mode, damals."

Gerade hier ist Schönheit Kommunikation. Mit Bekleidung und in vielen anderen Körpermerkmalen, die wir beeinflussen können oder nicht, senden wir ein Signal und treten damit in einen asymmetrischen Austausch ein: Wir senden ein Signal – andere bewerten es.

Natürlich gibt es Versuche, dieser Fremdbestimmung zu entkommen: „Ich trage schöne Kleidung nur, damit ich mich wohlfühle, und schön ist, was mir gefällt" oder: „Ich ziehe mich funktional passend an, die Kleidung muss halt dem Zweck entsprechen". Aber beides trägt nur sehr eingeschränkt – außer für den einsamen Robinson Crusoe vor der Ankunft seines Partners Freitag. Sobald andere Menschen im Spiel sind, wird jeder Bekleidungsstil automatisch bewertet. Das Signal wird analysiert, bis hin zu dem Ergebnis „jemand versucht, sich als Sender zu verstecken". Eine gewisse individuelle Entlastung kann nur erreicht werden, wenn man anderen die Vorgabe der Kleidung überlässt und eine Uniform trägt.

Wir entkommen einer Bewertung der gesamten Person in ästhetischen Kategorien nicht – das gilt schon immer. Das gilt nicht nur für Menschen, sondern auch für Tiere. In dieser asymmetrischen Kommunikation schätzt der oder die Bewertende das Gegenüber ein und die Bewerteten versuchen, im jeweiligen Bewertungsraster „gut auszusehen". Seit der Erfindung der geschlechtlichen Fortpflanzung liegt ein fundamentales biologisches Interesse an dieser Bewertung in der Beantwortung der entscheidenden Frage: Ist dies der geeignete Partner oder die geeignete Partnerin für gemeinsame Nachkommen? Schönheit übersetzt sich in diesem Kontext in Attraktivität und **ist die Summe äußerlicher Merkmale, die eine erfolgreiche Fortpflanzung wahrscheinlich machen.**

Schon Darwin hat als treibenden Mechanismus der Evolution neben der natürlichen Selektion die sexuelle Selektion oder Partnerwahl beschrieben (Darwin 1871; Prum 2012). Bei der natürlichen Selektion führen sogenannte nützliche Merkmale wie Stärke, Schnelligkeit oder ein effektives Immunsystem zu einer höheren Überlebenswahrscheinlichkeit (*„survival of the fittest"*) und damit auch zu einer höheren Fortpflanzungswahrscheinlichkeit. Bei der natürlichen Selektion findet aber keine Kommunikation statt: Es entscheidet nicht der oder die Empfängerin eines Signals über die Fortpflanzungsmöglichkeit, sondern der oder die Trägerin der positiven Merkmale in Auseinandersetzung mit externen Gefahren und Herausforderungen.

Nachdem Darwin das Konzept der natürlichen Selektion entwickelt hatte, bemerkte er, dass es sehr prägnante Merkmale bei Tieren gibt, die ganz offensichtlich ihre *„fitness"* im Überlebenskampf nicht erhöhen, sondern sogar relevante Risiken darstellen. So schrieb er in einem Brief vom 3. April 1860 an den Botaniker Asa Grey

The sight of a feather in a peacock's tail, whenever I gaze at it, makes me sick!" (Darwin Correspondence Project, Letter no. 2743)

Es war ihm klar, dass eine direkte natürliche Selektion und damit die Förderung von überlebensfördernden, nützlichen Eigenschaften nicht zur Entwicklung von Merkmalen führen kann, die den Träger ganz offensichtlich behindern.

Seine Antwort war eine ästhetische Theorie der sexuellen Auswahl, in der er den werbenden männlichen Pfauen „Schönheit" und den die Entscheidung treffenden weiblichen Pfauen eine „ästhetische Kompetenz" zusprach

… the male Argus Pheasant acquired his ***beauty*** *gradually through the preference of the females during many generations for the more highly ornamented males; the* ***aesthetic capacity of females*** *advanced through exercise or habit just as our own taste is gradually improved.*

Basis für diese ästhetische Kommunikation ist die Ko-Evolution der Signale des werbenden Senders und der Interpretation und Bewertung durch die umworbene Empfängerin.

Eine sehr ähnliche Situation über die Grenzen der eigenen Art hinweg ist bei der geschlechtlichen Fortpflanzung von Pflanzen etabliert. Fremdbestäubte Pflanzen verwenden viel Energie für die Gestaltung und Erzeugung von Blüten, die für die geeigneten Vögel und Insekten eine hohe Attraktivität besitzen. Die genaue Ausprägung des ästhetischen Signals durch die Blüten und der Reaktion der bestäubenden Spezies kann hierbei sehr unterschiedliche Spielarten der asymmetrischen Kommunikation erzeugen. Aber man muss mit Darwin auch hier den Beteiligten einen Sinn für Schönheit zuerkennen.

Darwins Konzept einer gemeinsam entwickelten, **willkürlichen Übereinkunft für Schönheit** findet durchaus Resonanz in der oben angesprochenen Diskussion über die Attraktivität wechselnder modischer Vorgaben oder Schönheitsmerkmale in unterschiedlichen Kulturen oder Subkulturen. Hierbei variieren die zeitliche Dauerhaftigkeit und die interne Verbindlichkeit der Signale. Attraktiv ist hier, was die Zugehörigkeit zu einer

Kommunikationsgruppe signalisiert. Zeitlich begrenzt und eher unverbindlich, wenn es sich um Kleidung handelt, oder sehr dauerhaft und verpflichtend bei Änderungen von Körpermerkmalen, wie bei Tattoos. Aber es scheint gerade hier keine allgemeingültige Regel zu geben, was als schön oder attraktiv empfunden wird, entscheidend ist die Übereinstimmung zwischen Sender und Empfänger.

Die Entwicklung der sogenannten klassischen Musik ist ein gutes Beispiel für die Möglichkeiten und Grenzen einer Ko-Evolution von Merkmalen der Attraktivität. Offensichtlich belohnen die Empfänger den Mut und die Fantasie der Sender, dem Katalog von vereinbarten Merkmalen immer wieder etwas Neues und Unerwartetes hinzuzufügen. Dies hat zu einer grundlegenden Entwicklung (Evolution) der westlichen Musik mit vielen neuen Elementen, wie der Mehrstimmigkeit, geführt. Der Vergleich mit anderen Kulturkreisen zeigt auch, dass diese Entwicklungen zwar nachvollziehbar, aber nicht zwingend im Sinne einer objektiven Optimierung vorgegeben waren und insofern das Darwinsche Postulat der Willkürlichkeit erfüllen.

Im Prozess wurde aber die kommunikative Gemeinsamkeit über Jahrhunderte der Koevolution aufrechterhalten: Die Musiker führten als Sender Veränderungen in Spiel und Material ein, die die Neugier der Empfänger befriedigten, ohne ihre Erwartungen nach Erkennbarkeit zu enttäuschen. Dabei bestand im Publikum immer eine große Bandbreite in der Präferenz für Gewohntes und Neues. Diese kommunikative Übereinstimmung wurde im 20. Jahrhundert mit der intellektuell motivierten Entwicklung von Atonalität und Zwölftonmusik partiell aufgegeben. Das von den Musikschaffenden gesendete Signal wurde von einem großen Teil der Musikhörenden nicht mehr als attraktiv empfunden und verlor somit seine Wirkung. Dieser Zustand ist auf Dauer für die Partner der Kommunikation unattraktiv und wie in der biologischen Evolution findet aber auch in der ästhetischen Evolution durch unterschiedliche Mechanismen eine kontinuierliche Rückbindung statt. Die Übereinkunft und Basis der Kommunikation zwischen

Sendern und Empfängern und damit ein gemeinsames Verständnis von Schönheit wird im Lauf der Zeit wiederhergestellt.

Für Darwin waren die jeweiligen schmückenden Merkmale willkürliche Produkte der Evolution und nur erfolgreich, da zwischen Sender und Empfänger Übereinstimmung besteht über das, was als attraktiv empfunden und somit ausgewählt und bevorzugt wird. In dieser Interpretation ist Schönheit ein **willkürlicher Code**, der zwischen Sender und Empfänger der Kommunikation vereinbart ist, aber weder **Allgemeingültigkeit** besitzt noch Informationen zur **Nützlichkeit** der Merkmale vermittelt.

Zu den drei Aspekten der Willkürlichkeit, Allgemeingültigkeit und Nützlichkeit ästhetischer Merkmale sind sehr gegensätzliche Positionen vertreten worden. In solchen Situationen gibt es eine generell menschliche Charakteristik, die sich selbst in der faktenbasieren Wissenschaft spiegelt: Unsicherheit in der Erkenntnis wird durch Rigorosität der Position und Argumentation kompensiert. Ein bekanntes Beispiel ist die Jahrhunderte währende Auseinandersetzung über die Natur des Lichtes: ist das Licht eine Welle oder besteht es aus Korpuskeln? Mit zunehmender Erkenntnis und weiterentwickelten Paradigmen wurde aber im Welle-Korpuskel-Streit – und bei vielen anderen Auseinandersetzungen – klar, dass die sich scheinbar ausschließenden Standpunkte durchaus versöhnt werden können. Die divergierenden Beobachtungen zeigen nur unterschiedliche Aspekte einer komplexeren Identität.

Das Konzept einer willkürlichen Entwicklung von ästhetischen Merkmalen der Partner-Attraktion wurde schon zu Darwins Lebzeiten von Wallace sehr intensiv abgelehnt (Wallace 1895). Im viktorianischen Umfeld war neben der fehlenden Sinnhaftigkeit auch die asymmetrische sexuelle Selektion mit einer meist weiblichen Entscheidung über den Erfolg der Partnersuche eine Provokation. Diese Ablehnung hat dazu geführt, dass die Theorie der sexuellen Selektion über hundert Jahre kaum diskutiert oder beforscht wurde. Wallace hat diese Entwicklung eingeleitet, indem er die sexuelle Selektion als Spielart der natürlichen Selektion unterordnet. Als ästhetisch wahrgenommene Merkmale sind in diesem Konzept ein Hinweis auf nützliche, **überlebenswichtige Eigenschaften** des Senders. Eigenschaften wie Strukturen, Ornamente und Farben von werbenden Tieren sind direkte oder indirekte Signale ihrer Gesundheit, Kraft und Überlebensfähigkeit, und abstrakte Schönheit wird zu konkreter und nützlicher Attraktivität.

So signalisiert der exzessive Federschmuck des Pfaus der umworbenen Partnerin, dass der Träger so gesund und leistungsfähig ist, dass er selbst mit dieser Behinderung noch überlebensfähig ist – und somit ein guter Partner für die Fortpflanzung. Ein ähnliches Konzept hat die Forschung zur Attraktivität menschlicher Gesichter dominiert. Empirisch werden Gesichter im Mittel als attraktiv bewertet, wenn sie symmetrisch und durchschnittlich (nah am Mittelwert vieler Gesichter) sind sowie die typischen Eigenschaften für das jeweilige Geschlecht aufweisen (Rhodes 2006). Es gibt zwar für die Hypothese, dass diese Merkmale mit Eigenschaften korrelieren, die eine erfolgreichere Fortpflanzung erlauben sollten (z. B. Gesundheit, Leistungsfähigkeit), experimentelle Belege, aber die Zusammenhänge sind empirisch schwierig nachzuweisen. Dies gelingt in evolutionären Simulationsstudien leichter – wobei Merkmale, die einen realen Vorteil der Leistungsfähigkeit anzeigen, einen starken Einfluss auf die Partnerwahl ausüben (Henshaw et al. 2022). Die Beziehung zur evolutionären Nützlichkeit nimmt der Schönheit etwas von ihrem subjektiven und willkürlichen Charakter, da Eigenschaften, die für die erfolgreiche Fortpflanzung relevant sind, kaum Schwankungen unterliegen. Eine vergleichbare Umdeutung von Schönheit findet sich auch in der gestaltenden Kunst: Die Abkehr des Designs von willkürlichen Merkmalen („Ornamenten") und die Beziehung zur Nützlichkeit („*form follows function*") war ein wesentliches Argument für die Ästhetik des Bauhauses.

Neben der erkennbaren Beziehung zur Funktion es gibt eine weitere, nichtwillkürliche Komponente der Schönheit, ihre **Universalität**: Wir Menschen empfinden mit großer Übereinstimmung Blüten und Federschmuck als schön, obwohl sie doch Signale für ganz andere Adressaten sind. Hier kann man sicherlich nicht von einer Ko-Evolution unseres Geschmacks mit der Merkmalsausprägung durch Pflanzen und Tiere sprechen – zumindest solange wir selbst nicht züchtend und selektierend in die Evolution eingreifen und Exemplare fördern, die wir als besonders schön empfinden. Hier wird Schönheit jenseits jeder direkten Nützlichkeit wahrgenommen!

Kann es sein, dass die werbenden Pflanzen und Tiere ihre Signale zur Attraktion von Partnern und Bestäubern nach einem uns nicht näher bekannten, übergeordneten Schönheitsprinzip ausrichten? Ein solches Prinzip könnte auch unserem Schönheitsempfinden der unbelebten Natur gegenüber unterliegen. Definiert das „interesselose Wohlgefallen" an angenehmen, gefälligen oder beeindruckenden Erscheinungen in der physischen Umwelt des Menschen an Formen, Konfigurationen, Farben und Klängen, der keinerlei offensichtlichen Bezug zur Fortpflanzung aufweisen, die eigentliche Ästhetik und Schönheit? Oder bestehen auch in diesen Bereichen verborgene, strukturelle Verbindungen zur Überlebensfähigkeit? Dann wäre die Macht der Schönheit eine Erscheinungsform der Macht der Evolution.

Literatur

Darwin, Charles: The descent of man, and selection in relation to sex. John Murray, London 1871

Darwin Correspondence Project, „Letter no. 2743". University of Cambridge 2022. https://www.darwinproject.ac.uk/letter/?docId=letters/DCP-LETT-2743.xml (zuletzt abgerufen am 17.10.2025)

Henshaw, Jonathan M.; Fromhage, Lutz; Jones, Adam G.: The evolution of mating preferences for genetic attractiveness and quality in the presence of sensory bias. Proc Natl Acad Sci USA. 2022; 119(33):e2206262119

Prum, Richard O.: Aesthetic evolution by mate choice: Darwin's really dangerous idea. Phil Trans R Soc B. 2012; 367: 2253–2265

Rhodes, Gillian: The Evolutionary Psychology of Facial Beauty. Annu Rev Psychol. 2006; 57:199–226

Wallace, Alfred R.: Natural selection and tropical nature, 2nd edn. Macmillan, London/New York 1895

Zum Verhältnis von Ethik und Ästhetik in der Medizin

Günter Virt

Ästhetik, ganz allgemein verstanden als Reflexion auf das Schöne, geht etymologisch zurück auf das altgriechische Wort *Aisthesis*, was so viel wie Wahrnehmung und Empfindung bedeutet. Welche Eigenschaften beeinflussen unsere Wahrnehmung und Empfindung, die wir als schön – oder auch im Gegenteil – als hässlich empfinden? In welchem Zusammenhang und unter welchen Voraussetzungen empfinden wir etwas als schön? Welche Bedeutung kann Schönes zur Heilung beitragen und damit auch für die Medizin haben, die es ja mit Heilen zu tun hat?

Die Problemanzeige

Unsere moderne Gesellschaft und ihr Betrieb sind gekennzeichnet von zunehmenden Differenzierungsprozessen. Verbindungen gehen dabei verloren, Sachbereiche verselbstständigen sich, Kapitalmärkte sind nicht mehr eingebettet in Produktions- und Dienstleistungsverhältnisse, sondern entfalten ihre zunehmend isolierte Eigendynamik usw.

In diesen Sog gerät immer mehr auch die Wissenschaft. Sie steht unter dem Effizienzdruck, zu raschen Erfolgen und in vielen Bereichen zu Patenten

M. B. Wagner-Pischel, *Die Macht des Schönen*,
https://doi.org/10.1007/978-3-662-72581-8_13

zu kommen. Unter diesem Druck werden auch die Lebenswissenschaften immer differenzierter, präziser, blenden aber auch immer mehr Zusammenhänge aus.
Davon sind auch Medizin und Biologie als die wichtigsten Lebenswissenschaften betroffen. Der Charakter der Kunst in der Heilkunst geht verloren. Übrig bleibt eine sich weitgehend als Naturwissenschaft verstehende Medizin, die die Beziehung zur Biografie des Patienten zu verlieren droht; Unzufriedenheit und Protest melden sich allenthalben.

An der Wurzel der gegenwärtigen Diskussion um den Beginn des Menschenlebens spielt vermutlich auch eine isolierende Wahrnehmungsweise eine Rolle. Wissenschaftler, die lange Zeit im Mikroskop menschliche Embryonen – oder besser embryonale Menschen – beobachten, nehmen ja wirklich nur einen Zellhaufen wahr und keinen Menschen. Auf Grund dieser berufsbedingten, zum Alltagszwang gewordenen Wahrnehmungsweise und auf Grund des Interesses in der Forschung, möglichst ökonomisch im Konkurrenzdruck erfolgreich zu sein, gewinnt in unserer Gesellschaft die Auffassung an Boden, dass der Mensch am Beginn seines Lebens keinen oder zumindest einen nur „abgestuften Würdeschutz" zugesprochen bekommt im Vergleich zum erwachsenen Menschen, weil wir sein Menschsein noch nicht voll wahrnehmen.

Wer der Mensch ist, kann aber nur bedacht werden, wenn das Daseinsganze eines Menschenlebens, das leibhaftig und zeitlich verfasst ist, wahrgenommen wird. Wo aber und wie geschieht diese Wahrnehmung? Wahrnehmung setzt offene Aufmerksamkeit und Ansprechbarkeit voraus. Die Aufmerksamkeit, die sich auf das Ganze des Menschseins bezieht, und die Aufmerksamkeit, die sich auf einen ganz kleinen Zeit- und Teilbereich bezieht, kann in zwei unterschiedlichen Fragen artikuliert werden. Die Frage nach dem Anfang des Menschseins bezieht sich auf das Ganze, das heißt auf die Grundlegung des Ganzen eines Menschenlebens. Die Frage nach dem Beginn ist die Frage nach der zeitlich zuerst fassbaren Lebensphase. Der Anfang trägt den Beginn und nicht umgekehrt. Der Beginn unseres Menschseins liegt immer weiter zurück, je älter wir werden. Der Anfang unseres Menschseins, wer wir eigentlich sind, wer hier angefangen hat zu sein, wird im Laufe eines Lebens immer besser wahrnehmbar, was mit Ästhetik zu tun hat. Der Beginn des Menschenlebens wird in den empirischen Wissenschaften immer detaillierter und differenzierter erforscht, um den Preis einer immer mehr eingeengten Wahrnehmungsweise. Die Verbindung zur Frage nach dem Anfang, wie sich möglicherweise das Daseinsganze eines Menschen eröffnet, wird davon abgespalten und getrennt. Das Wunderbare, wie aus kleinen, sich verbergenden Anfängen in atemberaubender Dynamik ein Menschenleben in Erscheinung zu treten beginnt, wird in einer empiristisch verengten Wahrnehmungsweise nicht mehr zugänglich. Lebensweltliche Wahrnehmung und wissenschaftlich-technische Wahrnehmung fallen zunehmend auseinander. So wird nicht mehr gesehen, wie der Anfang den Beginn des Menschenlebens trägt; und es lassen sich Tendenzen zur Veränderung des Bewusstseins in unserer Gesellschaft dahingehend feststellen, dass die empiristisch verengte Sichtweise in medialer Dominanz immer mehr auch die lebensweltliche Wahrnehmung prägt.

Allerdings gibt es auch Proteste, vor allem von Seiten vieler nachdenklicher Menschen und auch von Bewegungen, wie etwa der ökologischen Bewegung. Doch, wenn die Erfahrung des Menschen verkürzt wird, wirkt sich das auch auf seine Verantwortung aus. Verantwortung setzt ja zunächst Wahrnehmung voraus. Wahrnehmungsdefizite sind so auch ästhetische Defizite, aber sie verfehlen nicht ihre Wirkung auf die gelebte Moral (Ethos) und auch nicht auf die Theorie der Moral (Ethik).

Elemente der Ästhetik

Unter „Ästhetik“ wird zunächst die Wahrnehmungsweise des Menschen verstanden, insofern sie immer schon von einem soziokulturellen Kontext und auch den darin anzutreffenden Theorien geprägt ist. Was aber unterscheidet eine als ästhetisch qualifizierte Erfahrung von einer Alltagserfahrung? In welche Bereiche gilt es, ästhetische Erfahrungen zu differenzieren? Wie unterscheidet sich ethische Erfahrung von ästhetischer Erfahrung, oder gilt es, die Grenze dieser beiden Erfahrungsbereiche aufzulösen? Mit welchen Problemen ist der Begriff der Ästhetik belastet?

Vieles, wenn nicht sogar alles, was ist, kann Gegenstand einer ästhetischen Erfahrung werden, aber keineswegs alle Erfahrungen sind ästhetisch. Ästhetische Erfahrung kann sich auf Kunst in ihren verschiedenen Formen, bildende Kunst, Musik usw., beziehen (das Kunstschöne), sie kann sich auf Natur (das Naturschöne), aber auch auf Alltagswirklichkeiten (das Alltagsschöne) beziehen. In dieser idealtypischen Aufteilung gibt es natürlich zahlreiche Übergänge.
In der Kunst bezieht sich ästhetische Erfahrung auf Werke, die geschaffen wurden, um diese Erfahrungen geradezu zu provozieren. Diese Werke sind also bereits im Vorgriff auf ästhetische Erfahrung, die vorausgesetzt ist, geschaffen. Für eine ästhetische Erfahrung der Natur ist es kennzeichnend, dass eine Wirklichkeit schön erscheint, obwohl sie gerade nicht zu diesem Zweck hergestellt wurde. Ästhetische Erfahrungen des Alltags können sich sowohl auf Kunstwerke als auch auf Naturphänomene beziehen, insofern sie uns eine Unterbrechung unseres alltäglichen Lebens ermöglichen. Diese können sinnliche Gestalten von Menschen bis hin zu Farben und Tönen betreffen, aber auch Architektur, ebenso wie Kleider, Modedesign und Raumausgestaltung sowie alle möglichen Stilmittel.

Für ästhetische Erfahrung ist ein Innehalten, gleichsam ein Moment der Kontemplation, kennzeichnend, in Unterbrechung der dahinlaufenden Zeit. Ästhetische Erfahrung ist emotional engagierte Erfahrung; während Kitsch einen platten distanzlosen primär sinnlichen Genuss verheißt, provoziert etwa ein Kunstwerk Freiheit, dass wir uns selbst kreativ zur eigenen Erfahrung verhalten. Mich beeindruckt z. B. immer wieder ein Stillleben von Pablo Picasso, in dem die Flamme einer Kerze Schatten wirft und nicht die Kerze selber. In welches Licht stellt der Künstler da den Betrachter.

Kennzeichen des Ästhetischen ist nicht nur die unmittelbare Erfahrung des Schönen, sondern auch die Erfahrung der Infragestellung, Kritik, Karikatur oder auch Vertiefung unseres außerästhetischen Weltverhältnisses, mit einem Wort: Ästhetische Erfahrung ist die Erfahrung des Unverzweckten und in diesem Sinne „Unnützen".

Wie aber verhalten sich ästhetische und moralische Erfahrung zueinander? Die verschiedenen Erfahrungsbereiche des Menschen sind trotz grundsätzlicher gemeinsamer Verwurzelung dennoch zu unterscheiden, vor allem im Hinblick auf ihre Relevanz für eine ethische Theorie. So gilt es, religiöse, ästhetische und auch moralische Erfahrung zunächst unabhängig voneinander in ihrer Eigenständigkeit zu betrachten. In der ästhetischen Erfahrung geht es um die freudvolle Präsentation von Weltzugängen. Ästhetische Erfahrung präsentiert uns Sichtweisen der Welt, ohne diese gleich moralisch zu beurteilen. Diese ästhetischen Erfahrungen veranschaulichen, verfremden spielerisch, distanzieren, erzeugen keinen Handlungsdruck, sondern erschließen vielmehr Handlungsspielräume in der Perspektive der Freude. So gehört zweifellos auch der Humor zu einer grundlegend ästhetischen Erfahrungsdimension. Ästhetische Erfahrung erschließt Handlungsspielräume, jedoch in moralisch ungerichteter Weise. Dies gilt nicht nur für ästhetische Erfahrung mit der Kunst, sondern auch mit der Natur. Ästhetische Naturerfahrung bietet auch noch einmal Distanzierungsmöglichkeit zu kulturellen und künstlerischen Ausdrucksformen.
In der Begegnung mit der Natur begegnen wir den uns tragenden Grundlagen unserer eigenen leiblichen Existenz und zugleich Ausdrucksmöglichkeiten, die unserer eigenen Existenzweise entsprechen. Es wäre interessant,

einmal all jene Naturlandschaften, die die Bezeichnung „Paradies" (wie z.B. das Böhmische Paradies) erhalten haben, phänomenologisch auf ihre Grundstrukturen hin zu untersuchen. In der Entsprechung zur leiblichen Existenz sieht Anne Kemper eine wichtige Dimension naturästhetischer Erfahrung (vgl. Kemper 2000). Dass eine solche naturästhetische Erfahrung auch therapeutische medizinische Wirkung entfalten kann, beginnt man heute an vielen Beispielen, z.B. in der sogenannten Gartentherapie, methodisch zu entdecken. Eine besondere Qualität naturästhetischer Erfahrung ist zweifellos in der Wüste zu machen, die nicht umsonst als Landschaft Gottes gilt, die von aller Enge befreit ist und neue Sicht- und Deutungsmöglichkeiten gegenüber unserer Kultur ermöglicht (vgl. Virt 1988).

Die Bedeutung ästhetischer Erfahrung für Moral und die ethische Reflexion darüber liegt zunächst einmal gerade nicht in einem naturalistischen oder kulturistischen Vorbildcharakter, sondern in der moralfremden Dimension des Ästhetischen für unser Weltverhältnis. Die ästhetische Erfahrung ermöglicht Freiheit, bietet aber zugleich auch Voraussetzungen, auf denen dann eine ethische Bewertung aufbaut.

Einen weiteren Unterschied gilt es zu bedenken: ethische Wertungen sind universalisierbar und präskriptiv, ästhetische Wertungen hingegen nur eingeschränkt universalisierbar. Gerade dies aber hat immer wieder Theoriebildungen über Ästhetik herausgefordert. Können hier Theorien der Ästhetik weiterhelfen, die Bedeutung für das Ethische zu differenzieren, oder verdecken sie eher?

Es ist in diesem kurzen Essay nicht möglich, eine Geschichte der Ästhetik-Theorien von den Anfängen bei Heraklit über Sokrates, Platon und Aristoteles, ins Mittelalter zu Thomas und in die Neuzeit zu Rousseau, über Kant, Hegel und Schelling, den Marxismus bis in die Postmoderne nachzuzeichnen. Signifikant ist in dieser Geschichte aber wohl die erste wissenschaftliche Ästhetik von Alexander Gottlieb Baumgarten (1750/1758), der die höhere geistige Erkenntnis der Logik reserviert und – davon abgespalten – die niedere sinnliche Erkenntnis der Sinnlichkeit oder Ästhetik zuordnet. Das Schöne wird auf das Erleben des Menschen eingeschränkt und dieses ästhetische Erlebnis zudem gegenüber der Vernunfterkenntnis der Wahrheit herabgesetzt, weil es in den Bereich sinnlich oft verworrener Anschauungen verweist. Das Schöne selbst kommt nicht mehr in den Blick. Kann man das Schöne und die Erfahrung des Schönen von anderswo herleiten? Schwingt im Begriff „Ästhetik" nicht die Reduktion auf subjektiven Geschmack unausweichlich immer schon mit? Gibt es nicht so viel Unschönes in der Welt, dass der Begriff der Ästhetik angesichts des Problemlösungsdrucks einer Gesellschaft, die von der Allmacht der Ökonomie so sehr geprägt ist, dass sie in vielen Bereichen mehr Probleme löst, wie ein Narkotikum wirken muss? Sind die Unterscheidungen in das Kunstschöne, das Naturschöne und das Alltagsschöne nicht schon deswegen problematisch, weil derjenige, der diese Unterscheidung allein vorzunehmen im Stande ist, selbst weder bloßes Naturwesen noch Kulturprodukt ist, schon gar nicht technisches Produkt – auch bei der In-Vitro-Fertilisation nicht. Ist die Kunst immer schön? Ist die Natur immer schön? Wer bestimmt das? Es ist selbst fraglich geworden, ob Kunst heute ehrlicherweise noch schöne Kunst genannt werden kann. Wie kann das grundlegende ästhetische Missverständnis überwunden werden, das so tut, als ginge es darum, etwas herzustellen, was Eindruck macht und so den Geschmack zum Gerichtshof für das Schöne erhebt? Wie können diese und andere defiziente Weisen, die Erfahrung des Schönen zu bestimmen, überwunden werden?

Rückgang auf die ursprüngliche Erfahrung des Schönen

Günther Pöltner und Augustinus Wucherer-Huldenfeld werden nicht müde zu betonen, dass wir die Sache selbst meinen, wenn wir sie schön oder unschön nennen, und nicht bloß Kriterien über den Geschmack (vgl. Pöltner 2000; Pöltner und Vetter 1985; Wucherer-Huldenfeld 1985). Schönheit ist also eine Eigenheit des Seins selbst und nicht etwas von ihm Abgeleitetes. In allen reduktionistischen Deutungen der Ästhetik, die sich bemühen, Kriterien für das Kunstschöne, das Naturschöne und das Alltagsschöne zu eruieren, begegnet uns die ursprünglich schöne Erfahrung, nicht nur dass wir geliebt werden und unser Dasein jemandem verdanken, sondern dass andere uns liebend Raum geben. Mit Recht nennen wir Beziehungen und Taten schön und nicht nur Kunstwerke und Natur. Wir nennen nicht die Wahrnehmung schön, sondern das Erfahrene selbst ist schön oder nicht schön. Es ist also immer jemand oder etwas schön, und auch diese Erfahrung machen zu können, ist schon schön. Am ursprünglichsten begegnen wir dem Schönen vermutlich in den Menschen, die wir lieben und die uns lieben, in ihnen geht am intensivsten das Schöne auf. Die Erfahrung des Schönen bedeutet dann nicht die Wahrnehmung einer umgehängten Verzierung oder eines Zeichens, das mit dem Bezeichneten nichts zu tun hat, sondern das Ineinsfallen verschiedener Sinnschichten, vom Sinngrund bis zur konkreten endlichen Gestalt. Das Schöne ist symbolisch. Nach Paul Ricoeur verweist in einem Symbol ein Zeichen nicht einfach auf eine Sache, sondern Sinn auf Sinn und wiederum Sinn in verschiedenen Tiefenschichten (vgl. Ricoeur 1974).

Das Schöne ist eine genauso grundlegende transzendentale Eigenschaft des Seins wie das Wahrsein, das heißt wie die Erkennbarkeit alles Seienden und das Gutsein, das heißt die grundsätzliche Erstrebbarkeit alles dessen, was ist. (Aber in der Weise, dass es nicht bloß um meinetwillen gut ist, sondern um seiner selbst willen.) Wie verhält sich nun das Schöne zum Wahren und zum Guten als Grundbestimmungen alles Seienden? Ludwig Wittgenstein sagt in einer Tagebucheintragung einmal schlicht: *„Das Schöne ist eben das, was glücklich macht“* (vgl. Wittgenstein 1960).

Aus dem Werk des heiligen Thomas, über eine bloße Textinterpretation hinausgehend und mit Thomas auf das Phänomen selber schauend, arbeitet

Günther Pöltner die Erfahrung des Schönen als die Mitte zwischen der Wahrheit und dem Guten alles Seienden heraus (vgl. Pöltner 1985). Das Schöne ist im Grund dasselbe wie das Gute, wenn auch nicht das Gleiche. Der Unterschied zwischen dem Guten und dem Schönen ist nur für die Ratio sichtbar, und so wie der Verstand in der Wahrheit des Seins seine Erfüllung findet, findet die Seele im Schönen ihre Erfüllung. Dem Schönen entspricht also im Menschen die eigentümliche Verschränkung von Vernunft und Streben. Allerdings gibt es Intensitätsgrade des Ineinanderspielens von Wahrheit und Gutheit als den beiden Seinsbestimmungen und daher eine wirklich eigenständige Erfahrung des Schönen. Die Schönheit ist die ursprüngliche Offenbarkeit des Seienden; dem widerspricht auch die Erfahrung des Unschönen nicht, denn Hässlichkeit widerlegt Schönheit nicht, sondern muss noch in schmerzlichem Widerspruch und Mangel die Schönheit als ihr Maß bezeugen, sonst wäre sie nicht beschreibbar.

Bedeutung des Schönen für die Ethik

Aus dieser ursprünglichen Erfahrung des Schönen, noch vor allen Versuchen, über einzelne Kriterien das Ästhetische zu eruieren, ergeben sich Konsequenzen für eine Ethik. Sie ergeben sich, insofern die Grundlagen für das Sollen im Anspruch und Zuspruch der Wirklichkeit liegen. Die Erfahrung des Schönen ist zweckfrei, jede Funktionalisierung und Instrumentalisierung ist der Tod des Schönen. Moralische Erfahrung hingegen besteht in der Selbstverpflichtung aus praktischer Vernunft. Ihr Kennzeichen ist die Unbedingtheit des sittlichen Anspruchs des Guten, das nicht nur für mich, sondern um seiner selbst willen gut ist. Alle Theorie über diese Erfahrung muss auf dieses Moment des Kategorischen reflektieren. Weil der Anspruch kategorisch ist, gilt er auch universal; dies lässt sich an den Menschenrechten zeigen. Wenn Menschenrechte nicht für alle Menschen und in jeder Situation und jeder Phase des Menschenlebens gelten, sind es keine Menschenrechte mehr, sondern nur noch Gruppenrechte. Wird aber der Mensch in jeder Situation und jeder Phase auch wirklich als Mensch wahrgenommen? Erst dann, wenn die ästhetische Wahrnehmung des Menschseins zugelassen und nicht durch methodische Ausblendung verdeckt wird, gibt es für abstrakte ethische Sätze auch die Motivation, sie einzuhalten.

Zu dieser Verschränkung von ästhetischer und ethischer Erfahrung gibt es Zugänge in der Theorie und Zugänge in der Weisheit. Letztere soll den Abschluss dieses Essays bilden. Dass aus der ästhetischen Erfahrung des Schönen keine Ethik abgeleitet werden kann, scheint ebenso evident wie die Tatsache, dass die ästhetische Erfahrung des Schönen Bedeutung für die Ethik haben kann, und zwar nicht nur für eine Strebensethik, etwa in der Form von Erzählungen von Modellen (Dietmar Mieth 1999), sondern auch für eine Normenethik, die nicht ohne Güterabwägung auskommen kann. Güter elementar herauszuarbeiten und zu gewichten, ist eine der wichtigsten Aufgaben der Ethik. Das Gewicht, das wir den Gütern beimessen, hängt aber von der wahrnehmenden Erfahrung ab. Nur, was nicht bloß erstrebenswert *(bonum)*, sondern in bestimmter Weise auch schön *(pulchrum)* ist, wird bei einer ethischen Güterabwägung eine entsprechende Rolle spielen können.

Das Schöne an der Weisheit

Die grundlegende Einstellung aber, mit der wir die Dinge richtig wahrnehmen und einschätzen in ihrer Gutheit und Schönheit, heißt Weisheit. Weisheit gewährt also Orientierung nicht nur aus dem Guten, sondern auch aus dem Schönen. Zu den schönsten Erfahrungen gehört z. B. die Erfahrung der Genesung. Die Medizin kann Genesung nicht herstellen; ein geheilter Mensch ist kein Artefakt medizinisch-naturwissenschaftlicher Technik. Gewiss sind die Hilfen der modernen Medizin staunenswert und niemand von uns möchte darauf verzichten, aber die Genesung selbst kommt von weiter her. Der Übergang von Krankheit zur Gesundheit gehört zu den wunderbarsten Erfahrungen, wenn sich aus dem Grund unseres Daseins neue Kräfte mitteilen, dies spüren nicht nur der Genesende selbst, sondern

auch die Mitmenschen, die sich aufmerksam für den Kranken interessieren. *„Medicus curat, natura autem sanat"*, lautet eine alte Weisheit. Welche Rolle kann die Erfahrung des Schönen bei der Genesung spielen? Wird diese Rolle nicht oft übersehen und damit Elemente im Prozess der Genesung, die uns aber guttäten?
Noch intensiver als die schöne Erfahrung der Genesung ist die schöne Erfahrung der Liebe. Beiden gemeinsam ist die Hebung des eigenen Daseinsgefühls, die der Psalmist in die schönen Worte kleidet: *„Du läßt die Kraft in meiner Seele wachsen, Herr"* (Ps 138,3).

Für viele Menschen in unserer Gesellschaft ist Gesundheit der Höchstwert. Für diesen Höchstwert sind Menschen bereit, alles dranzugeben und jeden Preis, nicht nur im finanziellen Sinn, zu zahlen. Über diesen Höchstwert Gesundheit sind die Menschen aber auch leicht manipulierbar. Man braucht ihnen nur Heilung von Krankheit in Aussicht zu stellen, dann sind sie zu allem bereit; dies macht sich auch die Wirtschaft zu Eigen. Die Grenzen für eine wichtige und eine sinnvolle Bemühung um Gesundheit wird aber dort überschritten, wo einem Menschen geschadet wird, um einem anderen zu helfen. Einen Menschen gar zu töten, um andere, vielleicht sogar mehrere, zu retten, käme einer Totalverzweckung gleich und wäre ein Verstoß nicht nur gegen ein einzelnes Gebot, sondern gegen die Menschenwürde selbst und damit gegen die Grundlagen der Ethik schlechthin. Denn die größte Entwürdigung eines Menschen besteht in seiner Herabwürdigung zu einem bloßen Material für andere in der Form einer Totalverzweckung. Wenn der Verbund von Wirtschaft und Wissenschaft sich anschickt, die Heilung bislang unzugänglicher Krankheiten auf der Basis der gezielten Vernichtung embryonaler Menschen zu betreiben, dann wird nicht nur eine Schwelle überschritten, dann werden sich die Kollateralschäden der Wissenschaft sehr langfristig auswirken. Die vielen ethischen Probleme mit der ästhetischen Chirurgie ohne wirkliche medizinische Indikation bedürften einer eigenen, größeren Überlegung und werden – so wichtig sie sind – daher hier ausgeklammert. Vor allem der enorme Zwang, der durch die sozialen Medien auf junge Menschen ausgeübt wird, sich ohne medizinische Indikation operieren zu lassen, stellt eine enorme ethische Herausforderung dar.

Einer der schönsten Texte biblischer Weisheit findet sich in den Kapiteln 7–9 des *Buches der Weisheit*, im jüngsten Buch des Ersten Testaments. Der Text setzt mit der Endlichkeit menschlichen Daseins, eingebettet zwischen Beginn und Ende, ein. Dies steht ganz im Kontrast etwa zu René Descartes, der in seinem philosophischen Hauptwerk der neuzeitlichen Medizin die Forderung mitgegeben hat: *„Die Medizin wird unendlich viele Krankheiten heilen und vielleicht auch die Altersschwäche loswerden"* (vgl. Descartes 1969). In der existentiellen Annahme der Endlichkeit kann der Mensch auch der Schönheit der kleinen Anfänge innewerden, inmitten der Gefährdung und Gebrochenheit menschlichen Daseins. Der Weise ist nicht auf illusionäre Weise sich selbst immer vorweg, er ist vielmehr fähig zur Kontemplation und zum innehaltenden Wahrnehmen auch der kleinen Schönheiten. Die Weisheit lehrt nicht nur, die Dinge richtig zu gebrauchen, in richtiger Ordnung. Die Weisheit ist, so stellt der biblische Autor erstaunt fest, auch der Ursprung der Güter (Weisheit 7,12).

Denken und Handeln haben in der Weisheit einen festen Grund. Das Schöne, das die Weisheit wahrnimmt, vermittelt Handeln und Denken. Das Schöne gibt nicht nur zu denken, sondern auch zu handeln. Weisheit aber ist mehr als Denken, in ihr geschieht Vermittlung zwischen theoretischer und praktischer Vernunft, sie führt den Menschen in die Weite und Integration aller seiner Seinsbezüge.
Menschliche Weisheit verweist in den vielen Wegen des Glaubens über sich hinaus auf die Weisheit Gottes, die die Weisheit der Menschen nicht nur trägt, sondern auch überbietet.

„Meine Gedanken sind nicht eure Gedanken und eure Wege sind nicht meine Wege [...] So hoch der Himmel über der Erde ist, so hoch erhaben sind meine Wege über eure Wege und meine Gedanken über eure Gedanken“, heißt es in der Gottesrede bei Jesaja 55,8–9). Eine größere Weisheit kann menschliche Weisheit durchkreuzen. *„Hat Gott nicht die Weisheit der Welt als Torheit entlarvt?“*, schreibt Paulus in rabbinisch-paradoxer Sprache an die Korinther (1 Kor 1,20) und setzt fort: *„Die Juden fordern Zeichen, die Griechen suchen Weisheit. Wir dagegen verkündigen Christus als den Gekreuzigten: für Juden ein empörendes Ärgernis, für Heiden eine Torheit, für die Berufenen aber, Juden wie Griechen, Christus, Gottes Kraft und Gottes Weisheit. Denn das Törichte an Gott ist weiser als die Menschen.“* Hat nicht gerade das Kreuz Jesu unsäglich viele Künstler inspiriert und Kunstwerke hervorgebracht?

Gerade so aber kann die Dimension der Hoffnung über den Tod hinaus durch die „schöne“ Erfahrung der Begegnung mit dem Auferstandenen (1 Kor 15) eröffnet werden. Die Wahrnehmung, was der Mensch ist, kommt erst in dieser Erfahrung der Vollendungsgestalt voll zum Tragen.
„Medicus curat, natura sanat“, heißt ein altes Sprichwort, und ich möchte hinzufügen: *„Deus autem salvat“*.

Literatur

Baier, Karl: Gesundheit, Krankheit und Genesung. Thesen und Erläuterungen aus phänomenologischer Sicht. In: Daseinsanalyse 1992; 9:285–306

Baumgarten, Alexander G.: Aesthetica. 2 Bde. Hemmerede, Halle 1750/1758

Brockhaus: Lexikon: Art. Ästhetik. dtv, München 1982 (= dtv 3301), 301–302

Descartes, René: Discours de la méthode. Französisch – Deutsch. Übers. v. Lüder Gäbe. Meiner, Hamburg 1969 (= Philosophische Bibliothek 261)

Düwell, Marcus: Ästhetische Erfahrung und Moral In: Mieth, Dietmar (Hrsg.): Erzählen und Moral. Attempto, Tübingen 2000, 11–35

Greshake, Gisbert: Die Wüste bestehen. Herder, Wien 1979

Kemper, Anne: Unverfügbare Natur. Ästhetik, Anthropologie und Ethik des Umweltschutzes. Campus, Frankfurt/M 2000

Mieth, Dietmar: Moral und Erfahrung. 1. Grundlagen einer theologisch-ethischen Hermeneutik. Universitätsverlag, Freiburg/Schweiz 1999

Pöltner, Günther: Die Erfahrung des Schönen. In: Pöltner, Günther/ Vetter, Helmuth (Hrsg.): Theologie und Ästhetik. Herder, Wien 1985, 9–19

Pöltner, Günther (Hrsg.): Phänomenologie der Kunst. Lang, Frankfurt/M 2000

Pöltner, Günther/ Vetter, Helmuth (Hrsg.): Theologie und Ästhetik. Herder, Wien 1985

Ricoeur, Paul: Die Interpretation. Ein Versuch über Freud. Suhrkamp Taschenbuch Wissenschaft, Frankfurt/M 76, 1974s

Virt, Günter (Hrsg.): Ich habe dich in die Wüste geführt. Tyrolia, Innsbruck 1988

Wittgenstein, Ludwig: Schriften. 1. Suhrkamp, Frankfurt/M 1960

Wucherer-Huldenfeld, Augustinus K.: Sein und Wesen des Schönen. In: Pöltner, Günther / Vetter, Helmuth (Hrsg.): Theologie und Ästhetik. Herder, Wien 1985, 20–34

Winterfeste Gesichter

Kosmetisches Enhancement und seine Folgen

Käte Meyer-Drawe

In ihrem Roman *Heimsuchung* notiert Jenny Erpenbeck:

> *Dort, wo sie von den Alten das Altwerden gelernt hat, gab es keine künstlichen Gebisse. Da fiel, wenn man alt wurde, einfach der Mund ein. Aber heutzutage, wo sie jetzt zum Beispiel zu Besuch ist, macht man auch die Gesichter winterfest.* (Erpenbeck 2008,135)

Beim Lesen oder Hören dieser Zeilen drängen sich Bilder auf, die ganz bestimmte Gesichter zeigen: Fassadengesichter, denen Einflüsse von außen nichts anhaben können. Kein Windzug bringt die Augen zum Blinzeln, kein Frost die Lippen zum Kräuseln. Angst, Einsamkeit und Sorgen können der glatten Stirn nichts anhaben. Was sollte der Frost dem Frostigen tun?

Einleitung

Von diesen „winterfesten" Gesichtern soll im Folgenden die Rede sein. Es geht dabei nicht um die rekonstruktive plastische Chirurgie, die Gesichter

Dieser Beitrag beruht auf einem Vortrag im Rahmen der 7. Grazer Psychiatrisch-Psychosomatischen Tagung, 19.–21.1.2012 und erschien erstmals in: Psychologische Medizin: österreichische Fachzeitschrift für medizinische Psychologie, Psychosomatik und Psychotherapie 2012, 23. Jahrgang, Nummer 2, S. 27–30; Wiederabdruck mit freundlicher Genehmigung der Facultas Verlags- und Buchhandels AG, Wien.

M. B. Wagner-Pischel, *Die Macht des Schönen*,
https://doi.org/10.1007/978-3-662-72581-8_14

aufbaut, welche durch Krieg, Gewalt oder Unfälle versehrt und zerstört wurden. Diese Operationen dienen nicht nur eigenen Wunschvorstellungen, sondern insbesondere dem sozialen Miteinander. Solche Eingriffe stehen in einer beachtlichen Tradition. Denn Gesichtsverstümmelungen waren auch früher Stigmata, welche die Betroffenen ausgrenzten. Sie verrieten Strafen oder peinliche Krankheiten. Die Rhinoplastik, also die Nasenkorrektur, war bereits im 16. Jahrhundert ein anerkannter Eingriff, um das Gesichtsbild wieder in eine anerkannte Ordnung zu bringen und dadurch das soziale Leid der Betroffenen zu lindern (vgl. Gadebusch Bondio 2005, 209). Die folgenden Ausführungen wurden zwar bereichert durch die Geschichte der plastischen Chirurgie, konzentrieren sich jedoch auf Optimierungen, die nicht der Heilung oder der Wiederherstellung eines verlorenen Gesichts dienen, sondern dem eigenen Wunschbild. In den Augen derer, die eine solche Verbesserung anstreben, geht es dabei auch um empfundenes Leid, gleichwohl entspricht diesem keine medizinische oder psychiatrische Diagnostik, sondern es bemisst sich allein an individuellen Vorlieben. Inwiefern persönliche Neigungen dem gesellschaftlichen Diktat folgen, wird dabei sehr unterschiedlich gesehen. Konsumenten betrachten sich als autonom Entscheidende. Wissenschaftliche Beobachter sprechen von der Manipulation durch das neoliberale Gebot des Selbstmanagements (vgl. Villa 2008). Diese wichtige Diskussion soll hier ausgespart werden zugunsten einer anderen Akzentsetzung. Es geht im Nachstehenden um die Bedeutung des menschlichen Gesichts in der sozialen Interaktion sowie Kommunikation und um die Frage, welchen Einfluss dabei kosmetische Optimierungen haben, die über leichte Korrekturen hinausgehen und nicht lediglich eine schöne Ordnung wiederherstellen, sondern ein gestyltes Gesicht produzieren. Wenn dabei von den Folgen gesprochen wird, so handelt es sich nicht um eine moralische Bewertung. Diese steht immer auf schwachen Füßen, denn die Grenzen zwischen Heilen und Optimieren sind nicht scharf zu ziehen (Miller et al. 2009), wie immer wieder an der Operation von Schlupflidern gezeigt wird. Diese kann dem ästhetischen

Eindruck dienen, doch auch zugunsten der Gesichtsfelderweiterung notwendig sein. Man wird sich auch nicht anmaßen dürfen, über das Wohlbefinden eines Betroffenen besser urteilen zu können als dieser selbst. Dennoch muss es möglich sein, über das Empfinden des begegnenden anderen zu sprechen. Schließlich verlieren indessen alle Bedenken an Boden – und damit ist wohl eine zentrale Sorge betroffen –, wenn sie durch die Normalisierung des kosmetischen Enhancements überholt werden, wenn wir uns also an Gesichter gewöhnt haben, deren Maßstab die faltenfreie Fassade ist, bei der das Lächeln der Lippen die Augen nicht erreicht, Gesichter, die uns eine Lebensgeschichte verweigern, die in den Bewegungen der dazugehörigen Körper gleichwohl anklingt und damit sinnliche Irritationen auslöst.

Die gewählte Vorgehensweise ist phänomenologisch, d. h., mit dieser Philosophie der Erfahrung teilen wir die Leidenschaft für das Schauen. Wir achten darauf, wie uns etwas als etwas gegeben ist; oder um es mit Jean-Paul Sartre zu sagen: *„Ich bitte darum, die folgenden Überlegungen nicht für metaphorisch zu halten. Ich sage einfach nur, was ich sehe“* (Sartre 2002, 258) „Einfach nur zu sagen, was man sieht“, bedeutet nicht, dass man unmittelbar bei dem Gesehenen als solchem ist. Das Schauen ist geprägt durch den Erfahrungshorizont des Blickenden. Darüber hinaus ist es eine Herausforderung, einfach zu sehen, sind wir doch eher daran gewöhnt zu sagen, was wir zu sehen denken, als was wir wahrnehmen. Hinzu kommt, dass wir den Sinn nicht allein konstituieren, wir antworten vielmehr auf das, was uns begegnet. Diese Resonanz ist nicht in erster Linie Sache des Erkennens, sondern ein leibliches Echo, das unsere Reflexionen trägt. So identifizieren wir Gesichter nach einmaligem Sehen, ohne uns ein Phantombild gemacht zu haben oder dessen Herstellung anleiten zu können. In phänomenologischer Perspektive fragen wir also, wie sich uns unser eigenes Gesicht und die Gesichter von anderen in unserer Erfahrung zeigen. Eine Erfahrung ist dabei nach Michel Foucault *„etwas, was man ganz allein macht und dennoch nur in dem Maße uneingeschränkt machen kann, wie sie sich der reinen Subjektivität* *entzieht und andere diese Erfahrung – ich will nicht sagen: exakt übernehmen, aber sie doch kennenlernen und nachvollziehen können"* (Foucault 2005a, 58f). Demnach dürften die anschließenden Überlegungen dann als geglückt gelten, wenn sie sich in die Erfahrungsregister anderer eintragen lassen oder zumindest darin einen Anklang finden.

Die Darlegungen gliedern sich nach diesen einleitenden Bemerkungen in zwei weitere Schritte. Es folgen Überlegungen zur Bedeutung des menschlichen Gesichts und im letzten Teil Bedenken im Hinblick auf kosmetisches Enhancement, das sich auf das Gesicht bezieht.

Das menschliche Gesicht

Auf dem Tagungsprogramm ist eine für die Sache mehrfach interessante Statuette abgebildet: die Venus von Willendorf, die zu Beginn des 20. Jahrhunderts in der Wachau gefunden wurde und heute im Naturhistorischen Museum Wiens zu bewundern ist. Diese nur 11 cm hohe Skulptur ist eine archäologische Berühmtheit, über deren Bedeutung viel diskutiert wurde und wird. Für unseren Zusammenhang ist bemerkenswert, dass diese Venus kein Gesicht hat. Der üppige Leib steht im Vordergrund. Da wir heute in einer – wie Thomas Macho sagt – *„facialen Gesellschaft"* leben (Macho 2011, 263), können wir uns kaum noch vorstellen, dass die Face-to-face-Kommunikation einstmals nicht das vorherrschende Emblem sozialen Miteinanders war. Dennoch ist die Venus keine Ausnahme. Sie macht vielmehr darauf aufmerksam, dass in der jüngeren Altsteinzeit das Gesicht der Menschen keine wichtige Rolle spielte. Reichliches Beweismaterial für diesen Befund liefern die Höhlenbilder aus dem Paläolithikum. Wir finden hier Zeichnungen von dem, was man sich merken wollte. Es fehlt das Vertraute, das zum Alltag gehört: das Gesicht. Erst nach der Sesshaftwerdung ändert sich dies. *„Das kooperative Apriori der nomadischen Gruppen wurde vom Abstammungsprinzip sesshafter Gesellschaften abgelöst"* (Macho 2011, 276). Es entsteht ein neolithischer Totenkult, der dem Zusammenhalt des Stammes und der Aufrechterhaltung kohärenter Lebensräume diente. Ein *„Gedächtnis für die gründungsrelevanten Personen"* musste aufgebaut werden (Macho 2011, 277). Diese erhielten über ihren Tod hinaus Gesichter, damit ihre Macht und ihr Schutz weiterhin wirksam waren. Die Herstellung solcher Masken weckte die Aufmerksamkeit für menschliche Gesichter, die zuvor im Vertrauten untergingen. Kultische Schädelmasken manifestieren die Idee des Gesichts wie Leichen das Wissen von einem nicht fragmentierten Körper. Nicht nur in früheren Kulturen erfährt der Mensch an sich selbst weder sein Gesicht noch die Einheit seiner Glieder. *„Spiegel und Leiche weisen der zutiefst und ursprünglichen utopischen Erfahrung des Körpers einen Raum zu"* (Foucault 2005b, 35). Ideale unserer leiblichen Existenz wachsen uns daher nicht nur von außen zu, sondern entspringen einer gelebten Utopie, die in versagten Anblicken wurzelt. Unsere eigenleibliche Erfahrung ist deshalb bestimmt durch Bilder, damals durch die gefertigten Masken oder die toten Körper der anderen. Es folgen stehende Gewässer oder Spiegel, dann Porträts, Fotografien oder Filme. Heute brauchen digitale Medien keine Rücksicht auf das Original zu nehmen.

In der Zivilisationsgeschichte wurde das Gesicht immer wichtiger. Während etwa die Griechen der Klassik noch keine Notwendigkeit sahen, zwischen Maske und Gesicht zu unterscheiden und beides prosopon nannten, unterschieden die Römer bereits zwei Bedeutungen: *facies* und *vultus*, *„die beide auf die Maske nicht anwendbar waren, nämlich* ***facies*** *für das natürliche Gesicht, das seinen Träger identifiziert, und* ***vultus*** *für das bewegte Gesicht mit dem Ausdruck des Mienenspiels"* (Belting 2005, 76). Diese Unterscheidung beförderte die Differenz eines Inneren des Menschen und seines Äußeren, die uns bis heute gleichsam als natürlich vorkommt. Die Beschwörung sogenannter „innerer Werte" dient immer wieder der Bagatellisierung eines makelhaften Äußeren. Physiognomiker meinen dagegen, das Innere am Äußeren zu erkennen. Beide Positionen, jene eines sakrosankten Inneren und die eines verräterischen Äußeren, beglaubigen die Differenz von innen und außen als natürlich gegeben. Aber der innere Mensch entsteht erst im Rahmen einer historischen Entwicklung. die sich auf Kosten der gelebten Leiblichkeit durchsetzt (vgl. Assmann 1993).

Die moderne Gesellschaft wimmelt von Gesichtern. Sie ist eine „faciale Gesellschaft“. Im Unterschied zur gesichtslosen Venus von Willendorf haben bei uns auch Dinge ein Gesicht. Ein Blick bei Nacht in den Rückspiegel genügt, um die von Scheinwerfern modellierten aggressiven Visagen sich zügig nähernder Autos wahrzunehmen. Wir sind umgeben von zahllosen Gesichtern. Nahaufnahmen von Gesichtern, wie sie sonst überhaupt nicht wahrzunehmen sind, beförderten in Stummfilmen die Kultur des Schminkens. Heute blicken uns Gesichter im Großformat nicht nur im Kino, sondern im öffentlichen Raum von den Werbeflächen an. Wahlplakate zeigen uns unsere Politikerinnen und Politiker mit makellosen Gesichtern. Mängel sind verpönt. Alterslos sollte man sein, wenn man schon nicht jung ist. Alter erinnert an Gebrechlichkeit und Tod. Vitalität verheißt Erfolg. Kaum ein Buch können wir lesen, ohne dass wir uns das Gesicht des Autors oder der Autorin unter oder über dem Klappentext anschauen müssen, das oft in unverwüstlicher Jugend erstarrt ist. Viele dieser nahezu überirdischen Gesichter sind Standgesichter, im Augenblick höchster Vollkommenheit festgehalten und zur Not digital korrigiert. Der lebendige Mund gebiert beim Sprechen gelegentlich ein zweites Kinn. Das wird retuschiert. Der geneigte Kopf wirft Falten in der Beuge. Das wird überarbeitet. Trotz einschlägigen Wissens über die Produktion faszinieren diese Gesichter, wecken Begehrlichkeiten. Was bei Bildern gelingt, müsste auch beim Gesicht selbst möglich sein. Die Optimierung folgt dem Vorbild. Das makellose Standgesicht wird zur Normalität und lässt uns vergessen, dass es unser expressives Gesicht ist, auf das die anderen antworten, und dass es das andere Gesicht ist, das uns von Lebensbeginn an spiegelt.

Angesichts des anderen

Das menschliche Gesicht hat im sozialen Miteinander keinen Stellvertreter. Worte werden den Gesichtsausdruck nicht wiedergeben können. Das unterscheidet ihn von anderen Gebärden. Das

> *Gesicht bewirkt, daß der Mensch schon aus seinem Anblick, nicht erst aus seinem Handeln verstanden wird. Das Gesicht, als Ausdrucksorgan betrachtet, ist sozusagen ganz theoretischen Wesens, es handelt nicht, wie die Hand, wie der Fuß, wie der ganze Körper; es trägt nicht das innerliche und praktische Verhalten des Menschen, sondern es erzählt nur von ihm.* (Simmel 1968, 485)

In unserem Gesicht sind wir in eminenter Weise für den anderen präsent. Ohne Absicht erzählen wir ihm von uns. Mein Gesicht trage ich – wie Jean-Paul Sartre hervorhebt – *„vor mir her wie ein Geständnis, von dem ich nichts weiß, und es sind im Gegenteil die Gesichter der anderen. die mich über das meine belehren"* (Sartre 2002, 258). Der Preis unserer Gegenwart für die anderen ist die Abwesenheit für uns selbst. Wir können uns nicht selbst und gleichzeitig dem anderen zuwenden. Das ist ein Skandal; denn dem Menschen, welcher in der Moderne nicht selbstverschuldet unmündig sein soll, wird der Anblick entzogen, den er bietet. Im Spiegel bin nur ich mein eigenes Vis-à-vis. Wie mich die anderen sehen, bleibt mir auf immer verborgen. Paul Valéry hat diesem Umstand klare Worte gewidmet: *„Was mir fehlt, ist dieses Ich, was du siehst. Was dir fehlt, das bist du, den ich sehe"* (Valéry 1991, 308).

Schönheit gewinnt ihre Gestalt in einem zwischenleiblichen Ausdrucksgeschehen, in dem Attraktion, eine unwiderstehliche Anziehungskraft, eine wichtige Rolle spielt. *„Das Schöne ist das Begehrenswerte* [,] *und was wir begehren, finden wir schön.* [...] *Man kann sich nach dem Schönen verzehren, süchtig, ja verrückt nach ihm werden"* (Liessmann 2010, 14f.). Diese Hingabe bestimmt. ob mir jemand als some-body oder als no-body begegnet, als jemand oder niemand. Man will Blicke fangen, auch um in seiner Existenz bestätigt zu werden. Nicht gesehen werden will man dagegen bei dem Verbotenen, dem Peinlichen, dem Intimen. Entdeckt man den heimlichen Beobachter, schlägt man vor Scham die Augen nieder und senkt den Blick, selbst wenn man dadurch nicht im Boden versinkt. Blicke sind nicht imstande zu töten, wenngleich sie dem Wunsch Ausdruck verleihen und die Bereitschaft zur Gewalt signalisieren. Ohne die Hand zu erheben, versetzt der eine den anderen in Angst und Schrecken. Blicke können uns aufspießen oder als lasziver Schlafzimmerblick verführen. Ein Blick voller Verachtung ist entsetzlich. Unser Scharfblick zeichnet uns aus wie unser Weitblick. Ermöglicht wird der Blick auch dadurch, dass im Auge Iris und Pupille von dem Weiß der Sklera abstechen. Nur deshalb können wir die Blickrichtungen von anderen überhaupt wahrnehmen. Farbige Kontaktlinsen betonen das Blitzen des Blicks. Trübungen beschränken die Augenspiele wie das alte Auge, das alles gesehen hat, aber auch Straffungen der Lider, welche der Augenbewegung etwas Prominentes, einen Hauch von Wahnsinn verleihen. Wir merken nicht, wie unser Lidschlag unsere kontinuierliche Wahrnehmung unterbricht. Dennoch ist das menschliche Oberlid wie ein Vorhang, welcher die Aufführung der Augen modifiziert. Wie soll man jedoch zwinkern, wenn die überschüssige Haut des Augenoberlids bis auf einen kleinen Steg beseitigt wurde? Mimik karikiert sich hier selbst. Das Gesicht wird zum Etikett, das auf viele passt. Wie die Erschöpfung macht ein Übermaß an Glätte den Menschen zur Menge (Dirks 2006, 50).

Vor allem der evozierende Ausdruck steht für die Fesselung des Blicks. Evokation kann sich allerdings lediglich bewähren. Sie steht für die Sprachferne der Schönheit, die weder pure Realität noch bloße Idee ist, sondern vielmehr im Zusammenspiel von Sehen und Gesehenwerden imaginiert wird. Ein evozierender Ausdruck bewährt sich, indem er das uns Anmutende, *„in Gefühl"* bringt (Misch 1994, 520). Der Gefühlsausdruck ereignet sich ohne

Absicht. Deshalb kann er uns verraten. Seine paradoxe Aufgabe besteht darin, etwas zur Erscheinung zu bringen, was, um zu existieren, seiner nicht bedarf, das jedoch, um verstanden zu werden, auf ihn angewiesen ist. Der Ausdruck verdoppelt nicht etwa ein Innenleben, sondern bringt dieses gleichsam hervor. Es geht dabei nicht um eine bewusste Inszenierung oder reflektierte Nachahmung.

> *Der Leib glaubt, was er spielt: er weint, wenn er Traurigkeit mimt. Er stellt sich nicht vor, was er spielt, er ruft sich nicht die Vergangenheit ins Gedächtnis, sondern* ***agiert*** *die Vergangenheit* ***aus****, die damit als solche aufgehoben wird, erlebt sie wieder. Was der Leib gelernt hat, das besitzt man nicht wie ein wiederbetrachtbares Wissen, sondern das ist man.*
> (Bourdieu 1987, 135)

So fasst Bourdieu die zentralen Vollzüge der Inkorporierung, die uns alle bestimmen. Glaubt dann der Leib nach dem Eingriff, dass er jung ist? Ist es tatsächlich das jugendliche Gesicht? Nein – denn die gespannte Haut hat nicht den samtenen Glanz der jungen Haut. Die Blüte der Jugend lässt sich durch keine Chirurgenhand herbeizaubern. Dabei sind es nicht lediglich die Runzeln an den Ohrläppchen, die übersehen wurden, weil man nicht daran gedacht hat, dass auch das Ohr altert. Auch können Handschuhe zwar die welke Haut der Hände kaschieren, entscheidend ist aber der Zauber, welchen die Vergänglichkeit hinterlässt: *„nur das Flüchtige blüht"* (Rothmann 2009, 143). Dass die Blüte vorüber ist, bleibt dem Leib trotz aller Korrekturen eingeschrieben. Hinzu treten die Kommentare im Gesicht der anderen, etwa der entsetzte Blick angesichts einer missglückten Operation oder das Erschrecken, wenn die Verjüngung zum Vorboten des Todes wurde. In diesem Blick des anderen zeigt sich etwas, das jeder Spiegel vorenthält. Die Bewegung der Lippen spüren wir wohl, das Lächeln unseres ganzen Gesichts bleibt uns indessen fremd. Lächeln oder Weinen sind anderes als die Erregung von Gesichtsnerven. Sie meinen ein Spiel der Mienen, das den Latexgesichtern von Robotern versagt ist. Das extreme Gesichtslifting evoziert den Eindruck des Toten deshalb auch und insbesondere für die Behandelten selbst. Der konsternierte Blick der anderen geht ins Leere, in eine Leere, welche die Angeschauten fühlen.

Kosmetisches Enhancement kann die Obszönität einer Übertreibung erreichen. So lassen die bearbeiteten Passagen die unberücksichtigten „alt aussehen". Nun protzt der sinnliche Mund, und der faltige Hals stört. Ein Hang zur Eskalation führt zu immer neuen Eingriffen, in denen das Idol überhandnimmt gegenüber der realen Person. Es kann ein Erscheinungsbild entstehen, gegen welches die begegnenden anderen ein leibliches Veto empfinden, dem Ekel ähnlich. Das sinnliche Empfinden will nicht wahrhaben, was ihm begegnet. Das Gesicht des anderen ist unlesbar geworden, Stimme und Antlitz finden nicht zueinander.

> *Während uns als Menschen die durchaus künstliche Stilisierung, Kostümierung, Maskierung natürlich erscheinen, weil sie dem spielerischen Grundzug personalen Seins entsprechen, sind solche artifiziellen Eingriffe Fixierungen und Festlegungen, deren mangelnde Revidierbarkeit nicht so sehr moralisch ein Problem ist als vielmehr gegen eine bestimmte Vorstellung gelingenden menschlichen Lebens verstößt.* [...] *Es ist die fehlende Balance, der mangelnde Einklang mit sich selbst, der Versuch, das Spielerische und Wandelbare unserer Identität aufzuheben, die uns hier affektiv zurückweichen lassen.* (Haucke 2002, 175f.)

Wir reagieren auf die gesuchte Jugend anders als auf die gelebte. Die Blüte der Jugend wirft den Schatten ihrer eigenen Vergänglichkeit. Jugend als Ergebnis von Optimierung ist unbedroht, unwandelbar, daher vielleicht auch reizlos. Die übernatürliche Makellosigkeit des erheblich retuschierten Gesichts von Julia Roberts brachte daher dem Kosmetikhersteller L'Oréal kein Lob ein. Im Gegenteil, die Übertreibung wurde in der Öffentlichkeit aufgedeckt und kritisiert. Die exzessive Retusche tötet die Lebendigkeit, die sich gerade in den Abweichungen vom Idealen zeigt. So schwierig es auch sein mag, eine „Verbesserung über das Maß hinaus" allgemein zu definieren, so wichtig ist es wohl, das Veto des Leibes nicht zu überhören. Die Gesichter sollen im Alter nicht einfach einfallen, wie Jenny Erpenbeck es erfahren hat, sie sollten allerdings auch nicht aufhören zu erzählen. *„In einer Gesellschaft von Statuen"* – so Jean Paul Sartre – *„würde man sich ordentlich langweilen, aber das Leben verliefe in Gerechtigkeit und Vernunft: Statuen sind Körper ohne Gesichter – blinde und taube Körper ohne Angst und ohne Wut, nur bemüht* [,] *die Gesetze der Rechtmäßigkeit zu befolgen, das heißt, des Gleichgewichts und der Bewegung. Sie haben das Königliche der Dorischen Säulen; ihr Kopf ist das Kapitell. In der Gesellschaft der Menschen herrschen die Gesichter"* (Sartre 2002, 257). Vielleicht sollte man hinzufügen: jedenfalls so lange, wie das Kapitell nicht zur Normalität geworden ist.

Literatur

Assmann, Jan (Hrsg.): Die Erfindung des inneren Menschen. Studien zur religiösen Anthropologie. Gütersloher Verlagshaus Gerd Mohn, Gütersloh 1993

Belting, Hans: Das echte Bild. Bildfragen als Glaubensfragen. München: C.H. Beck 2005

Bourdieu, Pierre: Sozialer Sinn. Kritik der theoretischen Vernunft. Übers. von Günter Seib. Suhrkamp, Frankfurt/M 1987 [Paris 1980], 135

Dirks, Liane: Falsche Himmel. Kiepenheuer & Witsch, Köln 2006

Erpenbeck, Jenny: Heimsuchung. Eichborn, Frankfurt/M 2008

Foucault, Michel: Gespräch mit Ducio Trombadori. In: Ders.: Dits et Ecrits. Schriften. Vierter Band. 1980–1988. Hrsg. von Daniel Defert und François Ewald unter Mitarbeit von Jacques Lagrange. Übers. von Michael Bischoff u. a. Suhrkamp, Frankfurt/M 2005a [Paris 1994]

Foucault, Michel: Der utopische Körper. In: Ders.: Die Heterotopien. Les hétérotopies. Der utopische Körper. Le corps utopique. Zwei Radiovorträge. Übers. von Michael Bischoff. Mit einem Nachwort von Daniel Defert. Suhrkamp, Frankfurt/M 2005b [Paris 2004], 23–36

Gadebusch Bondio, Mariacarla: Medizinische Ästhetik. Kosmetik und plastische Chirurgie zwischen Antike und Neuzeit. Wilhelm Fink, München 2005, 129ff.

Haucke, Kai: Das Unverfügbare und die Unantastbarkeit der Würde. Habermas, die Bioethik und Plessners philosophische Anthropologie. In: Philosophische Rundschau. 2002; 49(Heft 2):165–177

Liessmann, Konrad Paul: Vom Zauber des Schönen. Reiz, Begehren und Zerstörung. In: Ders. (Hrsg.): Vom Zauber des Schönen. Reiz, Begehren und Zerstörung. Zsolnay, Wien 2010, 7–16

Macho, Thomas: Vorbilder. Wilhelm Fink, München 2011

Miller, Franklin G./Brody, Howard/Chung, Kevin C.: Schönheitschirurgie und die Binnenmoral der Medizin. In: Schöne-Seifert, Bettina/Talbot, Davinia (Hrsg.): Enhancement. Die ethische Debatte. mentis, Paderborn 2009, 145–162

Misch, Georg: Der Aufbau der Logik auf dem Boden der Philosophie des Lebens. Göttinger Vorlesungen über Logik und Einleitung in die Theorie des Wissens. Hrsg. Von Gudrun Kühne-Bertram und Frithjof Rodi. Karl Alber, Freiburg/München 1994

Rothmann, Ralf: Feuer brennt nicht. Suhrkamp, Frankfurt/M 2009

Sartre, Jean-Paul: Gesichter. Übers. von Frieda Grafe und Enno Patalas. In: Blüminger, Christa/Sierek, Karl (Hrsg.): Das Gesicht im Zeitalter des bewegten Bildes. Sonderzahl, Wien 2002, 257–262

Simmel, Georg: Exkurs über die Soziologie der Sinne. In: Ders.: Gesammelte Werke. Bd. 2. Soziologie. Dunker & Humblot, Berlin 1968, 483–492

Valéry, Paul: Werke. Frankfurter Ausgabe in 7 Bänden. 5. Zur Theorie der Dichtkunst und vermischte Gedanken. Hrsg. von Jürgen Schmidt-Radefeld. Insel, Frankfurt/M 1991 [Paris 1957 und 1960]

Villa, Paula-Irene (Hrsg.): schön normal. Manipulationen am Körper als Technologien des Selbst. transkript, Bielefeld 2008 (hier insbesondere der Beitrag von Maasen, Sabine: Bio-ästhetische Gouvernementalität [99–118] und jener von Villa, Paula Irene: Thesen zur Körperarbeit in der Gegenwart zwischen Selbstermächtigung und Selbstunterwerfung [245–272])

Ästhetik und Ethik in der Plastischen Chirurgie

Hildegunde Piza-Katzer

Welche Uraufgabe hat **der Arzt**? Wofür verpflichtet er sich? Was soll er tun oder lassen, und was darf er nicht tun? Was ist das Ziel der Medizin? Kann man in der kurativen Medizin klare Grenzen ziehen? Ist ein Arzt dafür verantwortlich, „Glück" und „Schönheit" zu verschaffen? Kann man „Schönheitsmedizin" und Schönheitschirurgie noch der Medizin im eigentlichen Sinn zuordnen? Hängt unser Erfolg von unserer Schönheit ab? Warum steht die äußerliche Ästhetik so sehr im Vordergrund? Wer steuert diesen Trend?

Der **Eid des Hippokrates** (griechischer Arzt ca. 460–370 v. Chr.) ist ein Arztgelöbnis, das als erste grundlegende Formulierung einer ärztlichen Ethik gilt. 1948 wurde er durch das **Genfer Ärztegelöbnis** ersetzt – das jedoch ebenso gelobt, sein Leben in den Dienst der Menschlichkeit zu stellen, mit dem obersten Anliegen, sich um die Gesundheit und das Wohlergehen der Patienten zu bemühen. Also als Ziel der ärztlichen Kunst zu haben: immer zu nützen und niemals zu schaden.

Moderne Dokumente, in denen die Pflichten des Arztes niedergeschrieben sind, sind das *Genfer Gelöbnis*, der *Nürnberger Kodex*, die *Helsinki Deklaration*, die *Deklaration von Lissabon* und die *Internationale Ärztliche Standesordnung*.

M. B. Wagner-Pischel, *Die Macht des Schönen*,
https://doi.org/10.1007/978-3-662-72581-8_15

Ein faszinierendes und kreatives chirurgisches Gebiet stellt die **Plastische Chirurgie** dar, mit einer großen Palette an Methoden zur individuellen Wiederherstellung von Unfall- und Verbrennungsopfern oder nach Entfernung bösartiger Tumore an der Körperoberfläche. Von den Möglichkeiten spezieller Techniken hängt oft das **Überleben des Patienten** ab. Da das Überleben im Vordergrund steht, nehmen die ästhetischen Bedürfnisse des Patienten eine eher untergeordnete Rolle ein. Die Grenzen zwischen wiederherstellenden und ästhetischen Eingriffen können zugegebenermaßen fließend sein.

Anders verhält es sich bei einem **Klienten** mit „normalem" Aussehen, der sich „nur" nach einer ästhetischen Veränderung seines Äußeren sehnt.

1947 hat die **Weltgesundheitsorganisation (WHO)** definiert, dass Gesundheit der *„Zustand vollständigen körperlichen, geistigen und sozialen Wohlbefindens und nicht nur das Freisein von Krankheiten und Gebrechen"* ist (https://www.who.int/about/governance/constitution; zuletzt abgerufen am 3.10.2025).

Das wirft einige Fragen auf: ist der Zustand völligen **Wohlbefindens** mit allen zur Verfügung stehenden Mitteln, wie durch ästhetische Eingriffe, anzustreben und erreichbar? Wer „verordnet" Wohlbefinden, und wie wird es gemessen? Wird man bei fehlendem Wohlbefinden als „krank" eingestuft?

Eng mit dem Begriff Wohlbefinden ist in unserer Zeit der Begriff **Schönheit** verknüpft. Man macht sich schön, um sich „wohlzufühlen" und fühlt sich wohl, wenn man schön ist. Was gilt als schön? Schöne Menschen gelten als erfolgreicher, zufriedener, sympathischer, intelligenter. „Privates Wohlfühlen" wird zur Schau gestellt. Man macht sich nicht für sich selbst schön, sondern braucht dazu die Blicke der anderen. Heute ist man davon überzeugt, dass Schönheit, sollte sie nicht angeboren sein, bis zu einem gewissen Grad für jeden herstellbar ist. So kann man sein Aussehen, ohne in den Körper eingreifen zu müssen, durch Kosmetik, Schminke oder Visagisten, Farbberater, modische Kleidung und Friseur verschönern.

Schön kommt vom mittelhochdeutschen *schoene*, vom althochdeutschen *skuni* und heißt ursprünglich ansehnlich. Was gesehen wird, was anzuschauen ist. Von einem Aussehen, das besonders durch die Form und die Proportionen auf jemanden anziehend und attraktiv wirkt und bei dessen Anschauen ein großer Genuss empfunden wird. Es ist so beschaffen, dass es in seiner Art reizvoll, ansprechend ist, sehr angenehm oder wohltuend auf das Auge wirkt.

Der Begriff **Schönheit** ist **allen Kulturen** – wenn auch unterschiedlich nach Ethnie und Volk – den kulturellen und medizinischen Vorstellungen und dem zeitlichen Wandel bekannt und diesem unterworfen. Die Schönheitspflege ist im alten Orient durch Schminke, Parfums und Haarfärbemittel bekannt gewesen, bei den Griechen und Römern war die Schönheitspflege durch die Rezepturen der Ägypter überliefert worden.

Schon Hippokrates waren die Kosmetika und ihre Anwendungen bekannt. Im Mittelalter blieben die Ärzte die Vermittler kosmetischer Kenntnisse, die Arzneibücher verzeichnen auch Rezepte für Schönheitsmittel, die dem Schönheitsideal dienen sollen.

Durch die Französische Revolution gelingt es, einen Trend zu mehr **natürlicher Schönheit** zu erlangen, der Gebrauch der Kosmetika wird deutlich dezenter oder ganz abgelehnt. Erst in den 20er Jahren des 20. Jahrhunderts setzt ein erneuter stärkerer Gebrauch kosmetischer Mittel ein, der seit dem Zweiten Weltkrieg beträchtlich zugenommen hat.

Kosmetik ist eine Kunst, die das Schmücken betrifft. Es ist die Kunst der Verschönerung, vor allem des Gesichts.

Mode und Kosmetik werden seit vielen Jahrhunderten dazu eingesetzt, Menschen **zu täuschen** und zu manipulieren. Es wird Gesundheit, Jugend und Fruchtbarkeit vorgetäuscht. Dies war, evolutionsbiologisch erklärt, früher wahrscheinlich wichtig, da möglichst viele Fortpflanzungspartner angelockt werden mussten. Heute spielen für unsere Gesundheit Ernährung, die Lebensweise, vor allem aber das hoch entwickelte Gesundheitssystem eine weitaus wichtigere Rolle als je zuvor. Sex und Fortpflanzung wurden durch

Empfängnisverhütungsmittel getrennt. Die Anzahl der Kinder, die ein Paar hat, ist weder vom Alter noch der Fruchtbarkeit der Frau abhängig, sondern davon, wie viele Nachkommen eine Frau überhaupt haben will – sofern sie denn ein Kind will.

Welchen Sinn hat es eigentlich noch, wenn eine Frau einem Mann die erworbene und zum Teil teuer erkaufte Schönheit präsentiert? Noch nie in der Geschichte der Menschheit war Schönheit so sinnlos wie heute, und dennoch wird darum ein beispielloser Kult getrieben. Ist das Verlangen nach Schönheit nicht als Egotrip zu verstehen? Oder als Gruppenzwang, der von Medien regiert wird? Anstatt sich auf Eigenschaften zu konzentrieren die in einer modernen Gesellschaft viel wichtiger wären, wie zum Beispiel **Intelligenz, die Fähigkeit zu abstraktem Denken** oder das **Talent, sich schnell an veränderte Lebensumstände anzupassen**, streben alle nach Schönheit. Noch nie gaben so viele Menschen für ihr Äußeres so viel Geld aus. Eine ganze **Industrie** entstand um das Thema Schönheit.

Die **ästhetische Chirurgie**, die Teil der Plastischen Chirurgie ist und als Zielsetzung hat, durch einen Eingriff eine Veränderung über das „Normale" hinaus zu erreichen, ist keine Modeerscheinung der letzten Jahrzehnte. Bereits in der Steinzeit wurden höchst schmerzhafte und zum Teil deformierende Manipulationen des Körpers durchgeführt. Dieser Trend hat sich über alle Zeitepochen und Kulturen hinweg fortgesetzt.

Durch die revolutionären Ideen der Aufklärung des Menschenbildes hat sich die Vorstellung des **eigenständigen Individuums**, welches für sein Leben und für seinen Körper selbst verantwortlich ist, durchgesetzt. Im 18. Jahrhundert waren es nur vereinzelte Eingriffe. Im frühen 19. Jahrhundert wurden die technischen Grundlagen in der Entwicklung der Plastischen Chirurgie geschaffen, z. B. vom Berliner Ordinarius für Chirurgie Johann Friedrich Dieffenbach (1792–1847), der mit der operativen Verkleinerung von Nasen begonnen hat. Erste Gesichtsstraffungen (Facelifts) wurden von Eugen Holländer in Berlin und von Erich Lexer in Königsberg durchgeführt. Das heißt, dass bereits vor über 100 Jahren Operationstechniken zur Behandlung von Altersstigmata und „Schönheitsfehlern" entwickelt wurden, die einzig dem Ziel dienten, die **Attraktivität** von ansonsten völlig **gesunden Menschen** zu steigern.

Jacques Josef aus Berlin rechtfertigte seine Eingriffe insofern, als dass der kranke und unschöne Körper auch zu einem **kranken Geist** führen kann. Es wurde der Begriff **„psychische Gesundheit"** eingeführt. Heute kann jeder seinen Körper verändern, wie er will. In diesem Sinne wurde neben der kurativen Medizin mit ihren klar umrissenen Aufgaben ein neuer Zweig in der Medizin entwickelt, nämlich die Enhancement- oder **Wunsch-Medizin**, um das Verlangen nach einem Leben zu befriedigen, in dem Menschen sich **wohlfühlen**. Leidet jemand unter einer zu großen Nase, kann man sich diese durch einen relativ komplizierten Eingriff verkleinern lassen. Sogar Nervengift wird eingesetzt (z. B. Botox), um gegen Falten anzukämpfen.

In den letzten Jahrzehnten ist weltweit ein rasanter Anstieg der ästhetisch-chirurgischen Eingriffe zu verzeichnen. Laut „Statista.com" zählte die *International Society of Aesthetic Plastic Surgery (ISAPS)* 2010 weltweit rund 14 Millionen Schönheitsoperationen. Im Jahr 2023 waren es weltweit 35 Millionen Prozeduren. Das ist ein **Anstieg** von 148 %. Rund ein Viertel aller plastisch-chirurgischen Eingriffe erfolgen in Brasilien und in den USA (https://de.statista.com/statistik/daten/studie/702578/umfrage/laender-mit-der-hoechsten-anzahl-an-schoenheitsoperationen/; zuletzt abgerufen am 3.10.2025).

Leider werden nicht alle im Internet angebotene „Schnäppchen" von ausgebildeten Fachärzten für Plastische Chirurgie durchgeführt. Um die Klienten buhlen sich viele verschiedene Fachrichtungen – darunter Gynäkologen,

Zahnärzte, Orthopäden, Endokrinologen. **Fernsehsendungen** über Schönheitschirurgie erhöhen die Einschaltquoten manches privaten Senders. Der Schönheitschirurg wird als der logische TV-Held von heute gefeiert, der regelmäßige Gesichter, volle Brüste und flache Bäuche produziert. Chirurgen werden zum lukrativen **finanziellen Umschlagplatz für Schönheit** und bieten Schönheit gegen Geld, als finanzielle Wechselstube und als Handlanger einer Täuschung an.

Spitzenreiter unter den Eingriffen sind Fettabsaugungen, Lidoperationen, Nasenkorrekturen, Gesichts-, Bauchdecken- und Hautstraffungen (Oberschenkel, Arme, Gesäß), sowie Brustoperationen (Vergrößerungen und Verkleinerungen).

Einerseits jagt eine große Zahl **junger Menschen** einem „Ideal" nach – andererseits gibt es **ältere Menschen**, welche sich durch einen ästhetischen Eingriff in die Jugend zurückretten wollen.

Der alternde Mensch fühlt sich vielfach nach dem Ausstieg aus dem Berufsleben und durch das Nachlassen der Sinneskraft weniger anerkannt. Sein Selbstbewusstsein wird durch den natürlichen Alterungsprozess geschmälert, und seine soziale Stellung verändert sich. Der in nativen Kulturkreisen angesehene und hochgeschätzte „Rat der Älteren" fehlt in unserer westlichen Kultur häufig. Viele Menschen wollen möglichst „jung" alt werden – aber nicht alt sein. Es greifen auch immer mehr Menschen dieser Altersgruppe nach den Möglichkeiten der Schönheitsmedizin. Nicht jeder, der sich verändern will, verfügt über die für einen solchen Eingriff notwendigen finanziellen Mittel. Es erheben sich Überlegungen und Fragen zu den sozialen Folgen ästhetischer Eingriffe.

Ist das alles noch jene Medizin, die wir meinen? Nämlich jene, wo ein körperlich oder seelisch kranker Mensch einen Arzt aufsucht, welcher nach hippokratisch-ethischen Prinzipien handelt? Das Gestaltenlassen durch einen Arzt bedarf allerdings einiger Überlegungen:

Während der **Patient**, der einen Chirurgen aufsucht, zu hören hofft, dass bei ihm **keine** Operation notwendig ist, will der **Klient**, der zum „Schönheitschirurgen" geht, hören, dass er **operiert** werden **kann**, damit sein Aussehen verbessert wird.

Der Klient leidet weder unter einer physischen Beeinträchtigung noch unter Schmerzen, sondern ist gewillt, sich einem medizinischen Eingriff mit zeitweisen Schmerzen, Beeinträchtigungen seiner Körperfunktion und finanziellen Kosten zu unterziehen. Durch eine ästhetische Operation wird der Klient – zumindest vorübergehend – potenziell krank. Die zuallererst vorhandene **Arzt-Klienten-Beziehung wandelt sich** dann in eine, **Arzt-Patienten-Beziehung** um.

Eine Operation ist nach dem Gesetz eine straffreie Körperverletzung durch den Arzt. Das **Ziel** für den Klienten besteht darin, mit einem operativen Eingriff eine **Verbesserung seines Selbstwertgefühls** innerhalb seines sozialen Umfelds zu erreichen, und er hofft auch auf einen **Gewinn an Lebensqualität**. Gewinnt er durch einen solchen Eingriff tatsächlich an Lebensqualität, ist der Eingriff als sinnhaft zu bezeichnen. Die Frage lautet also: wie **messe** ich die **Lebensqualität** in der ästhetischen Chirurgie? Es gibt dazu nicht allzu viel Literatur. Wer misst sie? Welche Mindestbeobachtungszeit nach dem Eingriff muss eingehalten werden, um auch eine dauerhafte Steigerung der Lebensqualität nachzuweisen? Verbessert sich die Lebensqualität z. B. einer Frau, die nach einer Trennung von einem Partner, der sie enttäuscht hat, durch einen ästhetischen Eingriff, der ihr eine neue Identität verspricht, tatsächlich?

Um einen Körper hinsichtlich Ästhetik beurteilen zu können, muss jeder Chirurg die in der Gesellschaft bestehenden **Vorstellungen von Schönheit** kennen. Der Schönheitsbegriff unterliegt großen Variationen im Laufe der Zeit. Darwin hat auf die Tatsache hingewiesen, dass es **keine konstanten Kriterien für Schönheit** gibt.

Letztendlich ist aber jede ästhetische Chirurgie auch davon abhängig, welches **Schönheitsempfinden der Chirurg selbst** hat. Dieses ästhetische

Empfinden kann nicht gelernt werden, wenngleich bestimmte Messungen und Richtlinien hilfreich sind. Wann immer es möglich ist, sollten die strukturellen Veränderungen bei einer solchen Operation, ähnlich wie bei einem Bildhauer, der Struktur und den anatomischen Gegebenheiten entsprechen. So können sehr gute und vor allem langanhaltende positive Resultate erzielt werden. Chirurgen, die ästhetische Eingriffe durchführen, müssen genügend Erfahrung entwickeln, um die operativen Eingriffe als Routine durchführen zu können.

Die „Schönheitschirurgie" lässt Falten, überflüssiges Fett, schlaffe Haut und unschöne Körpermerkmale verschwinden, korrigiert Nasen, vergrößert Brüste, strafft Lider und verschmälert Fesseln. Es gibt fast nichts, was nicht perfektioniert werden könnte. Derzeit wird die Parade von Silikonbusen, gestrafften Stirnen und ausgesaugten Bäuchen immer größer. Diese Behandlungen sind nicht billig und der Klient, der dafür bezahlt, erwartet auch ein dem Preis entsprechendes Ergebnis. Die Bezahlung beruht auf einer Abmachung, die zwischen dem Klienten und dem Arzt bei einem der Vorgespräche stattgefunden hat.

Die Klienten selbst **vergessen** sehr rasch, wie sie **vor** einem chirurgischen Eingriff ausgesehen haben. Daher ist es wesentlich bei dieser Art von Eingriffen, dass **prä- und postoperative standardisierte Fotos** angefertigt werden. Nicht nur für den Klienten, sondern auch für den Arzt, ist die bildgebende Dokumentation wichtig. Er kann sich dadurch selbst in seiner Qualität und in seinem Fortkommen prüfen. Er kann aber auch bei **Rechtsansprüchen** von Seiten des Klienten entsprechende Dokumente vorlegen – was in der heutigen Zeit leider an Bedeutung gewinnt.

Wie bei jedem chirurgischen Eingriff hat der Operateur im Einzelfall sorgfältig mit dem Klienten die Indikation (Motivation, Erfolgsaussicht) gegen die Nebenwirkungen und Risiken abzuwägen, also die Verhältnismäßigkeit festzuschreiben (primum nil nocere!). Es werden deshalb bei diesen elektiven Eingriffen besonders hohe Ansprüche an die frühzeitige, schonungslose ärztliche Aufklärung nicht nur über mögliche Komplikationen, sondern vor allem auch über **notwendige Folgeeingriffe** im Laufe der Jahre gestellt.

Wie werden in der Realität aber häufig Aufklärungen durchgeführt? Wenn z. B. ein Institut ohne Namensnennung eines verantwortlichen Arztes in verschiedenen Zeitungen oder im Internet annonciert und wirbt? Die ästhetisch indizierten Eingriffe werden meist als harmlos und einfach angepriesen. Nicht selten wird nach einem wenige Minuten dauernden Gespräch bei der Aufnahme des Klienten in einer Schönheitsfarm oder einem -Institut dem Klienten kurze Zeit vor der Operation ein schriftlicher Aufklärungsbögen zur Unterschrift vorgelegt. Er erfährt erst dann, wer ihn operiert, und er hat kaum oder wenig Chancen, sich über Risken und Folgen dieses Eingriffs zu erkundigen.

Qualität ist also schon **vor** dem operativen Eingriff gefragt. Am Beginn jeder Behandlung muss ein **detailliertes Beratungsgespräch** ohne Zeitdruck und in einem (möglichst großen) **Mindestabstand von 14 Tagen** zum Eingriff stehen.

Auf ärztlicher Seite werden diese **ärztlichen Grundregeln** durchaus nicht immer angewandt. Plastisch-chirurgische Ärzte sind für solche psychologischen Vorbereitungsgespräche speziell geschult, um die Erwartungen der Patienten und die Beweggründe im Vorfeld ausführlich zu besprechen und zu klären. Nur so können sie feststellen, dass ihre Patienten diesen Eingriff für sich selbst und für ihr Wohlbefinden wünschen. Niemals sollte die Operation nur dem/der Partner/in zuliebe durchgeführt werden.

Es können bei Operationen, die das Ziel haben, den menschlichen Körper ästhetisch zu verändern, **Komplikationen** auftreten, die auch schwer und lebensbedrohlich sein können und über die präoperativ im Detail informiert werden muss. Eine umfassende ärztliche Aufklärung über mögliche Komplikationen und deren Folgekosten ist zwingend erforderlich. Treten schwere Komplikationen auf, werden Krankenhäuser mit öffentlichem Recht aufgesucht. **Die Klienten mutieren zu Patienten, und das solidarisch finanzierte**

Gesundheitssystem wird belastet. Das Terrain des Gesunden verkleinert sich und das Terrain des Kranken wird bei Komplikationen vergrößert.

Die größte Herausforderung in der ästhetischen Chirurgie ist die Identifikation von Patienten mit **psychopathologischer Motivation**. Insbesondere Patienten mit einer Dysmorphophobie oder Schizophrenie müssen unbedingt identifiziert werden. Selbst bei einem hervorragenden Operationsergebnis wären diese Patienten unzufrieden und hätten im Allgemeinen **keinen Gewinn durch einen operativen Eingriff** zu erwarten.

Die Einführung allgemeiner Entscheidungskriterien, von Leitlinien als **Qualitätssicherungs- und Rationierungsinstrumente** ist eine Notwendigkeit. Eine zunehmende Zahl fachlich oft leider nicht ausgebildeter Ärzte drängt auf den „Markt“, auf dem ein „Operationskonsument“ umworben wird, der Schwierigkeiten hat, sich über Qualifikationen zu informieren. Die anspruchsvolle, mehrjährige Facharztausbildung zu Plastischen Chirurgen vermittelt einerseits die auf der Rekonstruktion basierenden technischen Kenntnisse, andererseits werden auch **ethische und psychologische Grundlagen** zugunsten der Patienten berücksichtigt.

Der Plastische Chirurg ist längst nicht mehr nur zur Behebung von Funktionsstörungen da, sondern er ist ein **Dienstleister** zur Erfüllung von Wünschen, Sehnsüchten und Eitelkeiten geworden.

Während Schönheitschirurgen früher tatsächlich glaubten, durch eine Operation das Leben zum Guten zu wenden, versprechen die Schönheitschirurgen in der Zwischenzeit nur „weniger Falten“ oder eine „größere Brust“. Deshalb ist es Aufgabe des Arztes, jemandem zu seiner Authentizität zu verhelfen, die individuelle Note in seiner Persönlichkeit zu stärken. Ästhetische Chirurgen sind besonders dazu berufen, die **Pseudoschönheit der Medienwelt als Betrug** zu entlarven.

Wenn der Schönheitschirurg diesen **Verantwortungsbereich** wahrnimmt, wird er auch imstande sein, sich selbst von der Abhängigkeit des Marktes und der Kommerzialisierung zu befreien.

In der Facharztausbildung der Assistenten zum Plastischen Chirurgen muss eine qualitativ hochwertige technische und **psychologisch-ethische** Unterweisung gewährleistet werden. Einzelne Eingriffe kann man vielleicht bei Wochenendkursen erlernen, jedoch nicht das erforderliche Spektrum und deren technische Grundlagen. Gerne suggerieren „artistische" Star-Schönheitschirurgen, dass die „kosmetische" Chirurgie etwas Besonderes sei, was an rekonstruktiven Kliniken nicht ausgeübt würde. Dem ist nicht so.

Warum entspricht der eigene Körper nicht dem vorherrschenden Ideal? Wodurch und warum lassen sich Menschen beeinflussen? Wer gibt das Ideal vor? Tatsache ist, dass es schon durch geringste Abweichungen von diesem „Ideal" zu einer **seelischen Belastung** kommen kann. Dadurch wächst der äußere Druck auf körperliche Veränderungen durch ästhetische Operationen.

Warum lassen sich Menschen auf eine chirurgische Umgestaltung ihres Körpers ein? Ist es gerechtfertigt, dass junge Menschen, die ein gestörtes Verhältnis zu ihrem Körper haben, durch Ärzte ihren Wunsch befriedigt bekommen? Wer hält dem Druck stand?

Die Anzahl junger Menschen steigt, die sich verführen lassen, ihre Schönheitsvorstellungen an Schönheitsmodelle aus der Konserve anzupassen, ein Phänomen, das zu denken gibt. Treffen also die Kunden für ästhetische Operationen eine freie Entscheidung oder werden sie durch Normen, die vielfach „Dr. Computer" (Stichwort Künstliche Intelligenz) vorgibt, „gezwungen"? Tatsache ist, dass in den Medien so gut wie **keine** Gesichter mehr gefunden werden, die **nicht digital verändert wurden**. Präsentiert werden uns also fast ausschließlich Gesichter, die in dieser Weise in der Realität **nicht** existieren.

Beispiel einer Gegenbewegung ist eine weltweite Studie, die eine Kosmetikfirma in Auftrag gegeben hat. Inhalt der Studie ist die Erhebung des **Selbstwertgefühls** *(self-esteem)* von Mädchen und Frauen und drastischer Effekte hinsichtlich ihrer physischen Erscheinung (durchgeführt von *Dove*, https://digitaluniversity.womendeliver.org/wp-content/uploads/2020/05/Mod-1-2017-Dove-Global-Girls-Beauty-and-Confidence-Report.pdf; zuletzt abgerufen am 3.10.2025):

7 von 10 Mädchen mit **geringem Selbstwertgefühl** gefährden ihre Gesundheit, indem sie nicht genug essen. Über 80 % der Mädchen mit geringem Selbstwertgefühl meiden bestimmte Aktivitäten, weil sie sich wegen ihres Aussehens unwohl fühlen. 88 % der Frauen und 92 % der Mädchen sagen, dass sie zumindest einen Teil ihres Körpers gerne ändern würden, dabei rangiert das Körpergewicht (42 % aller Frauen) an erster Stelle. 25 % der Frauen und 24 % der Mädchen berichten, dass sie kosmetische Chirurgie bereits in Betracht gezogen haben.

Silvia Lagnado, *Dove Global Brand Director*, fasst zusammen:
Unsere weltweite Studie hat bewiesen, dass besonders Mädchen glauben, dass sie den unrealistischen Schönheitsidealen, die sie umgeben, entsprechen müssen. Dies resultiert oft in einem niedrigen Selbstwertgefühl und einem Rückzug aus den sozialen Aktivitäten des Lebens.

Die Initiative setzt auf Stärkung des Selbstwertgefühls von Frauen und Mädchen und auf Aufklärung über die „toxischen, unrealistischen Schönheiten“ aus den sozialen Medien.

Wäre es nicht die Aufgabe der Erziehungsberechtigten, unserer Gesellschaft, unseres Bildungs- und Gesundheitssystems, sich dem **Thema Selbstwertgefühl** unserer Kinder zu widmen, damit sie **zu sich selbst ja sagen können**, so wie sie sind, und keinem medialen auferlegtem Trend zwanghaft hinterherlaufen müssen?

Nach der Corona-Pandemiephase leidet die **„Generation Z“** teilweise unter einer **sozialen Angstproblematik**, da sie aufgrund der ständigen Vernetzung über soziale Medien und Internet häufig mit idealisierten und unrealistischen Darstellungen von Schönheit, Erfolg und sozialem Status überschwemmt werden. Das war bei den Altersgenossen der älteren Generation in dieser Weise noch nicht der Fall. Infolgedessen zieht sich die junge Generation vermehrt zurück.

Man sieht auch nicht mehr so viele Kinder im Freien spielen, wie es früher der Fall war. War früher „Hausarrest" eine Strafe für ein Kind, so müssen Erziehungsberechtigte heutzutage oft froh sein, wenn ihr Kind den Bildschirm und das Haus verlässt, um draußen zu spielen oder sich mit Gleichaltrigen zu treffen. Anstatt sich persönlich zu treffen, wird häufig über soziale Medien gechattet, und eine Unmenge an (digital bearbeiteten) **Selfies** werden einander geschickt. Ent-menschlicht sich unsere Gesellschaft?

Bei Jugendlichen entsteht aufgrund der Manipulierbarkeit durch digitale Medien auch vermehrt eine **Unsicherheit in der Geschlechteridentifikation**. Eine medizinisch indizierte hormonelle Beeinflussung ist möglich – dies war früher nicht machbar. Ist eine solche sinnvoll?

Wir erleben eine Zeit im schnellen Wandel. Nicht nur wollen sich die älteren Menschen verjüngen lassen, sondern die Jungen wollen anders aussehen, um einem unrealistischen Ideal nachzueifern, weil sie in die KI-Falle tappen. Wird dieses Ideal nicht erreicht, klagen sie verzweifelt und versuchen wenigstens wieder an das ausgegebene Geld heranzukommen. Ein Schnitt ist ein **Einschnitt** im Leben eines Menschen und kann **nicht** rückgängig gemacht werden – im Gegensatz zum aufgetragenen Make-up, das wohl mit der Zeit der Haut schaden kann, aber am Abend wieder abgewaschen wird.

Literatur

Zum Problem der postoperativen Komplikationen als Folge von ästhetischen Operationen im In – und Ausland:

Hummel, Carmen E.; Klein, Holger J.; Giovanoli, Pietro et al.: Complications arising from aesthetic surgery procedures in foreign countries and Switzerland. Swiss Med Wkly 2023: 153:40077 (DOI: 10.57187/smw.2023.40077)

Klein, Holger J.; Simic Dario; Fuchs, Nina et al.: Complications after cosmetic surgery tourism. Aesthet Surg J 2017; 37:474–482 (DOI: 10.1093/asj/sjw198)

Penney, Kali; Snyder, Jeremy; Crooks, Valorie A. et al.: Risk communication and informed consent tourism industry: a thematic content analysis of Canadian broker websites. BMC Med Ethics 2011; 12:17 (DOI: 10.1186/1472-6939-12-17)

Grenzsituative und künstlerische Herausforderung in Wissenschaften, Medizin und Philosophie

Ontologische und epistemologische Dualitäten

Hermes Andreas Kick

Umgang mit Dualitäten, aus Umbrüchen und Zäsuren hervorgehende Innovationen als Übergänge zu neuer **lebbarer Form** und Annäherung an die Wahrheit, sind Grundfragen von Wissenschaften und Künsten und auch zentrale Themen einer ganzheitlichen Medizin (Kick 2025). Im Folgenden steht die historische Konstellation der Wende vom 19. zum 20. Jahrhundert beispielhaft für eine wissenschaftliche und künstlerische Krise, die zusätzlich an Interesse gewinnt, da sie bis in die aktuelle Postmoderne hinein von grundlegender Relevanz geblieben ist. Hinzu kommt eine weitere Absicht, nämlich *„Über die Bedingungen und Möglichkeiten eines neuen Humanismus“*, so eine Formulierung von Karl Jaspers ([1949], 1962), neu nachzudenken. Die wissenschaftlichen und die historisch parallellaufenden künstlerischen Krisen sind Ausdruck einer notwendigen Bewusstwerdung und Konfrontation mit grundlegenden Problemen, die nach Offenlegung und Vergegenwärtigung der ausweglos erscheinenden **epistemologischen wie ontologischen Dualität** auftreten. Diese Konfrontation und die damit gegebene Grenzsituation (Jaspers 1965, 271; Kick 2009, 81) führt, **soll** und kann

M. B. Wagner-Pischel, *Die Macht des Schönen*,
https://doi.org/10.1007/978-3-662-72581-8_16

führen, über kreative Umsetzung zu einem neuen, lebensdienlichen Paradigma, zu lebbarer Form als Erweiterung als „Komplement von Welt“ (Kick 2015, 257; Dietz und Kick 2005, 86).

Am Ende des 19. Jahrhunderts war offenkundig, dass die in der Wissenschaftslandschaft hervortretenden Dualismen sich weiter zuspitzten. Unbestritten war, dass es in erster Linie Aufgabe der Wissenschaft war, nach Wahrheit zu suchen. Stützte man sich im Geiste der Aufklärung auf Vernunft, Rationalität und methodisch streng nachvollziehbare Erfahrung, so gelangte man dahin, dass diese Annäherung an die Wahrheit selbstverständlich unter gleichen, kontrollierbaren und wiederholbaren Bedingungen unter der Leitidee der Objektivierung auch zu gleichen Ergebnissen führen musste. Da die Natur des Menschen jedoch zu offensichtlich sowohl geistig-spirituelle wie auch materiell-körperliche Komponenten umfasste, teilte sich die Erforschung des Lebens in eine **objektivierend-biologische** bzw. **somatisch** orientierte und eine **objektivierend-psychologische** Forschung. Die Ergebnisse konnten vorab, in der klinisch-medizinisch Forschung war dies besonders offensichtlich, nur sehr vage aufeinander bezogen werden und liefen von daher lange Zeit praktisch unverbunden, häufig in einer gewissen Gegnerschaft (Schulbildung) nebeneinanderher. Unter der Devise der Objektivierung entwickelte sich jedenfalls ein methodischer Dualismus von psychologischem und biologischem Naturalismus. In der praktischen Therapie, die Handeln verlangte, griff man zu pragmatischen Ansätzen, die das Grundproblem, die Frage nach dem „Wie“ des Ineinandergreifens leiblich-biologischer und seelischer Vorgänge, das Leib-Seele Problem, unverstanden ließ.

Unterdessen versuchten Wissenschaftler, auch Ärzte, die unter dem Einfluss romantischer Strömungen standen, die **Subjektivität**, also Gefühl und Innenschau, als wesentlichen Zugang der Erkenntnis vom Wesen des Menschen und seinen Zuständen zu propagieren. Dies geschah zumeist in schroffer Abkehr von einem objektivierend-empirischen Ansatz, der nicht selten in kämpferische Auseinandersetzung zwischen den Leitideen Subjektivität versus Objektivität mündete. Stets ging es um die Wahrheitsfrage, um die Frage nach einem gültigen Zugang zur Erkenntnis des ganzen Menschen. Im Rahmen der romantischen Naturwissenschaften bzw. Naturphilosophie kam es zu bemerkenswerten Erweiterungen und Einsichten im Blick auf das Individuum, den individuellen Menschen, seine Einzigartigkeit, seine Besonderheit, seine Mängel bzw. Grenzen und seine Genialität. Gegenüber epistemologischen Fragen rückten ontologische Fragen um das Wesen des Menschen in den Vordergrund. Mit der Frage nach dem Wesen von Natur und Mensch trat eine weltanschauliche Spaltung in mystisch-spiritualistische und materialistische Deutungsvarianten auf. Damit zusammen hing die weitere Hypothesenbildung, wie etwa subjektive psychische Ereignisse beeinflusst werden könnten, d.h., ob und wie über mystisch-spiritualistische oder aber materialistisch-stoffliche Substanzen Wirkungen auf den Menschen erzielt werden könnten.

Man musste allerdings im Weiteren einsehen, dass diese ontologische Frage nach dem Sein der Welt und des Menschen als eine philosophische Frage, die sie ist, empirisch nicht zu entscheiden war. Die Wissenschaften waren weiterhin von einer doppelten Polarität belastet und beherrscht, **epistemologisch derjenigen von Objektivierung versus Subjektivierung und ontologisch derjenigen von Materialismus versus Idealismus bzw. spirituellem Weltverständnis.** Hinsichtlich der alles entscheidenden **Wahrheitsfrage**, für die die Wissenschaft einstand, befand sich diese in einer ungeklärten Lage. Unbefriedigend blieb der Status des Subjekts hinsichtlich der Frage nach der Erkenntnis der Wahrheit. Galt Objektivierung als allein tonangebendes Verfahren der Erkenntnis von Wahrheit, führte diese gewissermaßen zu einer Halbierung der Welt, zum Wegfall der subjektiven Erfahrungen und der Subjektivität in der Frage nach dem Sein. Bezüglich der ontologischen Grundfrage herrschte gerade nach der Auseinandersetzung mit den Linkshegelianern und Marxisten deutliche Verunsicherung dahingehend, ob mit dem materiellen Substrat, der Materie bzw. dem ihr zuzuordnenden Determinismus, nicht doch bereits das Wesentliche über das Ganze der Welt ausgesagt war und ob dann auf die Annahme mystisch-spiritueller Wirkkräfte zu verzichten wäre (Vorländer 1903; Reinalter 2010).

Das Problem ist am geschichtlichen Ablauf (➤ Abb. 1) im Vorfeld unserer aktuellen Auseinandersetzungen in Wissenschaften und Künsten, in Medizin und Philosophie transparent zu machen. Mit der Aufklärung bekam der Objektivismus in allen empirischen Wissenschaften, so auch in der medizinisch-empirischen Tradition, neue Impulse. In den europäischen Ländern wurden universitäre Forschungsinstitutionen und Großkliniken gegründet, die eine bis dahin nicht zugängliche quantitative und qualitative Erfahrungsbildung erlaubten. Die Leitidee war, so in der Medizin, Erkrankungen hinsichtlich ihrer Befunde und des Verlaufes so objektiv wie möglich zu erfassen. Die subjektiven Aspekte galten als störend und sollten möglichst ausgeklammert bleiben. Was daraus resultierte, war eine Verabsolutierung der objektiven Aspekte von Krankheit das ganze 19. Jahrhundert hindurch und bekanntlich bis weit in das 20. Jahrhundert und in unsere Gegenwart hinein. Als eine der Folgen kam es zu einer Spaltung der Krankheitskonzepte und zu einem Kampf zwischen einem **biologischen** Naturalismus von Erkrankung bei den Somatikern und einem psychologischen, ebenso Ausschließlichkeitscharakter beanspruchenden Naturalismus in psychosomatischen Fragen bei den Psychikern (Schipperges 1975, 9–16). Aus der historischen Distanz von heute heraus ist leichter zu erkennen, dass jedes der Konzepte nur den „halben Menschen" und auch nur die „halbe Situation" erfasste und jedenfalls beide Male dem nicht genügte, was der Mensch ganzheitlich mit Leib und Seele in der Welt ist. Dies führte im Weiteren, wie wir leidvoll geschichtlich wissen, unter der Leitidee der objektivierenden Wissenschaften zu einer technokratischen Vereinseitigung, schließlich Radikalisierung, die von den totalitären Regimen des

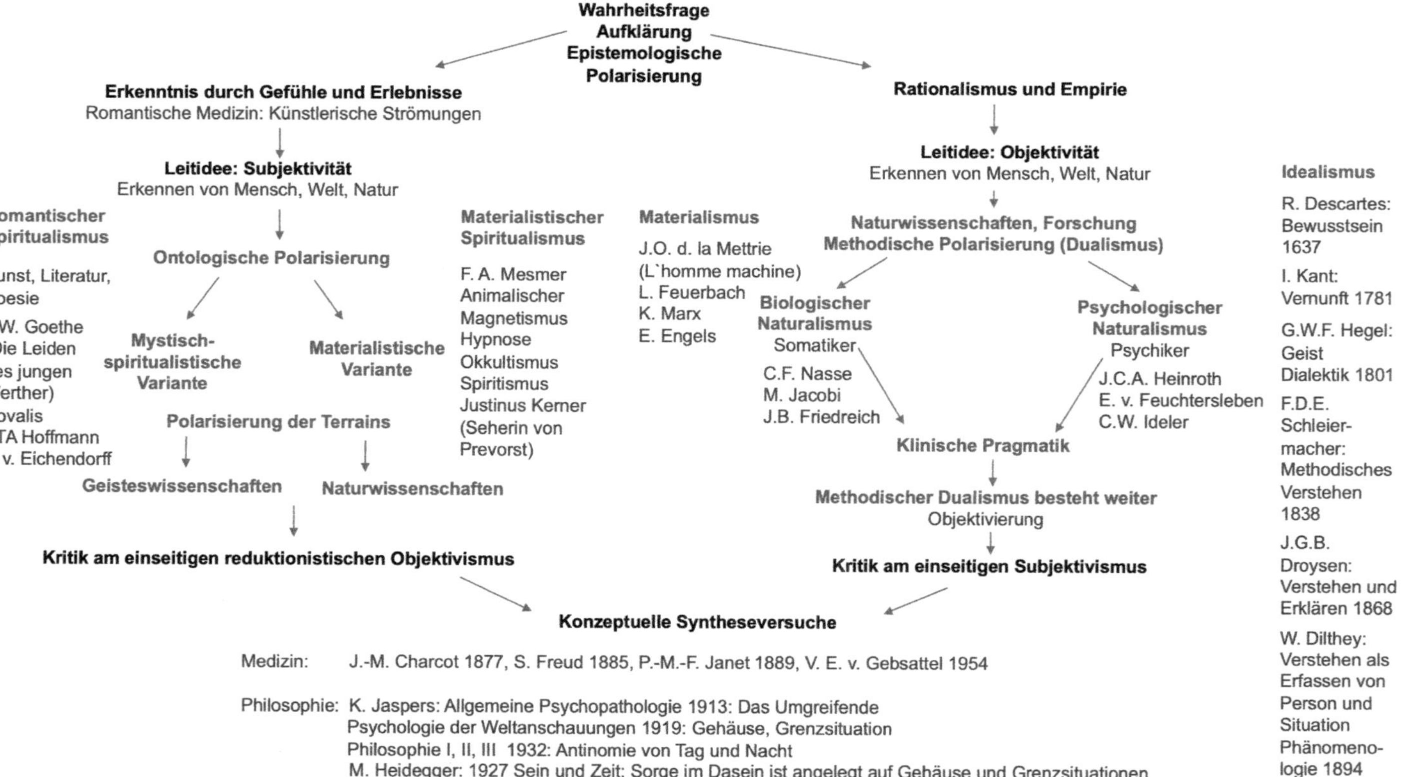

Abb. 1: Wissenschaftstheoretische und praktische Entwicklungslinien im 19. Jahrhundert: Im Zentrum steht das Ringen um die Wahrheitsfrage nach der Aufklärung. Man sieht die epistemologische Dualität zwischen den Leitideen von Subjektivität und Objektivität. Damit einher geht die Offenlegung der ontologischen Dualität von materialistischen und spiritualistischen Deutungsvarianten sowie eine methodische Polarisierung zwischen biologischem und psychologischem Naturalismus.

20. Jahrhunderts aufgegriffen und missbraucht werden konnte (Kick 1990, 370). Als Gegenbewegung zum Objektivismus der Aufklärung entstand schon früh unter der Ägide der Romantik im 19. Jahrhundert ein Subjektivismus, der die tragende oder gar ausschließliche Rolle der Gefühle im Erkenntnisprozess der Wissenschaften und der Medizin betonte (Kick 2019, 11, 70–71). Die zunehmende Verabsolutierung der subjektiven Perspektive des Erkenntnisprozesses führte allerdings ab der Wende zum 20. Jahrhundert zu einer Entwicklung, die sich als Antimedizin – „Anti-Schulmedizin" – und auch Anti-Wissenschaft gegenüber der institutionalisierten, objektivierenden Wissenschaft eher abgrenzend als kreativ herausfordernd positionierte. Sie polarisierte sich im Weiteren ihrerseits bald in mystisch-spiritualistische, bald in materialistisch-sozialkritische Sichtweisen. Die mystisch-spiritualistische Variante kulminierte in einer Glorifizierung des subjektiven und individuellen Pathos als Grundlage von Erkenntnis. Die materialistische und sozialkritische Variante sah im Leiden an der Gesellschaft einen Erkenntniszugang zu einem politischen Protestmotiv und Aufruf zum Kampf gegen eine krankmachende, jedenfalls unterdrückende Gesellschaft (Basaglia 1973). Im weiteren Verlauf des 20. Jahrhunderts wurde allerdings klar, dass die Anti-Wissenschaft, etwa als Anti-Schulmedizin und exemplarisch die sog. Antipsychiatrie, die Wirklichkeit der ganzheitlichen Person und Welterfassung ebenso verfehlte wie die zu Recht kritisierte restriktive Verdinglichung des Objektiven (Kick 1990, 367–374). Zwei Gefährdungen wurden in der Rebellion des Subjektes allerdings deutlich: Die Vereinseitigung als romantische, gefühlshafte Idylle zu spiritualistischer Überhöhung zum einen und der Missbrauch mit materialistisch-sozialkritischer Stoßrichtung zu politischen Zwecken zum anderen. Weder ein verabsolutierter Subjektivismus noch ein reduktionistischer Objektivismus konnte die epistemologischen Grundprobleme des wissenschaftlichen Erkennens lösen. Gleichfalls wurde offensichtlich, dass weder spiritualistische noch materialistische Konzeptualisierungen aus den ontologischen Schwierigkeiten herausführen konnten (Kick 2019, 66–72). Es stellte sich in Betrachtung des

geschichtlichen Verlaufs und im Bewusstsein des nur allzu berechtigten aktuellen Protestes gegenüber der Dogmatik der Konventionen die Frage des Umgangs mit einer **zweifachen Dualität** in der Erfassung von Person und Welt: Nämlich epistemologisch diejenige von Objektivismus und Subjektivismus und ontologisch diejenige von Spiritualismus und Materialismus.

Die Erfassung der Fakten und die Aussage dahingehend, dass solche mit den Fakten übereinstimmt, nennen wir, in der konventionellen, jedoch klar restriktiven Formulierung von Thomas von Aquin, Wahrheit (Thomas von Aquin [ca. 1256] 1970), apostrophiert als *adaequatio intellectus et rei.* Fakten jedoch erlangen ihren Stellenwert erst durch dahinterstehende Theorien oder Narrative, also Erzählweisen, die die Fakten in einen bedeutungsvollen von Personen verantworteten und sinnvollen Zusammenhang bringen. Narrative, externalisierten „Kunstwerken" gleich, stellen die entdeckten „poetischen" Zusammenhänge klar, die rezipiert, verstanden, weiterentwickelt und eben auch korrigiert werden können. **Theorien** sind mehr als abstrakte Ausführungen zu Fakten, vielmehr die die erstrebten Lösungen darstellenden Kunstwerke, die nicht einfach Realität abbilden, sondern konstruktiv Wahrheit sichtbar machen (Kick 2001, 139–142). Hinter solcher Wahrheit steht eine Person, die diese Theorie präsentiert, die zu ihr steht, die für sie einsteht und sie verantwortet. Narrative berichten zugleich vom Woher und vom Wohin der Fakten und von der Botschaft, die sie vertreten. Damit kommt bei der Wahrheitsfrage, über die **objektiven** Fakten hinaus, die **subjektive** Position ins Spiel. Ermöglicht ist damit ein ganzheitlicher, ethischer Faktor, der existenziell für die Zuverlässigkeit, Offenheit und Vertrauenswürdigkeit der Person steht, schließlich auch für Interessen, die offenzulegen sind. Eine interesselose Erkenntnis über wirklich Wesentliches – und was sollte Wahrheit anderes sein –, kann es nicht geben. Es weist dies auf die Wissenschaftstradition, beginnend mit der antiken Akademie, dem dort gegebenen Lehrer-Schüler-Verhältnis mit seiner kommunikativen Vertrautheit, eine Tradition, die sich fortsetzt bis ins hohe Mittelalter und die Anfänge der Universität. Mit der europäischen Aufklärung und der Vereinseitigung der Erkenntnis auf das objektiv Fassbare geriet dieses personale Verhältnis mehr und mehr aus dem Blick, wurde gegenüber den „reinen" Fakten für vernachlässigbar, ja für störend gehalten. Mit den in der Moderne erneut bedrängender und bewusster werdenden Dualitäten, einhergehend mit den damit ausgelösten epistemologischen und ontologischen Verunsicherungen, wurden die diesbezüglichen Defizienzen wieder fassbar und führten zu den bekannten, unbefriedigend gebliebenen Sichtweisen der Post-Moderne, die sich nicht selten in einer subjektivistischen Fetischisierung der Fragmente bzw. in einem ironisierenden Rückzug des Subjekts aus der Verantwortung der Subjektivität verlor (Kubsch 2007, 36–39; Lyotard 1999).

Theorien, so auch postmoderne, tendieren zunächst zu einer Sicherheit vorspiegelnden Einseitigkeit in Form neuer Dogmatisierung. Sie führen andererseits, **müssen führen,** beim „Wuchern" (Kuhn 1967, 127), beim Anwachsen von inkonsistenten Fakten notwendigerweise zur Infragestellung, zur Polarisierung und in die Krise. Im Folgenden ist dieser Gedanke der wissenschaftlichen Krise (Kuhn 1967, 117) aufzugreifen und in einem **prozessdynamischen Ansatz** weiterzuführen (Kick 2009, 76). Im Gewahrwerden der Krise, also in der Konfrontation mit zunächst unlösbar scheinenden Widersprüchen, erfolgt der Übergang in die Grenzsituation (Jaspers 1965, 275). Im Erreichen der Grenzsituation hat sich zu erweisen, ob im Weiteren unter Aufgebot aller kreativen Kräfte der Weg **postkritischer Konstruktivität** (Kick 2009, 85) gewählt wird und gelingt oder der Prozessablauf in unabsehbare, **katastrophische Verdunkelung** führt (➢ Abb. 2).

Unter prozessdynamischer Betrachtungsweise (Kick 2015) ist eine präkritische, eine kritische und eine postkritische Konstellation zu unterscheiden (➢ Abb. 2). Die in der präkritischen Situation zunächst noch verdeckten

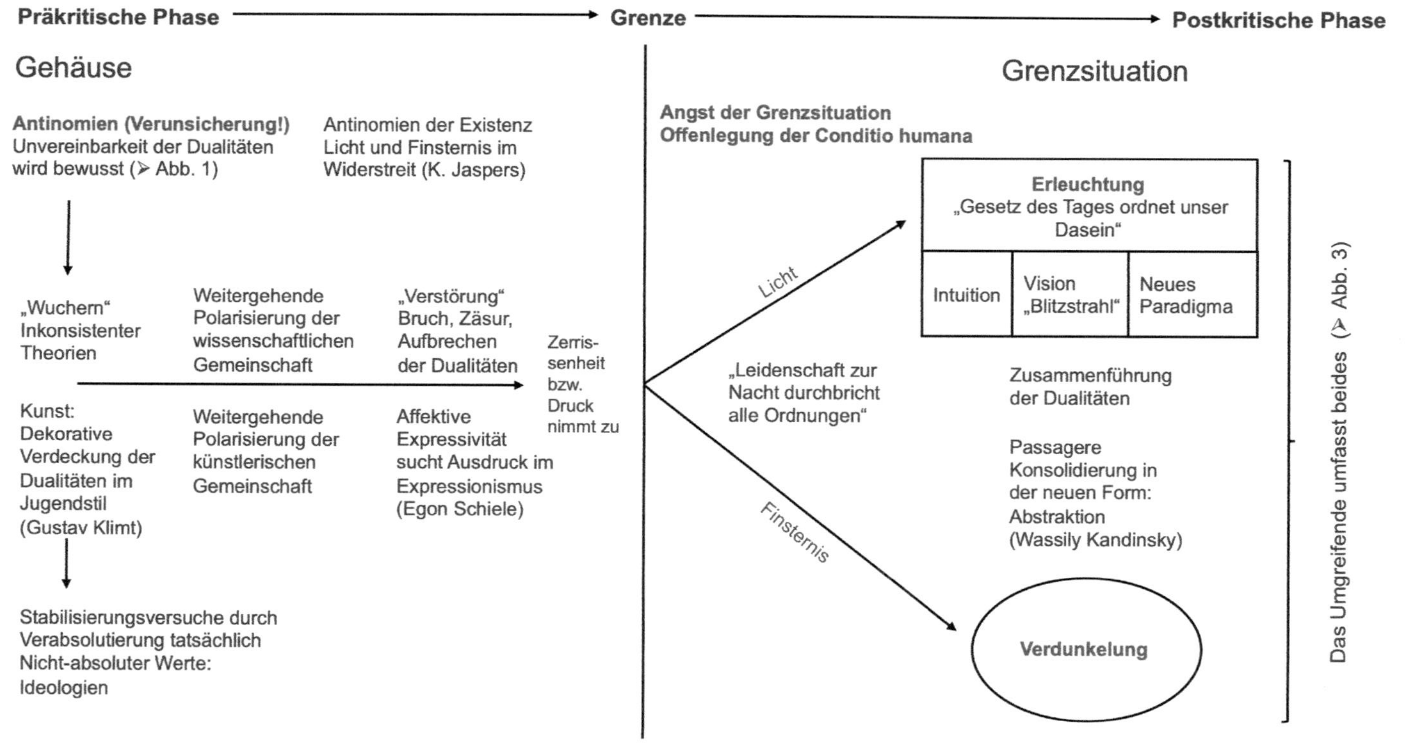

Abb. 2: Die zunächst im sog. Gehäuse verdeckten Antinomien führen in eine zunehmende Spannung und zu einer Offenlegung der Polarisierung (ontologische und epistemologische Dualität). Das Aufbrechen des Gehäuses führt in die Grenzsituation (Krise) und zur Frage, ob eine neue Lösung im kreativen Spannungsfeld von Licht und Finsternis als eine passagere Stabilisierung im Umgreifenden gefunden werden kann.

Widersprüche ungelöster Dualitäten treten ins Bewusstsein der wissenschaftlichen Gemeinschaft und führen zu einer zunehmenden Verunsicherung von Wahrnehmung, Auffassung und Weltsicht. Charakteristische Lösungsversuche bzw. Reaktionsweisen in der präkritischen Situation der Destabilisierung zeigen sich als Flucht in eine Verabsolutierung bestimmter Werte, etwa in Form eines Objektivismus oder einer selbstzerstörerischen Unterdrückung lebenserhaltender Werte, nämlich erkenntnisfördernder und notwendiger, personaler Beziehungsgegebenheiten.
Was im hier erörterten Ansatz als Grenze bezeichnet wird, kann als Grenze zwischen präkritischer und postkritischer Situation präzisiert werden. Diese Grenze markiert eine Zäsur, die die präkritische Situation trennt von der Grenzsituation und der späteren postkritischen Situation, die durch höhere Komplexität, höhere Risiken, aber auch neuartige Chancen charakterisiert ist. Zwischen Ausgangssituation und Grenzsituation besteht eine **existenzielle Diskontinuität**, die es post-kritisch zu bewältigen gilt. Jede grenzsituative Konstellation hat ihre eigene Sinngestalt, aus der Chancen und Risiken des weiteren Prozessablaufes resultieren. Der in der Verwirrung der Grenzsituation offengelegte Widerspruch der Theorien und sogar eines weitgehenden Sinnverlustes ist im weiteren Verlauf die Keimzelle neuer Sinnsuche und Theoriebildung. Grenzsituationen sind insofern **Momente der Wahrheit**, Momente erweiterter Erkenntnischancen, Momente allerdings auch, die als äußerste Herausforderung, als Konfrontation mit den Grenzen des Menschseins nur schwer erträglich sind.

In der Grenzsituation werden die auf der Basis der Conditio humana, ihrer menschlichen Möglichkeiten und Grenzen bewusstwerdenden, individuellen Problemfelder als universelle Konfliktbereiche und damit als überragende wissenschaftliche und künstlerische Herausforderung offengelegt. In der Grenzüberschreitung und der Grenzsituation liegt somit etwas schwer Vorhersehbares, Doppeltes: Zum einen das Risiko, in die noch komplexere

Verdeckungsstrategie chaotischen Prozessgeschehens zu entgleisen, und zum anderen die Chance, eben durch die Entdeckung der Conditio humana und den von daher resultierenden Einsichten zum eigentlichen Existieren (Heidegger [1927] 1967, 179) zu gelangen. In der Grenzsituation wird klar, dass die bisherigen Positionen nicht ausreichen, um die Dualitäten lebensdienlich zu ordnen, d. h. mit ihnen leben zu können. Damit stellt sich die Wahrheitsfrage neu: Wissenschaft und Kunst, beide, stellen in ihrer Suche nach der Wahrheit die Frage nach dem Menschen, seinen geglückten oder weniger geglückten Auseinandersetzungen mit der Welt, seiner Position und seinen Erkenntnismöglichkeit in der Welt.

Jaspers (Jaspers [1932] 1973, 114–115) hat keinen Zweifel daran gelassen, dass die existenzielle Konfrontation mit den ins Bewusstsein tretenden Dualitäten in der wissenschaftliche Gemeinschaft Zweifel, Staunen oder gar die Spannung und Bedrohlichkeit der Grenzsituation auslöst. Diese Spannung, dieses Staunen, dieser Zweifel bilden den Anstoß für eine Erneuerung der Philosophie, Kunst und auch eine erneuerte Aufklärung über die klassische Aufklärung hinaus. Wenn es aber **ethisch** um die Wahrheit geht, können die Wissenschaften **epistemologisch und ontologisch** nicht gleichgültig bleiben. Sie können dann nicht mehr in der Schieflage der Ideologie bzw. der Selbstkorrumpierung stehenbleiben, sondern müssen die sich auftuenden Widersprüche um das Sein und die Erfassbarkeit desselben prüfen, differenzieren und, man möchte sagen, erleiden, um zu neuer Gestaltung und Perspektivierung zu finden. Die Alternative wäre sonst Stillstand, Werdenshemmung (v. Gebsattel 1954, 78), wäre ein Hinter-sich-Zurückbleiben (Tellenbach 1983, 152).
Gerade in der Erkenntnis, dass es kein wissenschaftliches Konzept und kein philosophisches System gibt, das als solches bereits Lösungen für den Umgang mit den offengelegten Dualitäten, an denen die humane Gestaltung des Lebens hängt, zur Verfügung stellt, gerade diese Erkenntnis führt an die Grenze, wirft die Verantwortung zurück auf die künstlerisch oder wissenschaftlich

agierenden Entscheider. Sie sehen sich konfrontiert mit dem enormen Druck unlösbar erscheinender Widersprüche, die Ausdruck sind der dahinterstehenden Dualitäten einer Welt, die in Wahrheit nur zugänglich wird unter den erschwerten Bedingungen, der Grenzsituation nämlich. Menschen in Grenzsituationen (Jaspers 1965, 271), Gesellschaften in Überlebenskrisen stoßen schmerzlich auf Leerstellen in ihrer symbolischen Welt, d. h. in ihren Fähigkeiten, das Erfasste zum Ausdruck zu bringen. In der Grenzsituation wird der Mangel der zur Verständigung über die ungelösten und von daher bedrohlichen Dualitäten notwendigen Symbole offengelegt. Die Versuchung liegt nahe, aus Angst in einem rigiden, etwa verabsolutierten Rationalismus ideologischen Halt zu suchen oder in subjektivistische, extrem emotionale Handlungskonsequenzen, einhergehend etwa mit fundamentalistischer Werteeinengung, zu verfallen. Dem gegenüber ist im Folgenden zu zeigen, dass gerade die Berücksichtigung des Prozessablaufs von Krise, Grenzsituation und postkritischer Kreativität dazu beiträgt, dass der Weg zu innovativen Lösungen einer erneuerten Aufklärung gefunden werden kann.

Die kunsthistorische Parallele zur Philosophie und Wissenschaft stellt sich an der Wende vom 19. zum 20. Jahrhundert wie folgt dar: Künstler am Puls der Zeit erkennen, dass es im Ringen um Wahrheit auch um neue Ausdrucksmittel geht. Wenige Jahre vor dem Ersten Weltkrieg komponiert Arnold Schönberg in Wien *Verklärte Nacht*. In spätromantischem Subjektivismus gerät die Chromatik zu unlenkbaren Uferlosigkeiten. 1908 gibt Schönberg mit seinem letzten tonalen Werk (Opus 10, Streichquartett Nr. 2, 1908) den Kampf um die Tonalität auf. Der Text des Gedichtes von Stefan George, der mit in die Vertonung aufgenommen ist, lautet: *„Ich atme Luft von anderem Planeten …"* Die Vorahnung und Intuition, eine Vision des Neuen, ist da. Drei Jahre später komponiert Arnold Schönberg drei Klavierstücke (1911; Opus 11). Es ist eine atonale Komposition mit radikal neuem Regelwerk, neuer Syntax. Sie lässt den Widerstreit von Subjektivismus und

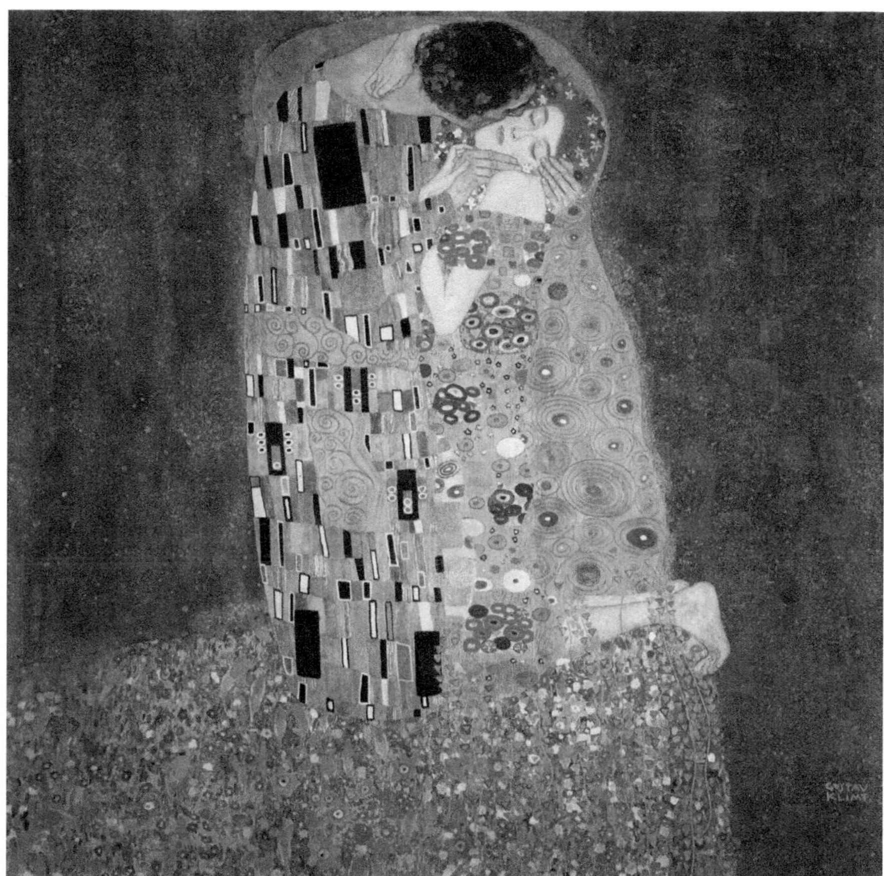

Bild 1: Gustav Klimt: *Der Kuss* (*Liebespaar*) (1908, vollendet 1909), figuraler Bereich: Blattgold, Blattsilber, Blattplatin, Ölharzfarben, auf grundierter Leinwand - Hintergund: Schlagmetall (Messing), mit Lasuren übermalt, Blattmetallflocken gestreut, 180 × 180 cm, Österreichische Galerie Belvedere, Wien, Inv.-Nr. 912
„Schwelgen" in Dekoration und Farben: Haltsuche in einem extremen Ästhetizismus und zugleich Subjektivismus der, zur Dekoration erstarrt, für den Betrachter die Wahrheitsfrage aufwirft.
Foto: Johannes Stoll, Belvedere, Wien

Objektivismus hinter sich und führt zu **neuer Form** im expressionistischen Stil (Kick 2018, 29–41).

In der bildenden Kunst gibt es, hierzu zeitgleich, am Fin de Siècle in Wien, ein Ringen zwischen unwahrhaftiger Gefühlshaftigkeit, einem rein dekorativen Eros etwa, und lebensdienlicher, weil Wahrhaftigkeit anstrebender Formsuche und Ausdrucksgestalt. Gustav Klimt sucht in seinem Werk, das man

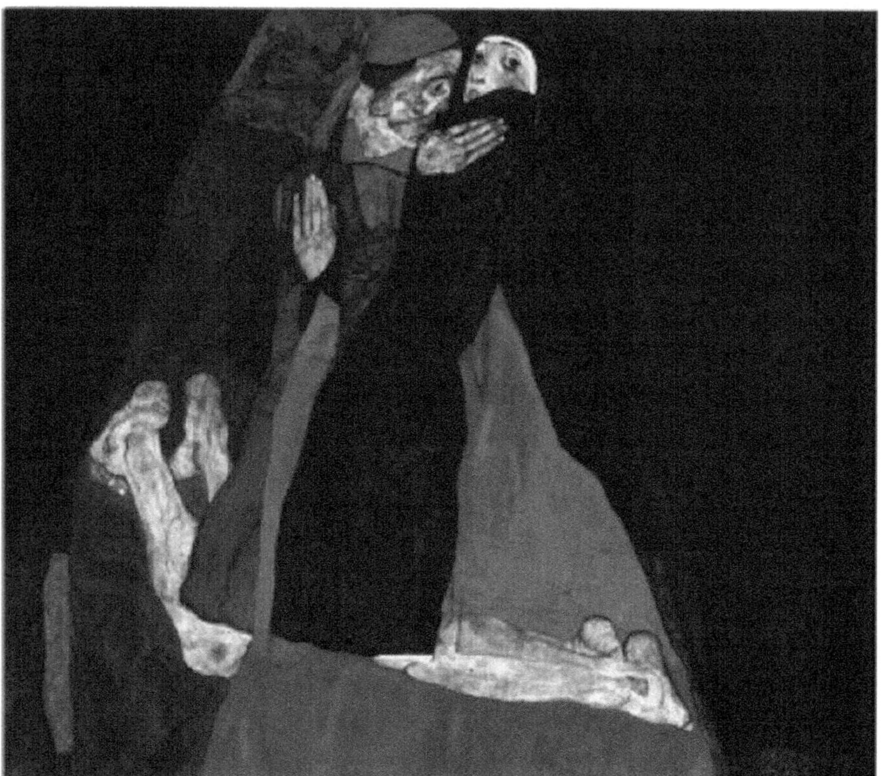

Bild 2: Egon Schiele: *Kardinal und Nonne (Liebkosung)* (1912), Öl auf Leinwand, Maße ohne Rahmen: 70 × 80,5 cm, Leopold Museum Wien, Inv. 455
Eine brillante Paraphrase von Klimt. Die unschuldig sich gebende dekorative Erscheinung von Klimt wird aufgebrochen und gestaltet in der neuen expressiven Ausdrucksform. Der fromme Sarkasmus des Kardinals, der sich im Entsetzen der Nonne zeigt, wird radikal offengelegt.
Foto: Leopold Museum, Wien

dem späten Jugendstil zuordnet, *Der Kuss* (Bild 1), Halt in einem extremen Ästhetizismus, der zur Dekoration erstarrt ist (Kick 2018, 35–36). Dagegen protestierte.Egon Schiele (Kick 2003, 136–147). Sein großes Können misst sich zunächst mit der akademischen, realistischen Form, bricht diese dann auf und setzt seinen expressionistischen Ansatz in schroffen Kontrast zur dekorativen Starre, etwa in dem Bild (1912) *Liebkosung Kardinal und Nonne* (Bild 2), eine klare Paraphrase auf Klimt. Das Anliegen des revolutionären Protestes der Kunst kommt zum Durchbruch, kann nicht länger verdeckt

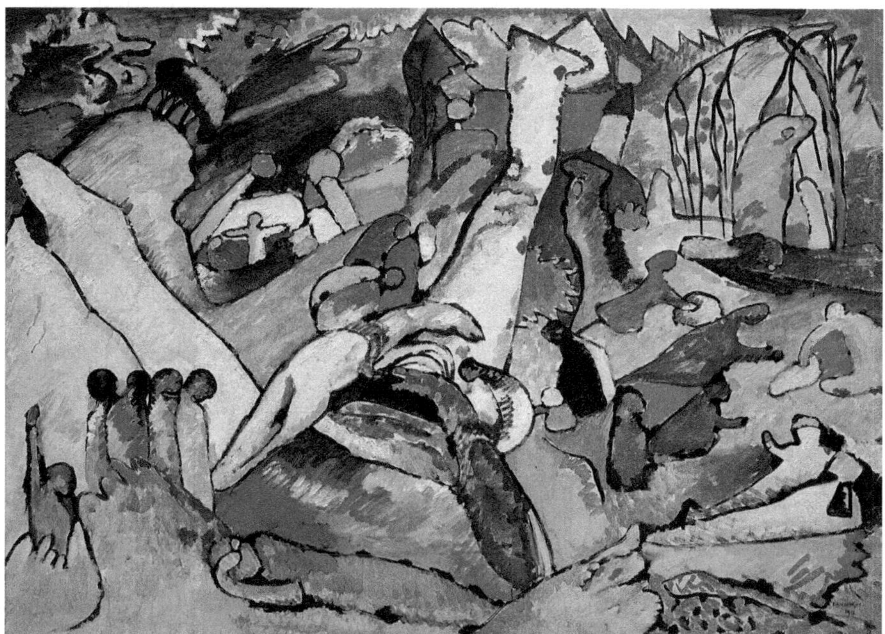

Bild 3: Wassily Kandinsky: *Skizze für Komposition II* (1909 – 10), Öl auf Leinwand, 131 x 98 cm, Solomon R. Guggenheim Museum, New York.
Der Blaue Reiter. Absichtliche und unbeabsichtigte Ideen, als Kombination von äußerer und innerer Natur, von Spiritualität und Materialität, finden zusammen.

bleiben: Es geht um die Sichtbarmachung der Wahrheit. Um 1910 geht Kandinsky (Bild 3) im Rahmen der Gruppe „Der Blaue Reiter" in München seinen revolutionären Weg und malt das erste nicht gegenständliche Aquarell *Ohne Titel*, in dem es um *„Das Geistige in der Kunst"* (Kandinsky [1911] 1952) geht, so sein theoretisches Werk von 1911. Der Durchbruch zur Gegenstandslosigkeit zielte auf einen Ausgleich zu Gunsten der Integration des Spirituellen und wandte sich gegen die Verabsolutierung eines gängigen Materialismus.

Der aufgrund zunehmender ungelöster Probleme präkritisch anwachsende, emotionale bzw. dynamische Druck, dies gilt sowohl für die Künste wie die Wissenschaften, bildet die Voraussetzung für das Ingangkommen einer Grenzüberschreitung (Kick 2009, 76; Janzarik 1959, 20): Die in der Grenzüberschreitung sich vollziehende dynamische Freisetzung wird jedoch nicht etwa festgelegt auf den Ausdruck eines pathologischen Geschehens, sondern umgreift auch die „herrlichen" Überflüsse (Rilke 1923), die Rilke meint, aus denen alle innovative Kunst und Kultur stammt, dann nämlich, wenn es gelingt, die Dynamik in neue Strukturen umzusetzen (Kick 2015, 58–59). Die dynamischen Überschüsse bilden die Voraussetzung von Kampf und Entscheidung, also von Auseinandersetzung in der Grenzsituation, wenn solche unumgänglich geworden ist: Kampf, und wenn es um höchste Werte geht, Revolution, also der Umsturz bisheriger und der Ersatz durch neue Werte kann unumgänglich werden. Dies gilt für die Kunst, die Wissenschaft und ganz gewiss für die Philosophie. Revolution ist so ein Aufruf zum Finden und Gestalten des Guten, des Wahren und Schönen (Jaspers 1993, 64–65). In wissenschaftlichen Revolutionen geht es in der Auseinandersetzung um ein Konzept, das die gegebenen Fakten neu, nämlich wahrheitsdienlich ordnet: Es geht um die neue lebensdienliche Ordnungsgestalt und einen erweiterten, aufgeklärten Wahrheitsbegriff, der zum einen den Grundsatz beachtet *verum et factum convertuntur* (Vico 1710) und zugleich die situationalen und prozessualen Rahmenbedingungen berücksichtigt.

Unter Berufung auf den Ansatz von Thomas S. Kuhn ist zu fragen, wie der alte Kanon ersetzt werden kann durch einen neuen. Wie beim Entstehen eines Kunstwerks ist der Prozess nicht in allen Details zu erfassen und zu steuern. Wie ein Blitzstrahl, so T. Kuhn (Kuhn 1967, 165) erscheint das Neue in der Vision, die in ein innovatives Paradigma überleitet. Zu sorgen ist für ehrliche Rahmenbedingungen, wozu auch die Entscheidung gehört, Unsicherheit, Zweifel und die Angst der Grenzsituation auszuhalten, bis postkritisch die neue Gestalt entstanden ist. Sonst droht Verstörung, Zerrissenheit und Verdunkelung des Erkennens und Handelns (➢ Abb. 2).

Diese doppelte Verunsicherung, die sich aus dem Spannungsfeld der ontologischen und epistemologischen Dualitäten ergibt, greift Jaspers in seinem Frühwerk

Psychologie der Weltanschauung (1919) (Jaspers [1919] 1985) auf. Mit dem Schlüsselbegriff „Gehäuse" erfasst er die damit angesprochenen Antinomien der Existenz und verortet sie im Gehäuse. Sie sind damit nicht gelöst, finden hier jedoch eine vorübergehende **instabile** Verortung, die die Dualitäten und Gegenläufigkeiten im Gehäuse belässt, einhergehend allerdings mit Stagnation und Entwicklungsstillstand. Damit stellt sich die Frage, wie das Symbol für Stagnation und Werdenshemmung aufgebrochen werden kann. Ist es doch so, dass die ungelösten Dualitäten erkenntnismäßiger bzw. epistemologischer, ontologischer bzw. seinsbezogener Art unverbunden im Gehäuse **aufgehoben** sind. Weil es jedoch um den ganzen Menschen geht, um die gewissenhafte Annäherung an die Wahrheit, muss alles gewagt werden. Das Gehäuse wird aufgebrochen durch den Druck, der von den ungelösten Dualitäten selbst ausgeht. Der Kampf von Genius und Dämon (Jaspers [1932] 1973, 112–113), der auf wesenhafte Begegnung zielt, muss ausgetragen werden. Das „Gesetz des Tages" und die „Leidenschaft zur Nacht" müssen zusammenkommen, zusammenwirken, um zur schließlichen Begegnung, d. h. zur versöhnlichen Erhellung, die das Dunkel mit einschließt, zu gelangen. Diese Versöhnung ermöglicht eine schrittweise Annäherung an die Wahrheit, um damit dem Leben zu dienen. Dem Leben dienen nämlich beide, die Leidenschaft zur Nacht, die alle Ordnungen durchbricht, und das Gesetz des Tages, das unser Dasein ordnet, indem es gebunden ist an Vernunft und Idee (Jaspers [1932] 1973, 77, 102–103).

Der menschliche Mensch, der sich im Seins- und Erkenntnisbereich von nicht gelösten Dualitäten bewegt, hat sich ständig um lebbare Formen und neuen Ausgleich zu bemühen. Der bewusstseinsmäßige Ausnahmezustand, zu bezeichnen als Entfremdung, der in der Kunst und in den Wissenschaften in wechselnder Ausprägung vorherrschte, entsprach einer Entgegensetzung von spiritueller Sphäre und materiellem Bereich, von Subjektivität und Objektivität, die Jaspers zum **lebbaren Ausgleich** zu führen suchte.

> *Existenz in der Entscheidung drängt nach zwei Seiten: Sie sucht das Objektive als Form und Gestalt des Lebens, möchte aufgehoben sein in*

> *ein objektives Ganzes … Ebenso drängt Existenz zum Subjektiven. Das Objektive als solches bleibt ihr leer, ein fremdes Andere. Erst wo Objektivität gegenwärtig wird in der Subjektivität durch persönliche Vollzüge je einzelnen Daseins, erscheint sich Existenz als jeweilige Totalität von Objektivität und Subjektivität. Die sich im Dasein als Möglichkeit erscheinende Existenz, deren Sein noch entschieden wird, weist sich in der Gefahr des Abgleitens in die bloße Objektivität oder in die bloße Subjektivität, aber sie baut sich nicht auf aus beiden als ihren Elementen, die sich nur zusammen zu finden hätten … Daher ist in der Erscheinung der Existenz eine stets sich erneuernde Spannung. Mögliche Existenz sucht, vor unwahren Lösungen sich bewahrend, den Weg abwechselnd in die sich für sich fixierenden Objektivitäten und dann in die entschiedenste Subjektivität.* (Jaspers [1932] 1973, 337)

Jaspers greift also den Bedeutungsgehalt der traditionsreichen Metapher von Tag und Nacht, von Licht und Finsternis auf und bringt diese mit den Schlüsselbegriffen „Grenzsituation“ und „Gehäuse“ in einen prozessualen Zusammenhang.
Der Begriff „Gehäuse“ weist eine historisch bemerkenswerte Vorgeschichte auf. In der Kulturgeschichte wird die Gelehrtenstube gelegentlich als Gehäuse bezeichnet. In Goethes Urfaust verdammt Faust seine Klause als Kerker. Zu denken ist auch an Dürers Kupferstich (1514) *Der Heilige Hieronymus im Gehäuse.* Gehäuse und Außenwelt stehen sich gegenüber: Geschützte Gelehrsamkeit nach innen und das lebendige Leben nach außen werden kontrastiert (Gerigk 2009, 61–72), sind im besten Fall kreativ verbunden.

Offen bleibt die Frage, warum es nicht zu einer fortdauernden Stabilisierung der Dualitäten in der Ordnung des Gehäuses kommt. Hier sind doch eigentlich die Antinomien der Existenz durch die konstitutive Unterscheidung von Licht und Finsternis (Jaspers [1932] 1973, 102–103) seit der Schöpfung der Welt aufgehoben. Jedoch, die Ordnung ist eben eine widersprüchliche, durch die ungelösten Dualitäten gefährdete, **werdensgehemmte, hinter sich zuückbleibende**, nur vorläufige. Diese dynamischen Spannungen erschüttern das Gehäuse. Die Kräfte der Nacht, die **Leidenschaft zur Nacht**, zerstören schließlich das Gehäuse, reißen den Menschen heraus aus dem Schein seiner Ordnung, die de facto voller Widersprüche ist (Jaspers [1932] 1973, 74). Mit dem Aufbrechen des Gehäuses werden die Dualitäten, die unvereinbaren Widersprüchlichkeiten der Struktur der Welt (Ontologie) und der Erkenntnismöglichkeiten (Epistemologie) erst recht offengelegt. Der Mensch mitsamt seinen ihn bestimmenden existenziellen Antinomien steht schutzlos und aufs Äußerste bedrängt da. Dies bezeichnet den Beginn und den Übergang in die Grenzsituation. Solche Brüche treten in der Kultur- und Wissenschaftsgeschichte, aber auch in gesellschaftspolitischen wie individuellen Entwicklungen als Zäsuren auf. Mit dem Aufbrechen des Gehäuses wird die Unvereinbarkeit der Antinomien offengelegt und zugleich die Dynamik der Grenzsituation freigesetzt. In der Verzweiflung und Ratlosigkeit der Grenzsituation wird die Angst der Sinnverfehlung bewusst, die der Konfrontation mit der Conditio humana eigen ist. Doch es gilt auch: *„Was der Mensch eigentlich ist und werden kann, hat seinen letzten Ursprung in der Erfahrung, Aneignung und Überwindung der Grenzsituationen“* (Jaspers 1965, 271). Mit der Offenlegung der Conditio humana in der Grenzsituation werden vertiefte Einsichten gewonnen. In der Angst des Todes, der Verfehlung und der Schuld, in der Bedrohung durch das Nichts, in der Desorientierung und Gefährdung, alles zu verlieren, kommen neuartige Kräfte des Nicht-Verfügbaren ins Spiel, die der Faszinationskraft des Dämonischen und des Heiligen, dem Numinosum, als Tremendum und Faszinosum (Otto [1917] 1963, 13) entsprechen. Nachdem dem Menschen in der präkritischen Ordnung des Gehäuses die tatsächlich stets gegebene Conditio humana nicht oder nur als Ausnahmesituation bewusst ist, wird sie nach dem Aufbrechen des Gehäuses, durch die Offenlegung der Antinomien zur unausweichlichen Konfrontation. Daraus entsteht die Voraussetzung der Existenzerhellung (Jaspers 1965, 275) und damit zugleich die Chance, die zu einer weiterführenden Gestaltung des notwendigen Werkes als kommunikativem Symbol und als existenzieller Begegnungsmöglichkeit führt.

Mit dem Aufbrechen des Gehäuses, dem Erreichen der Grenzsituation, mit dem Verlassen der Konventionen, auch der wissenschaftlichen und künstlerischen Konventionen, ertönt, um zur weiterführenden Erkenntnis zu gelangen, der Aufruf zur Entscheidung. *„Aber der Riß im Selbstsein, den Freiheit wagt, bedingt das Pathos des eigenständigen eigentlichen Seins. Im Riss ist Trotz Ursprung der Existenz als Möglichkeit ihrer Unbedingtheit"* (Jaspers [1932] 1973, 74). Jetzt ist Entscheidung nötig, für Erhellung und Erleuchtung, für „das Gesetz des Tages". In der Helligkeit, dem Gesetz des Tages folgend, ist Intuition, Vision und damit weitere Annäherung an die Wahrheit möglich. *„Diese Spannung zu denken ist der Weg transzendierender Existenzerhellung als Metaphysik"* (Jaspers [1932] 1973, 71). Entschieden der Helligkeit, entschieden dem Gesetz des Tages zu folgen, wird zur orientierenden Devise in der Grenzsituation, in der Grenzsituation, in der „jede Täuschung aufhört". Es bedeutet dies, dass die Nachtseite, die „Leidenschaft zur Nacht", die alle Ordnungen durchbricht, einzubeziehen ist. *„Daß ich in rückhaltlosem Wahrheitswillen aber nicht anders kann, als Wirklichkeit anerkennen, wie sie ist, da ich sie nie endgültig ganz weiß, voran in unablässiger Frage"* (Jaspers [1932] 1973, 73–74). *„Die Welt ist der Kampfplatz"* (Jaspers [1932] 1973, 76) für den Austrag der unlösbaren Dualitäten. *„Der Weltprozess [ist] voller Leid und Sinnlosigkeit"* (Jaspers [1932] 1973, 76–77). Aber im Aufbrechen des Gehäuses und dem Aushalten und Durchstehen der Grenzsituation eröffnet sich die Chance der *„existentiellen Kommunikation"* (Jaspers 1965, 668). Das Symbol wird mit neuer Bedeutung versehen.

> *Der Genius führt ins Helle, ist Ursprung meiner Treue, dessen in mir, was Verwirklichung und Dauer will. Er kennt Gesetz und Ordnung im lichten Raum einer hervorgebrachten Welt.* (Jaspers [1932] 1973, 91)

Dagegen:

> *Der Dämon zeigt eine Tiefe, die mich in Angst versetzt. Er will mich in ein weltloses Sein führen, kann Zerstörung raten, lässt mich das Scheitern nicht nur begreifen, sondern graden Weges erfüllen.* (Jaspers [1932] 1973, 91)

Das Verhältnis von Genius und Dämon beschreibt Jaspers in der hier gewählten, „poetischen" Sprache wie folgt:

> *Genius und Dämon sind wie Spaltung eines und desselben: der Ganzheit meiner selbst, welche in meinem Dasein unvollendbar nur in ihrer mythischen Objektivierung zu mir spricht.* (Jaspers [1932] 1973, 91)

Folgt man Jaspers im Umgang mit der Poesie von Tag und Nacht, so wäre als Lösungsgestalt eine „Conjunctio oppositorum" naheliegend. Doch Jaspers vermeidet Harmonisierung, wie wir diese etwa bei C. G. Jung (Jung 1985, 10) finden. Er besteht auf dem Pathos der Polarität, und der daraus zu entwickelnden Dialektik von Tag und Nacht, von Licht und Finsternis, weil er auf seine philosophische Auffassung der Existenzerhellung, die dem „Umgreifenden" entspricht, vertraut.

> *Ich lasse mir mein Schicksal von mir abringen, ob ich nun in den Tag trete oder der Nacht mich überliefere.* (Jaspers [1932] 1973, 111)
>
> *Fasse ich die Grenze des Tages an der Nacht, so kann ich weder in bloßer Ordnung von Gesetzlichkeit und formaler Treue den Gehalt geschichtlicher Existenz verwirklichen noch in die Welt der Nacht stürzen, an deren Grenze zu stehen Bedingung der Erfahrung von Transzendenz ist.* (Jaspers [1932] 1973, 110)

Genius und Dämon bleiben im Kampf. Es bleibt die Polarität von Tag und Nacht, von Licht und Finsternis. Dualitäten, beide Sphären sind als Erkenntnismittel zur Annäherung an die Wahrheit, als etwas Weiterem, das nicht Conjunctio oppositorum ist, nötig.

> *Als Tageswesen vertraue ich meinem Gotte, aber mit Angst vor mir unfasslichen fremden Mächten. Der Nacht verfallen, gebe ich mich hin der Tiefe, in der sie sich in meiner Vernichtung zur verzehrenden, aber auch erfüllenden Wahrheit verwandelt.* (Jaspers [1932] 1973, 113)

Damit ist etwas sehr Zentrales gesagt über die Unvollendbarkeit des Menschen in seinem Sein und in seinen Erkenntnisweisen. Auch in philosophischem Erhellen gelingt kein eindeutiger Entwurf des Menschseins. Vielmehr zeigt im transzendierenden Innewerden des Umgreifens der Mensch sich immer in mehreren Ursprüngen, daher bleibt er im Drang zum einen, das er nicht ist und nicht hat (Jaspers 1965, 634). Jaspers umfasst in dem Umgreifenden die angesprochene Dualität von Subjekt und Objekt, von Materie und Geist: Das Umgreifende weist auf *„das Umgreifende, das wir selber sind“* (Jaspers 1965, 634) (➤ Abb. 3).

Damit ist auf die Endlichkeit des Menschen und die Grenzen und Möglichkeiten seiner Erkenntnis und Selbsterkenntnis hingewiesen. *„Nirgends ist der Mensch durch sich allein. Er ist angewiesen auf anderes“* (Jaspers 1965, 637). Was Karl Jaspers im Lichte seines Denkens mutig aufrechterhält, das Aushalten der Dualitäten um der Wahrheit willen, um der Erkenntnis willen, ruft nach der Transzendenz, der Erkenntnis des *„Unendlichen im Endlichen“* (Jaspers 1965, 638). Es ist dies Aufruf, in der Suche nach Wahrheit nicht nachzulassen. Wahrheit bedeutet Unverborgenheit, als Ergebnis des Entbergens (Heidegger [1935] 1982, 60–61; [1927] 1967, 222). Aber es ist dies nicht allein, sondern ein Ort zwischen Verbergen und Entbergen, ein Ort neuen **Bergens**.

In diesem Bergen von Wahrheit erschließt sich zugleich eine *„Erweiterung von Welt“* (Kick 2015, 257; 2005, 86), die entsteht aus diesem *„Dienst an der Wahrheit“* (Zaborowski 2021, 841–853). In dieser Erweiterung von Welt liegt eine Überlebenshoffnung in schwieriger Zeit, in Zeiten von Not, Konflikt und Krieg, wie sie Karl Jaspers erlebt hat: Es gibt die Hoffnung, darüber hinauszugelangen, wenn wir Licht und Finsternis, beide, zu erfassen verstehen, das Gesetz des Tages und die Leidenschaft zur Nacht.

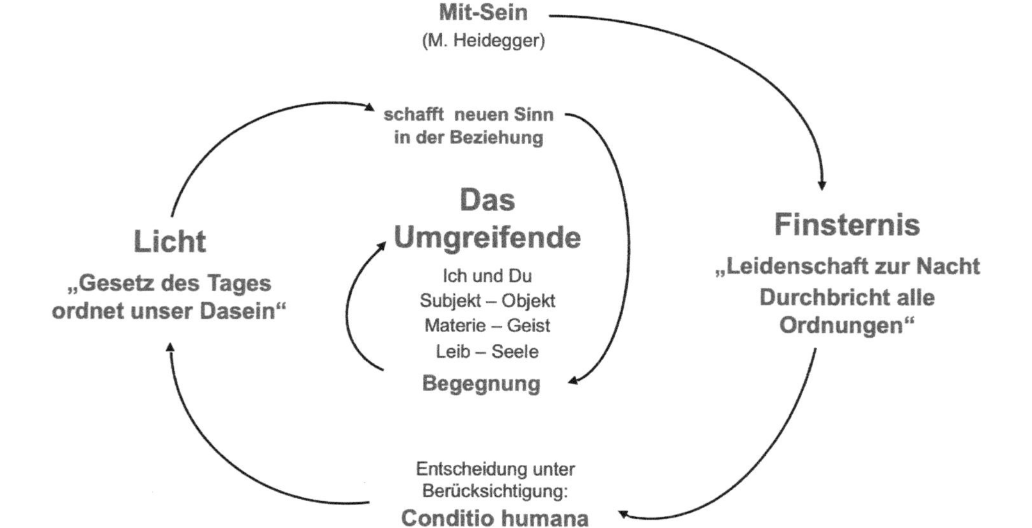

Abb. 3: Die Stagnation (Werdenshemmung) des Gehäuses wird infrage gestellt durch die „Leidenschaft zur Nacht", die alle Ordnungen durchbricht. Dies führt in die Grenzsituation und eröffnet die Chance einer Neuordnung unter dem „Gesetz des Tages", das in die Begegnung und zum Umgreifenden führt.

Literatur

Aquin, Thomas von: Quaestiones disputatae de veritate I (ca. 1256). In: Opera omnia, Editio Leonina, Tomus 22. Editori di San Tommaso, Rom 1970

Basaglia. Franco: Die negierte Instruktion. Suhrkamp, Frankfurt/M 1973

Charcot, Jean-Martin: Leçons sur les Maladies du Système nerveux. Paris 1877

Freud, Sigmund: Drei Abhandlungen zur Sexualtheorie. 1905

Freud, Sigmund: Vorlesung zur Einführung in die Psychoanalyse (1910). Internationaler Psychoanalytischer Verlag, Wien 1922

Gebsattel, Viktor Emil von: Prolegomena zu einer medizinischen Anthropologie. Springer, Berlin–Göttingen–Heidelberg 1954

Gerigk, Horst-Jürgen: „Gehäuse" und „Grenzsituation" als Schlüsselbegriffe der Literaturwissenschaft. In: Engelhardt, D. von und Gerigk, H.-J. (Hrsg.): Karl Jaspers im Schnittpunkt von Zeitgeschichte, Psychopathologie, Literatur und Film. Mattes, Heidelberg 2009, 61–72

Heidegger, Martin: Sein und Zeit (1927). 11. Auflage. Niemeyer, Tübingen 1967

Heidegger, Martin: Anmerkungen zu Karl Jaspers „Psychologie der Weltanschauungen". 1919. In Wegmarken. Vittorio Klostermann, Frankfurt/M 1978

Heidegger, Martin: Der Ursprung des Kunstwerks (1935). Vittorio Klostermann, Stuttgart–Frankfurt/M 1982

Janet, Pierre-Marie-Félix: L'automatisme psychologique. Paris 1889

Janzarik, Werner: Dynamische Grundkonstellationen in Endogenen Psychosen. Springer, Berlin–Göttingen–Heidelberg 1959

Jaspers, Karl: Vom Ursprung und Ziel der Geschichte (1949). Piper, München–Zürich 1962

Jaspers, Karl: Allgemeine Psychopathologie (1913). Springer, Heidelberg 1965

Jaspers, Karl: Philosophie I, II und III (1932). Heidelberg 1973

Jaspers, Karl: Psychologie der Weltanschauungen (1919). 8. Auflage. Piper, München 1985

Jaspers, Karl: Über Bedingungen und Möglichkeiten eines neuen Humanismus. Reclam, München 1993

Jung, Carl Gustav: Beiträge zur Symbolik des Selbst. Gesammelte Werke Bd. 9/II, 6. Auflage. Olten und Freiburg/Br 1985

Kandinsky, Wassily: Über das Geistige in der Kunst (1911). Benteli, Bern 1952

Kick, Hermes Andreas: Antipsychiatrie und die Krise im Selbstverständnis der Psychiatrie. Fortschr Neurol Psychiat. 1990; 58:367–374

Kick, Hermes Andreas: Das dramaturgische Kunstwerk im therapeutischen Prozess als externalisierte und rezeptiv-internalisierte Gestaltung. Fundamenta Psychiatrica. 2001; 15:139–142

Kick, Hermes Andreas: Eros, Pathos, Ekel: Ambivalenz und Gestaltungskraft im Werk von Egon Schiele. In: Kick, H.A. (Hrsg.): Ekel. Darstellung und Deutung in den Wissenschaften und Künsten. Pressler, Hürtgenwald 2003, 136–147

Kick, Hermes Andreas: Vom Umgang mit Mythen: Doch noch Hoffnung für danach? In: Dietz, G., Kick, H.A.: Grenzsituationen und neues Ethos. Von Homers Weltsicht zum modernen Menschenbild. Winter, Heidelberg 2005, 69–90

Kick, Hermes Andreas: Grenzsituation und Wertebildung – eine prozessdynamische Interpretation nach Karl Jaspers. In: Engelhardt, D. von und Gerigk, H.-J. (Hrsg.): Karl Jaspers im Schnittpunkt von Zeitgeschichte, Psychopathologie, Literatur und Film. Mattes, Heidelberg 2009, 73–88

Kick, Hermes Andreas: Grenzsituationen, Krisen, kreative Bewältigung. Prozessdynamische Perspektiven nach Karl Jaspers. Winter, Heidelberg 2015

Kick, Hermes Andreas: Scientific Revolution and Creative Process: On the Way to New Narratives in Psychiatry and Psychotherapy. Dynamische Psychiatrie – Dynamic Psychiatry. 2018; 51:29–43

Kick, Hermes Andreas: Psychiatrische Pharmakotherapie in der Schule von Paris. LIT, Münster 2019

Kick, Hermes Andreas: Epistemological and ontological dualities as a challenge for a holistic modernity. Proceedings of the European Academy of Sciences & Arts. 2025; 4:53

Kuhn, Thomas S.: Die Struktur wissenschaftlicher Revolutionen. Suhrkamp, Frankfurt/M 1967

Kubsch, Ron: Die Postmoderne. Abschied von der Eindeutigkeit. Hänssler, Holzgerlingen 2007

Lyotard, Jean Francois: Das postmoderne Wissen: ein Bericht. Passagen, Wien 1999

Otto, Rudolf: Das Heilige. Über das Irrationale in der Idee des göttlichen und sein Verhältnis zum Rationalen (1917). C.H. Beck, München 1963

Reinalter, Helmut: Die Junghegelianer. Aufklärung, Literatur, Religionskritik und politisches Denken. Peter Lang, Frankfurt/M 2010

Rilke, Rainer Maria: Duineser Elegien. Die Sonette an Orpheus: O trotz Schicksal … Insel, Leipzig 1923

Schipperges, Heinrich: Psychiatrische Konzepte und Einrichtungen in ihrer geschichtlichen Entwicklung. In: Kisker, Meyer, Müller, Strömgren (Hrsg.): Psychiatrie der Gegenwart. Forschung und Praxis. Band III 2. Auflage. Soziale und angewandte Psychiatrie. Springer, Berlin–Heidelberg–New York 1975

Tellenbach, Hubertus: Melancholie. Zur Problemgeschichte, Typologie, Pathogenese und Klinik (1974). 2. Auflage. Springer, Berlin–Heidelberg–New York 1983

Vico, Giambattista: De antiquissima Italorum sapientia. Neapel 1710

Vorländer, Karl: Die Geschichte der Philosophie. Leipzig (1903). Baden-Baden 1974

Zaborowski, Holger: Die Krise der Demokratie als Krise der Freiheit oder: Politik als „Dienst an der Wahrheit" und „Sorge um den Nächsten". Herder, Freiburg/Br 2021

Ästhetische Arbeit in Langzeiteinrichtungen
Ein atmosphärisches Beispiel

Charlotte Uzarewicz

Einleitung

Der Mensch ist nicht nur Homo oeconomicus (Mensch als rational Wirtschaftender), Zoon politikon (Mensch als soziales, politisches Wesen), Homo sociologicus (Mensch als Rollenträger), Homo faber (Mensch als Werkzeugmacher) oder Homo ludens (der spielende Mensch). Bei allem, was Menschen tun oder lassen, ist immer eine ästhetische Komponente dabei; daher ist der Mensch auch ein Homo aestheticus! Sinnliche Wahrnehmung und das Erfahren sind wichtige Erkenntnisquellen. Wahrnehmung wird hierbei nicht kognitiv als Aufnahme von Informationen verstanden (Dinge, die man wahrnimmt), sondern als das, was man dabei empfindet: Es geht um das leiblich-sinnliche Erleben, das Spüren von Umgebungsqualitäten als Ausgangspunkt von Erkenntnis (Mahayni 2002). Ziel der *aisthesis* als philosophische Teildisziplin ist es, die Beziehungen zwischen Umgebungsqualitäten und menschlichem Befinden zu untersuchen. Die damit verbundene gesellschaftskritische Perspektive reflektiert die Lebensverhältnisse im Kontext der Wechselwirkungs- und Kommunikationszusammenhänge zwischen Menschen und Umwelt. Das zentrale Bindeglied

M. B. Wagner-Pischel, *Die Macht des Schönen*,
https://doi.org/10.1007/978-3-662-72581-8_17

zwischen Umgebung und Befindlichkeit sind die Atmosphären, von denen wir immer und überall umgeben sind und die wir mitprägen.[1] Schon in den 80er Jahren des letzten Jahrhunderts hat man die Bedeutung der Atmosphären für Genesungsprozesse erkannt. In einer Versuchsreihe wurde über 9 Jahre lang der Genesungsverlauf von Patienten untersucht. Die Kontextfaktoren (wie vergleichbares Alter der Probanden, gleicher chirurgischer Eingriff, gleich große und gleich ausgestattete Krankenzimmer mit gleich großen Fenstern, gleiches Pflegepersonal, gleiche Medikamente) wurden weitgehend standardisiert, um eine Vergleichbarkeit zu erzielen. Der einzige gravierende Unterschied bestand darin, dass eine Hälfte der Probanden in Zimmern mit Fenster lagen, die den Blick auf eine gegenüberliegende Hauswand freigaben, die andere Hälfte jedoch hatte Ausblick auf eine Grünanlage. „*Die Patienten mit Blick auf Natur hatten im Durchschnitt nicht nur kürzere Krankenhausaufenthalte als die der anderen Gruppe, sondern benötigten auch weniger schmerzstillende Medikamente*" (Ulrich zit. in Mahayni 2003, 44). Atmosphären greifen also unmittelbar in das leibliche Befinden ein, ob uns das bewusst ist oder nicht, spielt hierbei keine Rolle. Fuchs (2018, 55 ff.) hat in seinen Forschungen darauf hingewiesen, dass besonders in fortgeschrittenen Stadien der Demenz gerade das prozedurale und das situative Leibgedächtnis zentrale Kommunikationswege zwischen Selbstraum und Herumraum darstellen. Die besondere Empfänglichkeit für Atmosphären bietet eine Chance für Heime, qua Architektur neue und vielleicht sogar therapeutische Wege einzuschlagen. Inzwischen gibt es einige Überlegungen, eine demenzsensible Architektur zu entwickeln, die sich überwiegend an der Symptomatik der Erkrankung orientiert und die zentralen Anforderungen an Orientierung und Sicherheit fokussiert (exemplarisch hierzu vgl. Dietz 2018). Trotz einiger Modellprojekte im Bereich der *healing architecture*, die explizit die Verbesserung des Gesundheitsstatus von

1 Einer der ersten, der sich mit dieser Thematik befasst hat, war Edward T. Hall, der aus seinen empirischen Studien eine Theorie der Proxemik entwickelt hat (Hall 1966).

Patienten mit Langzeit- oder Kurzzeitaufenthalt in verschiedenen Einrichtungen (Psychiatrie, Psychosomatik, Akutmedizin, Rehabilitation) (vgl. Langewitz 2020, 329) fokussieren, muss derzeit noch eine große Forschungslücke konstatiert werden.

Im Folgenden möchte ich anhand eines konkreten Beispiels aufzeigen, dass es sich beim Thema Atmosphärengestaltung nicht um ein nettes Add-on handelt, das man berücksichtigen kann, wenn Zeit und Geld vorhanden sind. Vielmehr sind Atmosphären grundlegend für die jeweilig eigene Befindlichkeit – gerade in vulnerablen Settings. Die Veränderung von Atmosphären in einer beschützenden Abteilung für an Demenz erkrankte Menschen kann positive Auswirkung auf Verhalten und Befindlichkeit der Bewohner und des Personals haben.[2]

Im Rahmen eines Studienprojektes an der Katholischen Stiftungshochschule München bekam ich im Wintersemester 2018/2019 die Gelegenheit, mit fünf Studierendengruppen der Pflegepädagogik und des Pflegemanagements (17 Personen) drei Flure und zwei Aufenthaltsräume einer beschützenden Abteilung für an Demenz erkrankte Menschen in einem Seniorenheim neu zu gestalten. Der ausdrückliche Wunsch der Heimleitung war es, eine „wohnliche" Atmosphäre für die Bewohnerinnen und Bewohner zu ermöglichen. Nach theoretischer Fundierung, Analyse und Identifikation der vorhandenen atmosphärischen Ressourcen und Defizite (Uzarewicz 2016) wurden fünf Gestaltungsvorschläge erarbeitet und eingereicht, aus denen die hausinterne Jury ein „Best-of-Konzept" erstellt und umgesetzt hat.

2 Daher sind in dem hier beschriebenen Projekt nach einer theoretischen Fundierung aus den Disziplinen der Neuen Ästhetik und der Neuen Phänomenologie drei Flure und zwei Aufenthaltsräume im Hinblick auf Bewegungssuggestionen, Gestaltverläufe und synästhetische Charaktere analysiert und umgestaltet worden.

Über das Wohnen und das atmosphärische Dilemma in halböffentlichen Einrichtungen

Die Verfassung des Menschen manifestiert sich im Wohnen. Wohnen heißt, irgendwo hinzugehören, dort verwurzelt zu sein und einen Rückzugsort zu haben, um sich von der Außenwelt abschirmen zu können. Wenn man eine Wohnung bewohnen kann, kann man auch die Welt bewohnen (Bollnow 2000, 276 ff.) Jeder Mensch lernt das Wohnen, vielfältig eingebettet in und variiert durch soziokulturelle und historische Kontexte. Auch in einer hochmobilen, postmodernen Welt richten wir uns ein, wenn wir uns in einem Zimmer vorübergehend aufhalten müssen. Es ist ein Vermögen des Leibes, sich die Welt anzueignen, sein Selbst- und Weltverhältnis zu gestalten. Man sagt, die Wohnung sei die dritte Haut. Wir sind als Menschen mit unserer Umgebung unmittelbar verbunden und stehen ihr nicht gegenüber, wie üblicherweise angenommen wird. Die Herumwirklichkeit ist jeweils meine Wirklichkeit und damit Teil meiner Personalität. Wenn ich mich im Laufe meines Lebens verändere, manifestiert sich das nicht nur in veränderten Gewohnheiten, Verhaltensweisen, Redeweisen, sondern auch z. B. in einer neuen Einrichtung, neuen Möbeln oder gar einer ganz anderen Wohnung. Umgekehrt kann die Umgebung auch mich verändern, z. B. wenn ich auf Dauer in einem Milieu leben muss, das ich nicht selbst gewählt und gestaltet habe, das mir irgendwie nicht passt, ich aber keine Entscheidungs- und Gestaltungsmöglichkeiten (mehr) habe. Grundsätzlich geht es dabei um zwei unterschiedene Raumverständnisse: zu einen Raum als standardisierbarer, quantifizierbarer Ort, als geometrischer, mathematischer Raum; zum anderen als der gelebte Raum (von Dürckheim 2005), der erlebte Raum (Bollnow 2000) oder auch der Leibraum (Schmitz 1998a). So wie wir Menschen mit unserem Herumraum eins sind, so sind auch Atmosphären immer ein Kommunikationsverhältnis auf der leiblichen Ebene. Indem wir unsere Räume einrichten, erschaffen wir uns selbst. Für Sloterdijk (2004, 534 ff.) ist das Wohnen ein Immunsystem. Es ist die räumliche Ausdehnung der persönlichen

Sphäre. Die Wohnung wäre demnach eine Verteidigungsmaßnahme, die uns vor allen Gefahren, dem Abgründigen, Fremden schützt (Janson und Wolfrum 2008, 101). Die enge Verbindung zwischen Wohnen und Leben wird in vielen Sprachen offenkundig. Sowohl im Englischen als auch im Französischen sind die Begriffe für wohnen und leben identisch (vgl. Zaborowski 2008, 199; Selle 1993, 9). So definiert Schmitz (1995, 258) Wohnen als die *„Kultur der Gefühle im umfriedeten Raum“*. Die Wohnung ist die Manifestation des Leibraumes im Ortsraum. Wir gestalten also unseren Wohnraum, um heimisch werden zu können. Dabei wird unterschieden zwischen Orten, deren Zwecke offensichtlich sind. Hier manifestieren sich kulturelle Praktiken des Wohnens entlang der üblichen Verrichtungen des täglichen Lebens (Badezimmer, Schlafzimmer, Küche etc.). Die Orte, deren Zweck eigentlich verborgen ist, sind die Zonen des Wohlbefindens, des Behagens, des Heimeligen, in denen die Raum gewordenen Selbstentwürfe ihre Atmosphäre entfalten. Daher ist das Wohnen durch eine bestimmte *„Intimität in einer häuslichen Wohnung“* charakterisiert, die *„mehrere Menschen als Klima oder Atmosphäre“* miteinander verbindet (Schmitz 1995, 258). Diese Intimität meint eben jene spezifische Vertrautheit, in der man sich gehen lassen kann, ohne das Gesicht zu verlieren. Derartige Wohnlichkeit teilt man manchmal mit sehr guten Freunden, aber niemals mit jedermann. *„Wohnen und Gewohnheit sind gleichermaßen im Leibgedächtnis begründet“* (Fuchs 2018, 53). Wir kennen das alle, denn wir haben über soziokulturelle Codes gelernt, wie man sich in der Öffentlichkeit verhalten sollte, und das unterscheidet sich von unserem Gebaren in den privaten Räumen – es ist sicher interessant, die derzeitige Verschiebung der Grenze zwischen öffentlich und privat zu erforschen: Wenn die öffentlichen Räume immer dichter, immer gedrängter und gleichzeitig ausgedehnter werden, kann sich das auf unser Verhalten (Körperhaltung, Umgangsformen, Kleidungsstil) direkt auswirken; so sieht man Menschen, die in Jogginghose und Schlappen einkaufen oder bauchnabelfrei zu einem Vorstellungsgespräch gehen.

Die Wohnung als mein eigener Raum hält das Chaos der Außenwelt fern, sie ist der Raum des Immergleichen und des Immerwieder. Das ist die Grundlage des Vermögens, sich orientieren zu können. Sie ist im wandlungsreichen Leben der Aspekt der Kontinuität, der Beharrlichkeit und eine große Integrationsmacht im Leben des Menschen (vgl. Bollnow 2000, 132; Bachelard 2003, 33). *„Wir besitzen eine Wohnbiografie als Einzelne, als sozialer Typus und als Gattungswesen und verfügen deshalb über unterschiedlich weit zurückreichende Erfahrungen“* (Selle 1993, 27). Eine wesentliche Aufgabe des Wohnens bezieht sich auf die Identität, die Entwicklung des Selbst; es bietet Orientierung und Sicherheit – zentrale Größen für Menschen, deren kognitive Fähigkeiten nachlassen. Der Verlust der Wohnung, des Heimes und des Herdes, hat Folgen für die seelische Gesundheit und kann „zur inneren Zersetzung des Menschen“ (Bollnow 2000, 136) führen. Wenn der Mensch kein Vertrauen in die Welt hat, ist er nicht imstande, sich immer wieder eine neue Wohnung zu schaffen, ein neues Haus zu errichten, in dem er sich geborgen fühlen kann. Dann kann er nicht (mehr) wohnen (vgl. Bollnow 2000, 139). Es ist also Aufgabe jeglicher Beratung und Begleitung bei unfreiwilliger Umsiedlung – sei es in ein Altenheim, sei es gar in ein anderes Land – *„die Ordnung des Wohnens und die Geborgenheit des Hauses am neuen Ort neu zu begründen“* (Bollnow 2000, 137). Maßgeblich dabei sind die Atmosphären und deren Wirkungen.

Altenheime sind ganz besondere Räume, weil in ihnen widersprüchliche Aufgaben, Funktionen, Intentionen wirken. In derartigen Heterotopien (Hasse 2009, 233) entstehen Spannungen ganz eigener Art, die eine ständige Herausforderung an die Orientierungsleistung der Menschen in diesen Institutionen und somit auch an die ästhetische Arbeit darstellen. Die Bewohnerinnen und Bewohner müssen in der Lage sein, immer und spontan zwischen der Atmosphäre des Wohnens und der eines öffentlichen Raumes wechseln zu können, denn öffnen sie ihre Zimmertür, so stehen sie schon in der Öffentlichkeit des Flures.[3] Das ist auch mit ein Grund, warum sehr viele Menschen in der Zeit nach einem Heimeinzug Symptome der Desorientierung und Verwirrung zeigen, die – vielleicht aus Scham – auch in Aggressivität umschlagen können. In jedem Wohnhaus, in jeder Wohnung befindet sich ein Eingangsbereich als Übergangszone, um den atmosphärischen Übergang vom öffentlichen in den privaten Bereich zu kennzeichnen. Diese wichtige Übergangszone schrumpft in Altenheimen auf die beiden Seiten der Zimmertüre, wird also flächig und ist räumlich nicht mehr oder kaum noch spürbar. Eine gelingende Orientierung im Raum ist für jeden Menschen überlebenswichtig. Wir haben ein Vermögen, uns „wie blind" zurechtzufinden, weil wir uns in Räume „einleiben" können. Wenn wir z. B. aus beruflichen Gründen in eine uns fremde Stadt umziehen, ist uns zunächst alles fremd: Wege, Orte, Einrichtungen, Plätze etc. Es dauert meist nicht lange, bis wir uns an die jeweilige Umgebung mit ihren je eigenen Atmosphären gewöhnt haben. Dann kennen wir uns aus, können uns orientieren und wissen, welche Orte man besser meidet und zu welchen wir uns hingezogen fühlen. Dass Orientierung lebenswichtig ist, zeigen viele Beispiele. Erkrankungen, die Schwindel als Leitsymptom haben, werfen uns völlig aus der Bahn. Es ist dann nicht nur eine tiefgreifende Orientierungsirritation, Desorientierung und Verwirrtheit, die wir empfinden, sondern wir beginnen, grundlegend an uns selbst zu (ver)zweifeln. Die räumliche Orientierung ist also ein Vermögen, die leiblich-geometrischen Richtungen mit den objektiv-geometrischen Richtungen so zu verknüpfen, dass wir unseren Platz in der Welt finden und von da aus Fähigkeiten entwickeln, unser Leben überhaupt zu leben. Psychopathologien mit einem scheinbar

3 Gerade deswegen war es der Leitung des Seniorenheimes wichtig, diese öffentlichen Bereiche atmosphärisch umzugestalten, die Übergänge zwischen den Sphären zu vereindeutigen und damit Orientierung zu bieten. Denn bis dato waren alle Abteilungen dieses Hauses gleich gestaltet. Menschen mit kognitiven Beeinträchtigungen benötigen jedoch andere Umgebungsqualitäten als solche, die voll orientiert sind. Geometrisch haben die Flure eine Gestalt wie ein „gebogenes T", wobei der senkrechte T-Strich der Zugangsflur zu den beiden Abteilungen darstellt, der waagerechte T-Strich symbolisiert die eigentlichen Bewohnerflure, von denen die Zimmer abgehen. In der Nähe dieser T-Flurkreuzung liegen zwei Aufenthaltsräume mit Wohnküchen.

ungerichteten Bewegungsdrang können als Ausdruck einer leiblichen Gewissheit über den Verlust der Verortung in der Welt verstanden werden. Der Bewegungsdrang von an Demenz erkrankten Menschen, das Nesteln an der Bettdecke, das Umherirren in den Gängen von Altenheimen und Krankenhäusern sind normale Reaktionen der leiblichen Ökonomie. Es zeigt das leibliche Verhältnis von Enge, Weite und Richtung in der körperlichen Bewegung. Interessant in diesem Zusammenhang ist die Umbenennung der „Weglauftendenz" von demenziell erkrankten Menschen zur „Hinlauftendenz". Wohin wollen sie denn hinlaufen, wenn nicht zu sich selbst?

Orientierung ist mimetischer Nachvollzug der Gestaltverläufe, an denen sich das Handeln hauptsächlich ausrichtet. So sind Handlungen in vertrauten Räumen in uns eingeschrieben: Wir bewegen uns mit einer großen Selbstverständlichkeit darin und brauchen wenig bewussten Koordinations- und Orientierungsaufwand. Die gewohnten Bewegungsmuster in der eigenen Wohnung sind nichts anderes als *„wohleinstudierte Choreografie von Erinnerungs- und Entdeckungsfiguren"* (Selle 1993, 65). In öffentlichen Räumen ist diese ortsräumliche Struktur wie in einer Wohnung in Bezug auf den Leibraum nicht gegeben, weil dieser den Intentionen und Zielen des Leibes (des einzelnen Menschen) gegenüber indifferent ist – auch wenn der öffentliche Raum als Ortsraum selbst strukturiert ist.

Das Heimzimmer in einem Altenheim ist ein atmosphärischer Zwitter und zeigt deutlich das Dilemma, in dem sich die Bewohner und Bewohnerinnen befinden. Als Ortsraum von ca. 12 m² bietet es sehr begrenzten Platz zum Wohnen. Ob die Möblierung von zu Hause mitgebracht werden kann oder vom Heim gestellt wird, es werden doch alle Zimmer in ähnlicher Weise standardisiert: Bett, (Schreib-)Tisch, Stuhl, Sessel, Schrank oder Kommode. Derart möbliert, in einem kleinen Raum, bleibt für den Menschen nicht viel Bewegungsfreiraum. Bewegung und Richtung gehören zusammen und beziehen sich sowohl auf die körperlich-motorische als auch auf die leibliche Ebene des Gefühlsraumes. Die Bewegungsoptionen beschränken sich auf ein Minimum, was sich in automatenhaften Bewegungen ausdrücken kann. Mit einer solchen Schienung im motorischen Körperschema wird gleichzeitig auch die freie Entfaltung des Gefühlsraums eingeengt (vgl. Schmitz 2008, 35f). Wird das Spiel der freien Entfaltung (auf Dauer) eingeschränkt, gerät die leibliche Ökonomie in Irritation, die sich als diffuse Unruhe (Impuls des Wegwollens aus dieser Situation) äußert. Es kommt dann zu „Ausbruchsversuchen". Verhaltensforscher sprechen von „Übersprungshandlungen", Psychologen auch von „Aggressionsausbrüchen" oder sonstigen, der Situation unangemessenen Verhaltensweisen – im Falle der physischen Immobilität (Bettlägerigkeit) gehen die Gedanken und Träume auf Wanderschaft.

Die klassische Heimarchitektur erzeugt also eine heteromorphe, irritierende Atmosphäre, die letztlich in der Kleinheit der Zimmer ebenso begründet ist wie in der Dichte und Übergangslosigkeit zwischen öffentlichen und privaten Räumen.

> *Alle* [...] *Gestalten der Pflege einer intensiv spürbaren* [...] *Atmosphäre häuslicher Geborgenheit sind Lösungen der Aufgabe, durch Kultur der Gefühle in der häuslichen Wohnung die von der Umfriedung eingeräumte Chance vertrauten und verfügenden Umgangs mit den abgründigen Erregungen zu nützen.* (Schmitz 1995, 263)

Dieses Zitat verdeutlicht die abverlangten Leistungen und macht gleichzeitig klar, dass das in einem Heim nicht immer möglich ist. Untersuchungen in Pflegeheimen aus den 1970er Jahren belegen, dass bereits die Atmosphäre, die allgemeinen Dispositionen in einem Heim schon genügen, um Menschen dement zu machen (vgl. Kitwood 2000, 74). Auch die Beobachtung, dass viele Menschen kurz nach dem Heimeinzug depressiv werden, lässt anschaulich werden, dass das *„Abgründige"* hier unbegrenzten Zugriff auf die Leiblichkeit hat. Das Abgründige hat H. Schmitz beschrieben als das unvertraute Draußen, das Fremde, das Un-Heimelige. Es ist die andere Seite vom Vertrauten, vom Wohnen. Wer keine Schlüsselgewalt mehr über sein Wohnen hat, ist potenziell ausgeliefert. Es besteht also ein unmittelbarer Zusammenhang zwischen *„architektonischem Ausdruck und Gefühlen des Leibes“* (Meisenheimer 2006, 19). Diese Atmosphäre des potenziellen Ausgesetztseins hat Auswirkungen auf die leibliche Ökonomie.

Kein Mensch in der westlichen Welt lebt dauerhaft in der Öffentlichkeit und kann sich dauerhaft zusammenreißen – es sei denn er privatisiert den öffentlichen Raum. Das Spiel zwischen personaler Emanzipation und personaler Regression lebt von den komplementären Situationen des Weggehens (in die Öffentlichkeit), um zurückkehren zu können (in die eigenen vier Wände, in die eigene Heimeligkeit) (vgl. Guzzoni 1999). Mögliche Verhaltensweisen und -muster, die aus einer Situation des dauerhaften Ausgesetztseins entstehen können und die wiederum die gesamte Atmosphäre in einer solchen Einrichtung prägen, reichen von schamhaftem bis schamlosen Verhalten, über Schwelgen in Erinnerungen als Umlenkung der Erlebnisströme, Anpassung durch Mimesis, eine Haltung des Wartens bis hin zu Verweigerungen durch vielfältige Widerstände (vgl. Uzarewicz 2016, 76 ff.). Damit greift die Atmosphäre qua Architektur an die Fassung der Person.

Will man also in einer halböffentlichen Einrichtung eine „wohnliche“ Atmosphäre für die Bewohner und Bewohnerinnen schaffen, müssen zuerst sehr divergierende Ansprüche und Intentionen analysiert werden. Grundsätzlich sind verschiedene Ebenen des Raumerlebens für eine Raumgestaltung zu beachten: die leibliche Ebene des Spürens, die sinnliche Ebene des Wahrnehmens, die kognitive Ebene des Nach-Denkens sowie die jeweiligen soziohistorischen bzw. soziokulturellen Prägungen. Atmosphären werden nicht nur durch einzelne Sinne oder durch das Zusammenspiel dieser wahrgenommen (dieser Prozess setzt erst später ein). Die sinnliche Wahrnehmungsebene ist mit der kognitiven Ebene verschmolzen: Wir bewerten immer sofort das Wahrgenommene, und diese Bewertungen sind in den Sozialisations- bzw. Enkulturationsprozessen geformt. Die leiblich-spürbare Ebene ist den anderen beiden vorgeschaltet: Bevor die Sinne etwas wahrnehmen und mir zu Bewusstsein bringen, habe ich es schon gespürt, und das hat etwas mit meiner Stimmung gemacht. Dabei sind zwei Seiten zu beachten: die Umgebung, die eine Stimmungsqualität, eine Atmosphäre ausstrahlt, und meine Befindlichkeit, mit der ich an dieser Stimmung teilhabe. Architektur kann also immer nur Angebote machen, in denen Atmosphären verhandelt und gestaltet werden können.

Was sind Atmosphären?

Die hier zu Grunde gelegten Atmosphärenkonzepte sind für die Explorationen in Einrichtungen des Gesundheitswesens äußerst fruchtbar, weil sie implizit auf einer anthropologischen Basis aufbauen. Atmosphären sind ein Kommunikationsverhältnis zwischen Ortsraum und Leibraum, in dem Gefühle kommunizieren. Deswegen haben sie Macht über die Menschen (vgl. Schmitz 2020, 27). *„Das Spüren der Atmosphäre ist eine Spezialfähigkeit des Leibes“* (Seibert 2020, 418) und *„die erste unbewusste gesamtheitliche Information, die uns aus der Umgebung zuteil wird“* (Seibert 2020, 418). Tellenbach (1968) stellt Atmosphären sogar in einen physiologischen Kontext, indem er sie mit Geruch und Geschmack verbindet. Der sogenannte Nestgeruch ist der ursprüngliche Weltbezug olfaktorischer Art (vgl. Böhme 2020, 34). Marcel Proust hat das in seinem Roman *Auf der Suche nach der verlorenen Zeit* eindrücklich beschrieben. Ein vertrauter Geruch aus unserer Kindheit in einer völlig unerwarteten Situation versetzt uns in die Welt von damals und stimmt uns augenblicklich um. Jede Wohnung hat ihren eigenen Geruch. Welche Gerüche sind in Altenheimen vorherrschend, und haben diese eine gemeinsame Basis mit dem je eigenen Nestgeruch?[4]

4 Zur Immersivität von Gerüchen s. auch Hasse (2024), 226 ff.

Schmitz (1998b, 343) hat Atmosphären als nichtlokalisierbare Gefühlsmächte definiert, die uns auf der leiblichen Ebene (be)treffen; dann ergreifen sie den fühlenden Menschen, machen ihn spürbar affektiv betroffen. Als räumliche Träger von Stimmungen können sie von Menschen in leiblicher Anwesenheit in Räumen erfahren werden. Jeder Raum hat seine eigene Atmosphäre. Ein Wartezimmer einer Arztpraxis hat eine andere Atmosphäre als der Warteraum eines Bahnhofs; eine blühende Frühlingswiese eine andere als eine schneebedeckte Winterlandschaft; ein entspanntes Kaffeekränzchen mit Freunden eine andere als ein konfliktbehaftetes Meeting am Arbeitsplatz. Diese Beispiele zeigen, dass Atmosphären zunächst differenziert werden können in Situations- und Raumatmosphären (vgl. Julmi 2015, 166ff.) **Die Situationsatmosphäre** bezieht sich auf das *„situativ Einmalige“*[5] (Julmi 2015, 84; vgl. hierzu auch Pfister 2008). Hier geht es um das Miteinander von Menschen (und Tieren). Die zwischenmenschliche Atmosphäre ist die Grundierung der Situationsatmosphäre, in der die aktuellen Situationen in einem gegebenen Raum atmosphärisch tingiert werden. Das heißt, in dieser sind die Menschen noch vor jeglicher Interaktion und Kommunikation als einer *„Art Resonanzboden für das eigene Empfinden“* miteinander verbunden (Böhme 2008, 291). Es hängt u. a. von der Dauer des Ausgesetztseins (von Atmosphären) und meiner situativen Fassung ab, ob mich die mich umgebende Atmosphäre ergreift und in einer Ingressionserfahrung mitreißt oder ob ich so gefasst bin, dass ich eine Diskrepanzerfahrung (Böhme 2001, 46 ff.) mache, da meine Stimmung so stabil ist, dass mich nichts umhaut. Wenn ich z. B. gut gelaunt und ausgeschlafen an einem Sommertag zur Arbeit in ein Altenheim gehe, wo mich die dunkle Eingangshalle, die öden Flure, die lieblos eingerichteten Bewohnerzimmer und die triste Stimmung der Bewohnerinnen und Bewohner empfangen,

5 Vor dem Hintergrund der Schmitzschen Situationstheorie ist hier der Begriff des situativ Einmaligen, wie ihn Julmi verwendet, irritierend. Er verwendet ihn eher in einem pragmatischen Sinne und kontrastierend zum Raum. Böhme spricht präziser von zwischenmenschlichen bzw. kommunikativen Atmosphären.

kann es zu einer „Ingressionserfahrung" kommen (Böhme 1995, 21). Nach zwei Stunden Dienstzeit fühle ich mich wie erschlagen. Meine gute Laune ist dahin, und ich fühle mich schlaff und energielos. Selbst nach Dienstschluss, wenn ich wieder in meinen eigenen vier Wänden bin, kann ich mich zu nichts mehr aufraffen und verbringe den Tag lustlos und erschöpft. Im Falle einer *„Diskrepanzerfahrung"* (Böhme 2001, 46ff.) wird mir bewusst, dass die eigene Stimmung nicht zu der der Umgebung passt: Völlig entspannt und erholt, evtl. sogar frisch verliebt komme ich nach einem Urlaub wieder zurück zu meinem ersten Arbeitstag. Dort herrscht Hektik und Chaos, Bettenüberbelegung durch notfallmäßige Neuaufnahmen am Wochenende. Die Kolleginnen sind gestresst, alles bewegt sich schnell um mich herum. Mir wird die Diskrepanz der Atmosphäre um mich herum zu meiner eigenen Stimmung bewusst. Zwei Merkmale von zwischenmenschlichen Atmosphären sind hierbei entscheidend, nämlich die relative Selbstständigkeit gegenüber den Subjekten und die Vorgängigkeit *„gegenüber ihrem jeweils eigenen Beitrag"* (Böhme 2008, 287).

Die zwischenmenschliche Atmosphäre ist wesentlich bestimmt durch das Verhalten der einzelnen Menschen (Haltung, Bewegungssuggestionen des Körpers, Stimme) in einer gegebenen Situation. Diese wiederum steht mit den **Raumatmosphären** in direktem Zusammenhang, sodass sich Situations- und Raumatmosphären wesentlich gegenseitig bedingen und durchdringen. *„Die Raumatmosphäre beschreibt die Atmosphäre eines Raumes mit seinen Objekten [...] das dinghaft Stabile"* (Julmi 2015, 84). Da sich Menschen aber immer in Räumen bewegen, können zwischen Mensch(en) und Umgebungen verschiedene Atmosphären zum Teil auch gleichzeitig erfahren werden. Die Atmosphären kommunizieren also untereinander. So erklären sich z. B. die unterschiedlichen Atmosphären auf unterschiedlichen Stationen eines Krankenhauses, die baulich alle gleich bzw. sehr ähnlich sind. Wenn ein Team harmoniert, wenn die Chemie stimmt, kann die einladend-engende Situationsatmosphäre (Julmi 2015, 208) eine ausladend-engende oder ausladend-weitende Raumatmosphäre (Julmi 2015, 212–216) kompensieren.

Raumatmosphären, Bewegungssuggestionen und synthetische Charaktere

Atmosphären sind grundsätzlich gefühlsbeladen und überall da, wo sich Bewegungssuggestionen und synästhetische Charaktere befinden. Bewegungssuggestionen sind Als-ob-Bewegungen, Vorzeichnungen von Bewegungen, ohne selbst Bewegung sein zu müssen. Ein Baum z. B. zeigt eine Bewegungssuggestion. Man blickt unwillkürlich nach oben, wenn man einen stattlichen Baum sieht. Dabei ist es der Leib, der sich das Muster der Bewegung merkt. Es geht nicht um das Sehen von Bewegungen (wir sehen ja das Wachsen des Baumes nicht), sondern um das Spüren vergangener, gegenwärtiger oder zukünftiger Bewegungen. Nicht nur Materielles, Gegenständliches zeigt uns solche Bewegungssuggestionen. Musik lässt in uns – je nach Rhythmus und Takt – bestimmte Bewegungsimpulse entstehen, denen man sich kaum entziehen kann. Diese Bewegungsimpulse sind quasi in die Musik eingeschrieben: Walzermusik intendiert andere Bewegungen als Marschmusik, Techno andere als Tango. Betritt man ein Wartezimmer in einer Arztpraxis, so suggerieren die Anordnung der Möbel im Raum sowie die Möbel selbst: Bitte hinsetzen! Insofern ist mein zukünftiges Verhalten – denn noch stehe ich ja an der Türe – von dem Spüren dieser Bewegungssuggestionen geleitet und nicht nur von dem soziokulturell angeeigneten Wissen darüber, wie man sich in einer Arztpraxis zu verhalten hat. Gegenstände im uns umgebenden Raum suggerieren uns eine Richtung oder gerichtete Bewegung, wobei das Verhältnis der Dimensionen zwischen Höhe und Breite Einfluss auf unser Verhalten und unsere Bewegungen hat. Lange, schmale Flure lassen uns schneller gehen als breite Alleen, die zum Schlendern einladen. Ein niedriger Torbogen, den man durchschreitet, suggeriert eine andere Körperhaltung und -bewegung als eine Kathedrale, an der man nach oben blickt. Flure in Krankenhäusern oder Altenheimen haben explizit die Funktion, unsere Aufmerksamkeit in eine bestimmte Richtung zu lenken. Diese *„kinetischen Qualitäten, die als Bewegungssuggestionen am eigenen Leib spürbar sind“* (Kazig 2020, 226) veranschaulichen den Zusammenhang zwischen Atmosphären und Motorik – für den Bewegungsdrang demenzerkrankter Menschen ist das ein zentrales Thema. Auch die synästhetischen Charaktere gehören zu den sogenannten Brückenqualitäten. Sie überbrücken verschiedene sinnliche Bereiche und charakterisieren lebendig gespürte Lebenserfahrung. Jeder weiß, was mit Wendungen wie „harte Worte“, „kalter Blick“, aber auch „warmherzig“ oder „kaltschnäuzig“ gemeint ist. Es sind Brücken für leibliche Kommunikation, die für die zwischenmenschlichen Atmosphären ebenso bedeutungsvoll sind.

Atmosphären sind nicht nur freischwebend im Raum – so eine weitere Theorie – sie werden auch von der jeweiligen Umgebung erzeugt. Das Konzept der Ekstase der Dinge nach Gernot Böhme (1995) besagt, dass jedes Ding, jeder Gegenstand, über seine materielle Basis hinaus in den Raum hinein steht und wirkt bzw. diesen beeinflusst. *Ex stasis* bedeutet: aus sich heraustreten. Ein Tisch gleicher Form und Größe wirkt unterschiedlich, je nachdem, ob er aus Massivholz, Glas und Stahl oder Plastik gemacht ist, weil die Materialien in unterschiedlicher Weise aus sich heraustreten. Die Anerkennung des Ekstatischen am Seienden liefert neue Wege, sinnliche Wahrnehmung umfassender zu thematisieren. Das Zusammenwirken aller Ekstasen erzeugt die Atmosphäre eines Raumes, die sich je nach Dauer der Anwesenheit von Menschen verändert.

Atmosphäre – so kann als Ergebnis festgehalten werden – ist die gemeinsame Wirklichkeit des Wahrnehmenden und des Wahrgenommenen. Wenn Atmosphären erzeugt werden können, dann haben auch die Schaffensleistungen der Menschen daran Anteil. Es gibt eine Reihe von Berufen, die damit befasst sind, Atmosphären zu befördern: Bühnenbildnerinnen, Dekorateure, Künstlerinnen, Kosmetiker, Architektinnen. Auch Lehrer beeinflussen durch ihre Art zu unterrichten die Atmosphäre in einem Klassenzimmer. Ob ein ästhetisch Arbeitender erfolgreich ist, hängt auch von seinem Tacit Knowledge ab; dies ist ein implizites Wissen um die Frage, wie man am besten Atmosphären herstellt. Wenn man umzieht, die Wohnung wechselt, dann werden nicht nur die Möbel nach ihren Funktionen in die jeweiligen Zimmer wie Bad, Küche, Wohn- und Schlafraum gestellt. Vielmehr dauert es eine Zeit lang, bis man sich in der neuen Wohnung heimisch fühlt, bis sie zu den „eigenen vier Wänden" geworden ist. In dieser Zeit wird oft noch umgeräumt, werden Bilder an den Wänden angebracht, werden Zimmerpflanzen drapiert und mehr oder weniger kleine Accessoires platziert, die bezeugen, dass man sich nun seine Atmosphäre „geschaffen" hat. Das ist ästhetische Arbeit. Es bleibt aber eine offene Frage: ob Atmosphären tatsächlich gemacht werden können. Wir können versuchen, sie zu gestalten (Produktion), aber ob die gewünschte Wirkung eintritt (Rezeption), ist nie sicher, denn Atmosphären haben grundsätzlich einen ambivalenten Charakter. Was ein Mensch als angenehme und entspannende Atmosphäre empfindet, kann für einen anderen genau das Gegenteil bedeuten. Denn die *„Atmosphären wirken* […] *nicht allein im Milieu der Gefühle; sie strahlen auf die Verstandesprovinzen einer Person aus und damit zugleich auf deren synthetisierende Vermögen der Vernunft"* (Hasse 2024, 54–55). Wenn also von Atmosphärengestaltung die Rede ist, geht es immer darum, Möglichkeitsräume zu eröffnen – eine sehr große Herausforderung in halböffentlichen Institutionen mit ihren zum Teil gegensätzlichen Interessenlagen: Die Architektur eines Altenheims muss funktionsgerecht in Bezug auf Handlungsabläufe für Pflegepersonal, Reinigungspersonal, Küchenpersonal etc. sein; sie soll einladend sein für Besucher und heimelig für Bewohnerinnen; die Dienstkleidung soll hygienischen Standards genügen und verschiedene Berufsgruppen unterscheidbar machen, aber nicht zu steril oder formal wirken; all das trägt zu einer spezifischen Atmosphäre bei, die die eines Altenheimes von der einer Klinik oder eines Hospizes unterscheiden lässt. Atmosphären sind immersiv, wirken auf unser Gefühlsleben und manipulieren Stimmungen. Es ist also eine machtvolle Angelegenheit, wenn Atmosphären gestaltet werden sollen.

Vor jeglicher Gestaltung steht jedoch eine systematische Raumanalyse, die hier durch das Zusammenbinden der theoriegeleiteten Ansätze mit den Erfahrungswerten der Praktikerinnen und Praktiker vor Ort ein atmosphärentheoretisch fundiertes Konzept hervorgebracht hat, das sowohl für die Bewohner als auch für das Personal nach der Umsetzung positive Wirkungen zeigte.

Jedes Gebäude, jeder Raum, jedes Zimmer hat bestimmte Funktionen, soll einen Zweck erfüllen. Das ist die Raumintention. Es gilt zunächst zu klären, welche **Raumintention** vorliegt: Was soll der Raum leisten, wofür wurde er gebaut? Ein Bewohnerzimmer[6] soll einem Menschen Wohn-Raum in seiner letzten Lebensphase sein. Mit einer solchen Bestimmung der Raumintention sind zwei Herausforderungen gegeben: Zum einen kann es dann kein Arbeitszimmer für die Pflegenden sein. Die Konsequenz aus einer solchen Setzung ist, dass man bei der Raumanalyse und -gestaltung Anleihen aus dem Sektor der häuslichen Pflege nehmen kann (nicht aus dem Sektor der Krankenhauspflege). Zum zweiten verbirgt sich in der letzten Lebensphase die eigenständige Phase des Sterbens, die durch Atmosphären des Übergangs charakterisiert sind, womit die besonders sensible Gestaltung von Umfriedungen angesprochen ist. Ein Bewohnerzimmer ist also eine Wohnung, in dem die Gefühle des Heimischseinkönnens als Atmosphäre so verdichtet werden, dass die besondere Form der Geborgenheit und Vertrautheit ein letztes Loslassen zu gegebener Zeit ermöglicht und sogar erleichtert. An einen

6 In einem ca. 12 m^2 großen Bewohnerzimmer ist das Bett das relativ größte Möbelstück; es ist ein Blickfang, es fällt zwangsläufig auf. Damit ist aber auch die mit dem Bett verbundene Bewegungssuggestion „hinlegen" dominant – eine subtil wirkende atmosphärische Strömung, die zur Passivität verführt bzw. der man sich energisch entgegenstellen muss, will man nicht ganz im Pathischen versinken. Die Gestaltung von Bewohnerzimmern war nicht Teil des Projektes.

solchen zu gestaltenden Möglichkeitsraum werden ganz andere Anforderungen gestellt als an ein Patientenzimmer im Krankenhaus. Die Bestimmung der Raumintention ist alles andere als einfach, wird darin doch das Selbstverständnis der Gesundheitseinrichtung deutlich.

Ist die Raumintention umrissen, wird als nächstes die **Situationserwartung** zu klären sein: Mit welcher Erwartung betreten die Menschen diesen Raum. Das ist zugegebenermaßen eine spekulative Ebene; dennoch können hier ganz allgemeine Aussagen getroffen werden. Dies erfordert einen Perspektivenwechsel. Man soll sich in die Situation der Nutzer des Raumes hineinversetzen. Situationserwartung bezieht sich auf die möglichen Erwartungen eines Menschen, die implizit oder explizit vorhanden sind, wenn er diesen Raum betritt. In eine Kirche gehe ich mit einer anderen Situationserwartung als in eine Disco. Menschen, die ein Patientenzimmer betreten, sind meist Patienten, Ärzte, Pflegende, Physiotherapeuten, Reinigungspersonal, Angehörige. Eine Fokussierung auf diejenigen, die sich am häufigsten in diesem Zimmer aufhalten, ergibt eine eindeutige Hierarchie: Patienten, Pflegende, Ärzte. Es lohnt sich, die verschiedenen Situationserwartungen dieser drei Nutzergruppen zu beschreiben.

Als Patient z. B. erwarte ich ein Bett für mich mit Schrank und Nachtschrank für meine persönlichen Utensilien; weiterhin erwarte ich Mitpatienten, freundliches und kompetentes Personal, das sich wirklich um mich kümmert und meine Interessen ernst nimmt. Darüber hinaus erwarte ich Ruhe, sodass ich genesen, die Nächte durchschlafen und tagsüber meinen Besuch empfangen kann. Als Pflegende erwarte ich, wenn ich ein Patientenzimmer betrete, Übersichtlichkeit, Ordnung, freundliche und kranke Patienten, die meine Hilfe annehmen möchten und mit denen man gut arbeiten kann, Platz für meine Arbeit, leichtgängige Türen, Helligkeit und leichte Erreichbarkeit meiner Arbeitsutensilien. Es ist mein Arbeitsplatz, wo ich mich aber nicht dauernd aufhalte, sondern nur, wenn es etwas „am Patienten" zu tun gibt. Als Ärztin, die zur Visite in das Zimmer kommt, erwarte ich Ähnliches wie die Pflegenden.

Das Explorieren der Situationserwartung schützt uns vor zu hohen oder überzogenen Forderungen an den Raum. Im Falle eines Bewohnerzimmers klingt die Situationserwartung etwas anders: Der Bewohner wird, da er weiß, dass es ein Raum in einem Altenheim ist, ein schlichtes Zimmer erwarten, Unterordnung unter die Hausordnung, Platz für ein paar eigene Möbel oder Mitbringsel. Er hofft mehr als dass er erwartet, dass er sich häuslich niederlassen und wohnen noch einmal neu lernen kann. Das Personal hat meist eher diffuse Erwartungen an ein Bewohnerzimmer, weil der Arbeitsplatz, so wie er ist, meist hingenommen wird. Die Bewohner bleiben bis zum Schluss; so hat man Zeit, sie kennenzulernen und sich mit ihnen zu arrangieren.

Hier wird deutlich, dass sich die Situationserwartungen sehr schnell mit den jeweiligen **subjektiven Gestimmtheiten** mischen. Subjektive Gestimmtheit bezieht sich auf die jeweilige Stimmung, die die Menschen in diesem Raum haben können. Sind die Patienten/Bewohner eher betrübt, depressiv, energisch, aggressiv, misstrauisch, in sich gekehrt, nett und freundlich oder eher griesgrämig …? Und wie sieht es mit dem Personal aus? Sind es in der Frühschicht Frühaufsteher oder eher Morgenmuffel, sind es eher interessierte, aufgeweckte, lebendige, hektische, träge, uninteressierte Pflegende und Ärzte? Die Vielfalt ist hier nicht geringer: vom (hyper)motivierten Neuling bis zum ausgebrannten „Oldie", der in uninteressierter Routine fast ertrinkt, ist alles denkbar. Schnell hat man so eine Liste möglicher Gestimmtheiten erstellt – je kontrastreicher, desto besser. Das schützt davor, die ambivalente Wirkung von Atmosphären auszublenden.

Die **Raumform**, zu der die begrenzenden Faktoren wie Zimmerdecke, Deckenhöhe, Fußboden, Wände, Ecken und Winkel gehören, sind im Hinblick auf Dimensionen und Proportionen zu analysieren. Ebenso wichtig sind Übergangszonen wie Fenster, Türen, Flure. Über die **Raumgestalt** erhält man dann einen Gesamteindruck vom Ist-Zustand, der konzeptuell in ein Soll-Modell münden kann. Hierzu zählen die Anordnung der Objekte in einem Raum mit ihren Bewegungssuggestionen und Gestaltverläufen, die synthetischen Charaktere der Materialien; alles zusammengenommen lässt die Extasen der Dinge deutlich werden (Ausführlich zum Analyseschema s. Uzarewicz 2016, 119–123).

Im durchgeführten Projekt lag der Fokus auf der Umgestaltung der Übergangszonen (Flur, Aufenthaltsräume). Nach Aussagen der Heimleitung hatte der eher unpersönlich wirkende Wohnbereich nichts mit einer wie auch immer gearteten demenzorientierten Gestaltung zu tun. Die vorhandene unterschiedlich pastellige Farbgebung in den Gängen („fleischfarben" oder „hell apricot") mit einer kontrastierenden grasgrünen Wandecke an der Flurkreuzung, und die Aufenthaltsräume – ebenfalls in pastellenen Beigetönen gehalten – fühlten sich nach Aussage der Heimleitung „an wie ein ‚Nullachtfünfzehn'-Wohnbereich mit ‚Verwahrcharakter'". Auch die Lichtgestaltung wurde als unpersönlich und wenig heimelig beschrieben. Orientierungsmöglichkeiten, wie beispielsweise eine individuelle Gestaltung der Zimmertüren der Bewohnerinnen und Bewohner, waren nicht vorhanden. Das Personal klagte über die extreme motorische Unruhe der Bewohner und Bewohnerinnen, die die Holzbänke in den Fluren nie in Anspruch nahmen, sondern eher bis zur Erschöpfung „wanderten". Eine besondere Herausforderung für die architektonische Gestaltung ist die Berücksichtigung der verschiedenen Nutzungsoptionen der Räume: funktional für das dort arbeitende Personal, heimisch für die verschiedenen Bewohner, die mehr oder weniger zufällig in einer solchen Abteilung aufeinandertreffen und den Lebensabend gemeinsam verbringen (müssen).[7]

Die Raumintention des Flurs, den man zuerst betritt, wenn man in die Abteilung (die senkrechte Achse des T-Symbols) kommt, ist sehr klar; es ist ein so genannter **Funktionsflur**. Hier sollen sich die Bewohnerinnen und

7 Dass zu einem umfassenden Gestaltungskonzept u. a. auch Biografie-Arbeit gehört, ist selbstverständlich, wurde aber im Rahmen des Projektauftrags nicht berücksichtigt, weil dieses Thema innerbetrieblich abgedeckt war.

Bewohner nicht aufhalten. Es ist der Eingangsflur für Besucher und dient dem Personal, um in die verschiedenen Funktionsräume zu gelangen. Die Situationserwartung an einen reinen Durchgangsflur, sich ungehindert und zügig bewegen zu können, wird nun dadurch hervorgehoben, dass der Fußboden in Holzoptik längs verlegt ist und damit in dem relativ schmalen Flur eine beschleunigende Bewegungssuggestion auslöst. Hier möchte man nicht verweilen. Ergänzt wird dieser Impuls durch die Farbwahl für die Wände. Der synästhetische Charakter des hellen, kühlen Blau hat zwar eine leicht weitende Anmutung und lässt den schmalen Flur breiter erscheinen. Die kühle Qualität führt jedoch dazu, dass der Flur von den Bewohnerinnen und Bewohnern wenig frequentiert wird.

Links und rechts dieses Funktionsflurs (der waagerechte Teil des T-Symbols) gehen jeweils die Flure zu den Zimmern der beiden Abteilungen der dort lebenden Menschen ab. Hier ist die Raumintention eine völlig andere: Zugang zur eigenen Wohnung, Aufenthalt bieten, Bewegung ermöglichen. Die Situationserwartung seitens der Bewohnerinnen und Bewohner kann man mit einem öffentlichen Park vergleichen: jemanden treffen, in Ruhe spazieren gehen oder joggen, sitzen und andere beobachten etc. Das Personal hingegen erwartet, einen schnellen Überblick zu bekommen, Ordnung zu erkennen, um die eigene Arbeit reibungslos durchführen zu können. Als Orientierungshilfe sind die beiden Flure in unterschiedlichen, komplementären Farben gestaltet worden, die in ihrer synästhetischen Wirkung warm und weich erscheinen. Rechter Hand vom Funktionsflur finden sich fliederfarbene Töne. Die Zimmertüren zu den Bewohnerzimmern sind in weißer Farbe umrandet, um hier durch den Kontrast klare Abgrenzungen deutlich zu machen. Am Ende dieses Ganges befindet sich eine in grau gehaltene Sitzgruppe, bestehend aus Ohrensessel und Sofa. Aus hygienischen Gründen ist als Material ein warm wirkendes Kunstleder gewählt worden. Die rundlichen Formen der Möbel lassen Assoziationen an die 1950er Jahre entstehen, wirken heimelig und gemütlich und laden zum Verweilen ein. Der linke Flur ist in Ockertönen gehalten, an dessen Ende ein knallrotes Sofa mit Ohrensessel steht. Der erdfarbene Vinylboden in Holzoptik, der in diesen beiden Fluren quer verlegt worden ist, suggeriert Langsamkeit, Standfestigkeit und Sicherheit. An den jeweiligen Gangenden, wo sich die Sitzgruppen befinden, ist der Fußboden etwas heller gestaltet, um auch hier unterschiedliche Angebote an das Verhalten der Bewohner zu machen. Da, wo alle drei Flure zusammenkommen (also in der Mitte des T), fließen die Farben der Gänge in einem kleinen, fast quadratischen Mittelgang zusammen. Die integrierte Sitzecke, dessen fliederfarbene Wände mit einer weißen Umrandung abgegrenzt sind, wird seit der Umgestaltung im Vergleich zu vorher sehr viel genutzt. Sie ist zu einem gespürten Mittelpunkt der Abteilung geworden, von wo aus auch die Eingänge zu den beiden Aufenthaltsräumen einsehbar sind.

Die neue Farbgebung mit komplementären (lila – ocker) bzw. kontrastierenden (knallrot – hellgrau) Charakter wirkt orientierungsgebend und durch die Anordnung und klaren Abgrenzungen beruhigend. Auch die neue helle und freundliche Beleuchtung beeinflusst die Bewohnerinnen und Bewohner nun positiv. Hier haben sich die theoretischen Überlegungen bewahrheitet:

> *Der Aufenthalt in den Gängen ist zeitlich ausgedehnter, die neuen Sitzecken werden als Ruheinseln wesentlich häufiger genutzt als früher die alten Holzbänke, die kaum wahrgenommen wurden. Ruhe darf aber nicht mit Monotonie, Langeweile oder Lautlosigkeit verwechselt werden. Es ist weiterhin ‚Leben in der Bude' vorhanden, aber diese Aktivität wirkt entspannter bzw. kanalisierter.* (Zitat Heimleitung)

Das ist auch für die Mitarbeiterinnen und Mitarbeiter angenehmer, weil *„dieses hektische Umherlaufen oft an den eigenen Nerven zerrte"* (Zitat Mitarbeiterin). Die Zimmertüren zu den Bewohnerzimmern sind mittels Klebefolien mit Haustürmotiven individualisiert worden, um die Orientierungsleistung noch besser zu unterstützen. So entsteht auf der Fläche der Zimmertüren ein besonderer atmosphärischer Effekt, denn die Bereiche des öffentlichen und des privaten Raumes werden deutlich hervorgehoben und spürbarer voneinander getrennt. Diese wichtige Übergangszone wird so als notwendige Voraussetzung pointiert, um Wohnenkönnen zu ermöglichen bzw. zu erleichtern.

Die beiden Aufenthaltsräume haben ähnliche, aber nicht gleiche Raumintentionen, was in der Bezeichnung schon offensichtlich wird: Die Wohnküche (Aufenthaltsraum A) ist für Personen vorgesehen, die noch relativ selbstständig sind. Die Essküche (Aufenthaltsraum B) wird von den Personen bevorzugt, die mehr Unterstützung benötigen. Auch die potenziellen Erwartungen an diese Räume spiegeln sich in der Bezeichnung wider: In der Essküche werden die Mahlzeiten eingenommen – meist mit Unterstützung des Personals. In der Wohnküche wird zwar auch gegessen, aber dort kann man sich auch anderweitig beschäftigen und sich aufhalten, je nach Tageslaune und Angebot. In beiden Räumen sind die Wände in weißer, neutraler und heller Farbe gehalten. So können mit Dekorationselementen je nach Jahreszeit, Festen und individuellen Anlässen aktuelle Gestaltungs- und Farbakzente gesetzt werden, ohne dass die Räume überladen und unruhig wirken. Gleichzeitig intendiert ein solcher Ansatz abwechslungsreiche Beschäftigungsangebote für die Bewohner und Bewohnerinnen. Durch diese einfache Maßnahme *„wirken beide Räume geräumiger und auch sauberer“* (Zitat Heimleitung). Um den Charakter einer Wohnküche zu erhalten (A), ist eine Wand abgebaut und eine Tresen-Küche eingebaut worden. Diese wirkt auf die Bewohnerinnen und Bewohner aktivierend; sie werden dazu animiert, ihr Geschirr selbst abzuholen bzw. dorthin zu bringen. Die Holzstühle haben cremefarbene Sitzpolster, eine Couch in gleicher Farbe neben einem Attrappen-Kamin unterstützt einen typischen Wohnküchencharakter. Der *„ellipsenförmige Holztisch bietet Platz für acht Personen, die hier ihre Mahlzeiten einnehmen, und lädt dazu ein, sich auch außerhalb der Mahlzeiten und bei gemeinsamen Beschäftigungen durch die soziale Betreuung zu treffen“* (Zitat Heimleitung). Eine Ellipsenform hat nicht die zentrifugale Suggestion wie ein kreisrunder Tisch, aber auch keine epikritischen

Ecken und Kanten, die eine abstoßende Suggestion aufweisen. Ein neues Lichtkonzept, welches dem Tageslichtspektrum nachempfunden ist, lässt nicht nur räumliche, sondern auch zeitliche Orientierung zu. Direkt nach der Umgestaltung hat das Personal festgestellt, dass der Wohnbereich insgesamt mehr Ruhe ausstrahlt. Laut Wohnbereichsleitung liegt das auch daran, dass die Bewohnerinnen und Bewohner, die sich trotz der Demenz noch gut unterhalten können, oft gemeinsam an einem Tisch sitzen.

In der Essküche (B) stehen zwei große, helle Holztische, umgeben von Sitzbänken und -ecken in Form eines langgezogenen Hufeisens (man kann zwischen den beiden Tischen hindurchgehen). Diese Sitzbänke und -ecken sind mit rotem Kunstleder gepolstert. Durch die Möbelanordnung gelingt es, die Menschen während der Mahlzeiten länger am Platz zu halten, ohne dass sie sich eingesperrt fühlen, was sich positiv auf das Essverhalten und die Nahrungsaufnahme auswirkt. Auch für das Personal ist damit eine Arbeitserleichterung geschaffen, weil sie

> *mehr Überblick haben und ohne Stress mehrere Menschen während der Mahlzeiten unterstützen können, ohne zwischen Tischen hin und her zu hetzen. Dennoch kommt es immer wieder vor, dass einige sehr unruhige Bewohnerinnen und Bewohner aufstehen, um ihrem Bewegungsdrang nachzugehen, aber das hat sich schon merklich verringert. Bei den Personen, bei denen eine verbale Kommunikation nicht mehr möglich ist, ist erkennbar, dass ein nonverbaler Austausch stattfindet, wenn sie gemeinsam an einem Tisch sitzen.* (Zitat Heimleitung)

Ein weiterer Tisch und zwei kleinere quadratische Tische im gleichen Design für die Rollstuhlfahrerinnen und -fahrer ergänzen das Mobiliar in diesem Raum.

Für die Raumatmosphäre beschreibt Böhme (2020, 37) „sechs Arten, wie Atmosphären erzeugt werden“ können: Akustik, Licht und Farbe, Raumstrukturen und ihre Bewegungssuggestionen, Zeichen, Oberflächenstrukturen mit ihren Synästhesien und Gerüche. Diese Kriterien sind in das Gestaltungskonzept des Seniorenzentrums eingeflossen. Das Projekt war zeitlich limitiert, aber die Umgestaltungsmaßnahmen werden nicht abgeschlossen, denn *„alles ist im Fluss. Immer wieder gibt es Ideen und Vorschläge von den Mitarbeiterinnen und Mitarbeitern für diesen Wohnbereich. Diese werden auf dem ‚neuen Fundament', das von den Projektgruppen des Lehrstuhls an der Katholischen Hochschule geschaffen wurde, weiterentwickelt"* (Zitat Heimleitung). Denn *„[d]ie Gestaltung von Atmosphären ist* [...] *nicht allein ein Designproblem, sondern bedarf* [...] *der Kommunikation und Abstimmung, wenn mehrere Personen einen Ort nutzen."* (Kazig 2020, 229–230). Wichtig in diesem Prozess war nicht nur die Fokussierung auf die Klientel einer beschützenden Abteilung, sondern ebenso die Sensibilisierung des Personals für die Zusammenhänge von atmosphärischen Wirkmächten. Insofern ist ästhetische Arbeit immer auch eine umfassende Wahrnehmungsschulung.

Zwischenmenschliche Atmosphären und leibliche Kommunikation

Personenbezogene Dienstleistungsberufe zeichnen sich u. a. durch direkte zwischenmenschliche Interaktion und Kommunikation aus. Leibliche Kommunikation, die jede verbale und nonverbale Kommunikation grundiert, ist dabei für jegliche Intervention von Bedeutung. Sie formt die zwischenmenschlichen, kommunikativen Atmosphären (Böhme 2008) als Teil der Situationsatmosphäre und findet immer und überall da statt, wo sich Menschen (und Tiere) begegnen. Dabei sind der Blick, die Stimme, der Händedruck zentrale Anschlussstellen für leibliche Kommunikation (vgl. Soentgen 1998). Hier wird auf der Spürensebene das vermittelt, was „zwischen den Zeilen steht". Wir haben in unserem Leben eine Fähigkeit entwickelt, die zwischenmenschlichen Atmosphären immer wieder zu beschwören, sich ihrer zu vergewissern und in Resonanz zu bringen (vgl. Böhme 2008, 288). Nun gibt es Phänomene, wo diese Selbstvergewisserung ins Wanken gerät und damit auch die Fassung einer Person. Störungen dieser Atmosphäre kennen wir alle. Dazu gehört ein Fauxpas, wenn jemand durch ein Verhalten oder eine Äußerung aus dem Rahmen fällt. Das geschieht häufig in den Anfangsstadien von Demenz, wenn Verhaltensveränderungen noch keine diagnostische Zuordnung bekommen haben; dann wundert man sich oder ist irritiert bzw. beleidigt. Auch ein falscher Ton modifiziert die Atmosphäre. Wenn sich zwei Menschen miteinander unterhalten, wird die Hauptbotschaft durch die Art des Sprechens vermittelt. Nicht der Inhalt, sondern die Stimme, die jemanden beruhigen, aus der Fassung bringen oder aufreizen kann, ist entscheidend; der Ton macht die Musik! Wenn zwei Menschen in der Wohnküche z. B. plötzlich lauter miteinander sprechen als gewöhnlich oder gar streiten, drehen sich alle zu den beiden hin, auch wenn die Worte nicht verstanden werden – damit ist die gesamte zwischenmenschliche Atmosphäre verändert. Auch das Auftauchen eines Fremden kann die gemeinsame Atmosphäre (zer)stören. Indem wir (als Fremde) im Rahmen des Projektes in die beiden Abteilungen gegangen sind, mit den Bewohnerinnen und dem Personal gesprochen und gefragt haben, haben wir die vorhandenen zwischenmenschlichen Atmosphären „berührt". Daher war es von Vorteil, dass alle Studierenden eine fundierte Pflegeausbildung hatten und mit derartigen Situationen vor Ort vertraut waren. Dennoch hat eine permanente Sensibilisierung der je eigenen Wahrnehmung stattgefunden.

Ironische Situationen können eine Distanz erzeugen und so die gemeinsame Atmosphäre bedrohen (vgl. Böhme 2008, 290). Dadurch wird die Atmosphäre zerbrechlich, und es ist eine Gratwanderung in der zwischenmenschlichen Interaktion, hier die gemeinsame Grundstimmung nicht zu zerstören. Krasse Fälle von atmosphärischen Störungen liegen dann vor, wenn die Atmosphäre zerfällt, z. B. beim Auftauchen eines Verdachts (die Betreuerin hat mein Geld geklaut), was bei an Demenz erkrankten Menschen häufig vorkommt. Auch der allmähliche Bedeutungsverfall, d.h. die *„Erfahrung der Entfremdung, in der einem die Welt nichts mehr zu sagen hat, die Menschen einem fremd werden, potenziell sogar dinglichen Charakter annehmen“* (Böhme 2008, 289) oder der plötzliche Schreck erschüttern das Vertrauen in die Welt und zu anderen Menschen. Nach Tellenbach (1968) gehört die Sicherung des Vertrauens und des Vertrauten zu einer Grundfunktion von Atmosphären. Sie kann im Kontext von Demenzerkrankungen leicht zerstört werden. Zwischenmenschliche Atmosphären sichern eine *„unmittelbare Verbindung zu anderen und der Welt* [...]. *Ihr Zerfallen wirft den Einzelnen auf sich zurück, macht den Bezug zum anderen Menschen wie zur Welt fraglich“* (Böhme 2008, 289). Umso bedeutsamer ist es für das Personal in Langzeiteinrichtungen wie Seniorenheimen, auch diesen Aspekt der Atmosphärengestaltung zu berücksichtigen. Voraussetzung für bewusste ästhetische Arbeit ist also zunächst eine Sensibilisierung der eigenen Wahrnehmung. Wie wirke ich (meine physische Erscheinung, meine Ausstrahlung) auf andere Menschen (Kollegeninnen, Bewohnerinnen), wo gibt es welche spezifischen Atmosphären im Arbeitsalltag (z.B. beim Erstgespräch im Rahmen eines Heimeinzugs; im Pflegestützpunkt, wenn sich fünf bis sieben Personen in diesem meist kleinen Raum aufhalten und Unterschiedliches besprechen)?

Natürlich war es nicht möglich, in dem kurzen Zeitraum eines Semesters ein umfassendes Gespür für die zwischenmenschlichen Atmosphären in den untersuchten Abteilungen zu bekommen (dazu müsste man im ethnologischen Sinne eine einjährige teilnehmende Beobachtung machen). Dennoch konnte festgestellt werden, dass die veränderten Raumatmosphären auch die zwischenmenschlichen, kommunikativen Atmosphären tingiert haben.

Ein großer Teil der von der Heimleitung gesteckten Ziele sind – trotz der Hindernisse wegen der Corona-Pandemie – umgesetzt worden und zeigen positive Wirkung. Obwohl eine zeitlich gestaffelte, systematische Evaluation nicht stattfinden konnte, sind deutliche Verhaltens- und Stimmungsänderungen bei den Bewohnerinnen und Bewohnern erkennbar geworden. Flure und Aufenthaltsräume bieten ausreichend Bewegungsfreiraum, ohne zu stören. Das Umherwandern der Bewohner wird vom Personal nun als entspannter beschrieben. Die Sitzecken in den Gängen werden inzwischen gut genutzt, es gibt mehr Kommunikation unter den Bewohnern und Bewohnerinnen. Darüber hinaus gehören abgestimmte

> *Beschäftigungsangebote mit Hilfe haptischer und akustischer Vorrichtungen, wie z. B. Geschicklichkeitsspiele und andere Alternativen, die die Fein- und Sensomotorik sowie die Sinneswahrnehmung ganz allgemein fördern und bevorzugt an den Wänden angebracht sind, mit zu den Gestaltungsaufgaben. Die Atmosphäre eines solchen Wohnbereichs darf nicht dazu führen, dass der Mensch in seiner ‚dementen Welt' monoton vor sich hinlebt. Es ist zentral, dass durch Ablenkung und geistige Abwechslung Anreize geschaffen und damit Orientierungslernen ermöglicht wird […] Individualität, Integration und Sicherheit, diese Begriffe sollten stets bei der räumlichen Gestaltung gerade bei Menschen mit bereits schweren Demenzverläufen als Leitgedanken im Vordergrund stehen.* (Zitat Heimleitung)

Resümee

Demenz wird in der medizinischen Nomenklatur als Erkrankung definiert. Demenz ist aber nicht nur eine Erkrankung; weil sie die gesamte Person betrifft, ist sie auch eine Seinsmodalität. Denn immerhin ist die gesamte Lebensspanne eines jeden Menschen von Veränderung geprägt; die Entwicklung der Person kommt erst im Tod zum Stillstand. Langewitz (2020, 340) hat die Fassung einer Person in Anlehnung an Schmitz als die *„Außengrenze der Person, oder die Kontaktfläche in der Begegnung mit Anderen"* definiert. Man kann die Fassung verlieren in Momenten der Überraschung.

> *Wenn man den anderen am eigenen Leibe spürt, wenn man sich von ihm eigentümlich berührt fühlt, dann ist es im Wesensgleichen die eigene Fassung, an die er gerührt hat. […] Die Fassung ist nicht nur Organ der*

> *Sensibilität, sondern auch Werkzeug der Durchsetzung gegen den Blick des anderen in der Einleibung.*" (Schmitz 2011, 46)

Vielleicht verhält es sich bei an Demenz erkrankten Menschen so, dass sich die Fassung der Person, die immer auch von der persönlichen Situation und den räumlichen Atmosphären durchzogen ist, auflöst, ins Wanken gerät oder die Schwingungsfähigkeit verliert. Was letztlich bleibt, ist dann das eigenleibliche Spüren auf einer basalen Ebene. *„Wir sind immer schon mit uns selbst vertraut, und diese Selbstvertrautheit ist etwas leiblich Gespürtes, nichts Bewusstes"* (Fuchs 2018, 51). Sowohl Fuchs (2018) als auch Sonntag (2020, 351 f.) konstatieren eine besondere Sensibilität und Empfänglichkeit für Atmosphären. Diese sprechen *„basale leibliche Qualitäten"* an und führen somit *„in vorgestaltliche, präverbale Erlebnisformen hinein"* (Sonntag 2020, 349). Die Gründe hierfür liegen in der nachlassenden Fähigkeit zur Umweltgestaltung, in der nachlassenden Fähigkeit, sich wahrnehmend und bewusst von einer atmosphärischen Wirkung zu distanzieren, sowie in den Veränderungen des Kurz- und Langzeitgedächtnisses. Deswegen verlangt Demenz besondere Orientierung und Sicherheit durch den Herumraum. *„Das individuelle Habitat* [...] *bildet sich über die ganze Lebensspanne hinweg"* (Fuchs 2018, 56). Demenz kann man als Prozess verstehen, in dem die Atmosphären zerfallen (vgl. Tellenbach in Böhme 2008, 289). Umso wichtiger ist es, diesen Prozess gut zu begleiten und die Veränderungen der zwischenmenschlichen Atmosphären mittels Gestaltung der Raumatmosphären zu kompensieren, sofern möglich.

> *Das Erleben von Korrespondenz der eigenen Lebensweisen mit der atmosphärisch vermittelten Lebensform eines Ortes kann als ein Augenblick eines gelingenden Lebens erlebt werden, in dem die an einem Ort sich entfaltende Lebensmöglichkeit positiv der eigenen Lebensweise entgegenkommt. Im Verständnis von Rosa können solche Augenblicke als Momente der Resonanzerfahrung bezeichnet werden.*" (Kazig 2020, 235)

„Korrespondenz" meint hier die Verbindung zwischen einer spezifischen Lebensweise mit der Atmosphäre spezifischer Orte (vgl. Kazig 2020, 237). Daher plädiert Sonntag (2020, 355) für die Ausbildung therapeutischer Atmosphären, die er als *„resonanzgebunden Raum"* definiert, *„der ermöglicht, sich ohne Handlungs- und emotionalen Druck in spürbarer Anwesenheit anderer selbst zu erleben."* Solche Atmosphären sollen gleichermaßen *„das Auftauchen aus demenzieller Versunkenheit"* ermöglichen, ebenso wie den *„Rückzug in demenzielle Selbst- und Weltferne"* (ebd.). Wenn die Fassung einer Person ihre Schwingungsfähigkeit verliert, braucht es eine umgebende Atmosphäre, die Halt gibt und entlastet.

Literatur

Bachelard, G.: Poetik des Raumes. Fischer TB, Frankfurt/M 2003

Blume, A.: Scham und Selbstbewusstsein. Zur Phänomenologie konkreter Subjektivität bei Hermann Schmitz. Karl Alber, Freiburg–München 2003

Böhme, G.: Atmosphäre. Essay zur neuen Ästhetik. Suhrkamp, Frankfurt/M 1995

Böhme, G.: Ästhetik. Vorlesungen über Ästhetik als allgemeine Wahrnehmungslehre. Wilhelm Fink, München 2001

Böhme, G.: Architektur und Atmosphäre. Wilhelm Fink, München 2006

Böhme, G.: Atmosphären in zwischenmenschlicher Kommunikation. In Debus, S., Posner, R. (Hrsg.): Atmosphären im Alltag. Über ihre Erzeugung und Wirkung. Bonn, Psychiatrieverlag 2008, 281–293

Böhme, G.: Geruch und Atmosphäre. In Wolf, B., Julmi, Ch. (Hrsg.): Die Macht der Atmosphären. Karl Alber, Freiburg–München 2020, 33–40

Bollnow, O. F.: Mensch und Raum (9. Aufl.). Kohlhammer, Stuttgart 2000

Dietz, B: Bayerisches Institut für alters- und demenzsensible Architektur 2018. https://www.bifada.de/ (zuletzt abgerufen am 20.10.2025)

Dietz, B.: Demenzsensible Architektur. Planen und Gestalten für alle Sinne. Fraunhofer IRB Verlag, Stuttgart 2018

Dürckheim, K. Graf von: Untersuchungen zum gelebten Raum (Nachdruck von 1932). In J. von Hasse (Hrsg.): Natur – Raum – Gesellschaft, Bd. 4. Institut für Didaktik der Geografie, Frankfurt/M 2005, 11–108

Fuchs, Th.: Leiblichkeit und personale Identität in der Demenz. Deutsche Zeitschrift für Philosophie. 2018; 66(1):48–61

Guzzoni U.: Wohnen und Wandern. Parerga Verlag, Düsseldorf 1999

Hall, Edward T.: The Hidden Dimension. Knopf Doubleday Publishing Group, New York 1966

Hasse, Jürgen: Unbedachtes Wohnen. Lebensformen an verdeckten Rändern der Gesellschaft. Transcript, Bielefeld 2009

Hasse, Jürgen: Dichte. Zur Mächtigkeit von Atmosphären und Stimmungen. Karl Alber, Freiburg–München 2024

Janson, A., Wolfrum, S.: Leben bedeutet zu Hause zu sein, wo immer man hingeht. In Hasse, J. (Hrsg.): Die Stadt als Wohnraum. Karl Alber, München–Freiburg 2008, 94–108

Julmi, Ch.: Atmosphären in Organisationen. Wie Gefühle das Zusammenleben in Organisationen beherrschen. Projekt Verlag, Bochum/Freiburg 2015

Kazig, R.: Zum Umgang mit Atmosphäre. Atmosphäre als Handlungsressource und sinnliche Vermittlerin von Lebensmöglichkeiten. In Wolf, B., Julmi, Ch. (Hrsg.): Die Macht der Atmosphären. Karl Alber, Freiburg–München 2020, 220–239

Kitwood, T.: Demenz. Der personzentrierte Ansatz im Umgang mit verwirrten Menschen. Hans Huber, Bern 2000

Langewitz, W.: Atmosphären im medizinischen Umfeld. In Wolf, B., Julmi, Ch. (Hrsg.): Die Macht der Atmosphären. Karl Alber, Freiburg–München 2020, 327–344

Mahayni, Z.: Einleitung. Zur Rolle der Kunst in der Neuen Ästhetik. In: Ders. (Hrsg.): Neue Ästhetik. Das Atmosphärische und die Kunst. Wilhelm Fink, München 2002, 9–14

Mahayni, Z.: Feuer, Wasser, Erde, Luft. Eine Phänomenologie der Natur am Beispiel der vier Elemente. Rostock 2003

Meisenheimer, W.: Das Denken des Leibes und der architektonische Raum. Walther König, Köln 2006

Pfister, D.: Wie Change- und Raumgestaltungsmanagement verbunden werden können. OrganisationsEntwicklung. 2008; 27(3):55–65

Rosa, H.: Resonanz. Eine Soziologie der Weltbeziehung. Suhrkamp, Berlin 2016

Schmitz, H.: System der Philosophie. Bd. III. Der Raum. Teil 3. Der Rechtsraum. Bouvier Verlag, Bonn 1983

Schmitz, H.: System der Philosophie. Bd. III. Der Raum. Teil 4. Das Göttliche und der Raum. Bouvier Verlag, Bonn 1995

Schmitz, H.: System der Philosophie. Bd. III. Der Raum. Teil 1. Der leibliche Raum. Bouvier Verlag, Bonn 1998a

Schmitz, H.: System der Philosophie. Bd. III. Der Raum. Teil 2. Der Gefühlsraum. Bouvier Verlag, Bonn 1998b

Schmitz, H.: Heimisch sein. In Hasse, J. (Hrsg.): Die Stadt als Wohnraum. Karl Alber, München–Freiburg 2008, 25–39

Schmitz, H.: Der Leib. De Gruyter, Berlin 2011

Schmitz, H.: Atmosphären als Mächte über die Person. In: Wolf, B., Julmi, Ch. (Hrsg.): Die Macht der Atmosphären. Karl Alber, Freiburg 2020, 21–32

Seibert, P.: Wie kommt die Atmosphäre in die Atmosphäre? Das neue dreiteilige Wahrnehmungsmodell – Logos-Auge-Leib – als Leitfaden. In Wolf, B., Julmi, Ch. (Hrsg.): Die Macht der Atmosphären. Karl Alber, Freiburg–München 2020, 418–446

Selle, G. (1993): Die eigenen vier Wände. Zur verborgenen Geschichte des Wohnens. Campus, Frankfurt/M

Sloterdijk, P.: Sphären III. Schäume. Suhrkamp, Frankfurt/M 2004

Soentgen, Jens: Die verdeckte Wirklichkeit. Einführung in die Neue Phänomenologie von Hermann Schmitz. Bonn 1998

Sonntag, J.: Therapeutische Atmosphären. Am Beispiel der Musiktherapie bei Demenzen. In Wolf, B., Julmi, Ch. (Hrsg.): Die Macht der Atmosphären. Karl Alber, Freiburg–München 2020, 345–362

Tellenbach, H.: Geschmack und Atmosphäre. Otto Müller, Salzburg 1968

Uzarewicz, Ch.: Kopfkissenperspektiven. Fragmente zum Raumerleben in Krankenhäusern und Heimen. Karl Alber, München–Freiburg 2016

Uzarewicz. Ch.: Atmosphären (in) der Demenz – oder: Wie entstehen resonante Räume? In: Tewes, Ch., Fuchs, Th. (Hrsg.): Verletzlichkeit und Personalität in der Demenz. Anthropologisch-phänomenologische Zugänge. Karl Alber, Baden Baden 2023, 257–282

Zaborowski, H.: Zur Phänomenologie des Wohnens. In Hasse, J. (Hrsg.): Die Stadt als Wohnraum. Karl Alber, München–Freiburg: 2008, 180–206

Blicke und Haltungen: Ethische und ästhetische Betrachtungen

Guenda Bernegger

„*Die erste und vielleicht wichtigste der sinnlichen sozialen Beziehungen ist diejenige, die durch den Blick entsteht*" (Carnevali 2020, 150; Übersetzung G. Bernegger). Der Blick eignet sich daher als zentrales Moment einer Reflexion, die die ästhetische Dimension – sowohl in ihrer sinnlichen als auch in ihrer urteilenden Bedeutung – als Schlüssel zum Verständnis der therapeutischen Beziehung und zur Neubewertung der ethischen Haltungen anerkennt, welche die Geschichte der Beziehung zwischen Arzt oder Pflegenden und Patient geprägt haben.

Ich möchte hier die Übung „den Blick betrachten" durchführen – eine Übung, die sowohl eine ethische als auch eine ästhetische Bedeutung hat. Eine ethische Bedeutung, wenn es stimmt, dass unser Blick und unsere Art zu sehen von unseren Werten geprägt sind, die der Blick ausdrückt oder sogar verrät und die „ein Blick auf den Blick" offenlegen kann. Aber auch eine ästhetische Komponente, insofern jede Haltung und jeder Blick eine Wirkung haben, Effekte erzeugen – wie diejenigen, die mit größerem Bewusstsein schauen (wie Künstler und insbesondere Fotografen), sehr wohl wissen. In allererster Linie geht es um eine ästhetische Dimension, da es sich um die sinnliche Wahrnehmung handelt – die eigentlich *aesthesis* ist.

M. B. Wagner-Pischel, *Die Macht des Schönen*,
https://doi.org/10.1007/978-3-662-72581-8_18

Das Sehen ist ein besonderer Sinn:

Das Sehen scheint der freieste aller Sinne zu sein, da es die Fähigkeit besitzt, Objekte aus der Umgebung herauszugreifen und auszuwählen […], die Welt zu erforschen und zu untersuchen, ihre Bilder auf der Grundlage der Eigenschaften, die es anziehen, einzufangen und seinen Geschmack zu befriedigen. Kurz gesagt, die Freiheit des Blicks zeigt eine Neigung zu einer objektivierenden und selektiven Beziehung. Blicke scannen und mustern, bevor sie sich mit Zustimmung oder Ablehnung füllen, und vielleicht aus diesem Grund wurde der Blick in der Philosophie immer als der bevorzugte Vektor für das Entstehen sozialer Leidenschaften wie Scham, Verlegenheit, Ehre und Ruhm angesehen, die das Medium für Anerkennung und die Gewährung von Wertschätzung bilden. (Carnevali 2020, 156; Übersetzung G. Bernegger)

Der Blick auf den anderen kann aber auch fantasievoll und großzügig sein, subjektivierend, fähig, Aspekte hervorzuheben, die das Subjekt selbst von sich nicht sieht.

Wir beschränken uns nie darauf, die Welt und den anderen zu sehen, sondern wir *„sehen ihn immer als …“*[1]: In diesem „Sehen als“ spielt sich unsere Beziehung zum anderen – und unsere Verantwortung ihm gegenüber – sowohl im täglichen Leben als auch in der Kunst und im therapeutischen Kontext ab. Im Mittelpunkt meiner Überlegungen werden genau die Formen der intersubjektiven Begegnung in der klinischen Praxis stehen, die ich anhand von Metaphern und Analogien beleuchten werde.

„Sehen“ ist immer das Ergebnis einer bestimmten Haltung gegenüber dem anderen, einer bestimmten Art, ihn zu betrachten, ihn aus einer bestimmten Perspektive und in einem bestimmten Licht zu erfassen – wobei ich mich einer weiter gefassten Bedeutung des Begriffs „Sehen“ zuwende. Perspektive und

1 Das hat uns Wittgenstein in seinen Philosophischen Untersuchungen gelehrt (Wittgenstein [1953] 2003).

Licht, die bestimmte Merkmale hervorheben und andere in den Schatten stellen. Zum Beispiel, indem sie die Stärke oder umgekehrt die Zerbrechlichkeit des betrachteten Subjekts, seine Gesundheit oder seine Krankheit hervorheben.

Eine Vorbemerkung ist erforderlich. Wenn wir beobachten, **wie** man anschaut und den anderen betrachtet, geht es nicht so sehr darum, zu wissen, welcher Blick zu bevorzugen und welcher zu vermeiden ist: vielmehr geht es darum, uns bewusst zu werden, welche Wirkung es auf das Subjekt hat, wenn es unter einem bestimmten Blickwinkel, aus einer bestimmten Perspektive, in einem bestimmten Licht betrachtet wird. Es geht also darum, die Wirkungen der entsprechenden Haltung zu verdeutlichen.

Jeder Blick steht in Zusammenhang mit einer bestimmten Haltung (im Sinne von Körperhaltung, aber auch im übertragenen Sinne). **Wie** ich mich zum anderen positioniere, **wie** ich ihm in Blick und Haltung entgegentrete, begünstigt oder behindert bestimmte Formen der Beziehung, schafft Chancen und Grenzen für die Begegnung, ermöglicht oder verhindert bestimmte Erfahrungen. Im Folgenden werde ich daher einige Perspektiven, Blicke und damit verbundene Haltungen darstellen, die die therapeutische Beziehung prägen können.

Zuerst werde ich kurz auf die asymmetrische Haltung eingehen, die für das paternalistische Modell im klinischen Bereich charakteristisch ist.

Im Gegensatz dazu steht die symmetrische Haltung, das Sich-auf-Augenhöhe-Begeben, das in der Bioethik das Modell der Prinzipienethik kennzeichnet.

Die dritte Haltung, die ich berücksichtigen werde, ist ebenfalls asymmetrisch, jedoch von einer anderen Art von Asymmetrie geprägt, nämlich die eines fürsorglichen Sich-zum-anderen-Herabbeugens. Sie lässt sich der Ethik der Fürsorge zuordnen.

Und schließlich zeichnet sich die vierte Haltung durch ein Nebeneinandergehen mit offenem Blick aus: Ich bezeichne dies als eine ästhetische Haltung im Rahmen der Behandlung.

Für jede Haltung lässt sich herausarbeiten, welchen Blick sie begünstigt und mit welchem Führungsstil sie einhergeht, mit den entsprechenden Chancen und Einschränkungen, insbesondere für die therapeutische Beziehung.

Betrachten wir nun jeden Blick und jede Haltung genauer.

Asymmetrie: Der Blick von oben

Das asymmetrische Verhältnis, das die Geschichte der Medizin geprägt hat (und bis heute noch prägt), ist typischerweise das des aufrechtstehenden Individuums – des Arztes – vor dem liegenden Körper des Patienten (ob dieser krank, aber lebendig oder tot ist, spielt dabei keine große Rolle). Die „paternalistische" Haltung, bei der der Arzt das Sagen hat, wurde – vor allem von feministischen Stimmen in der Ethik – wegen ihrer autoritären Dimension und der damit verbundenen Ausübung von Macht kritisch gesehen.

Beziehungen, die sich um eine asymmetrische Haltung herum strukturieren, sind in der Regel durch eine bestimmte Art des Betrachtens und damit des Sehens gekennzeichnet, insbesondere durch einen gezielten Blick, der das sieht, was er sucht und was er bereits weiß, denn *„die Art unserer Wahrnehmung wird beeinflusst durch unser Wissen beziehungsweise unseren Glauben"* (Berger [1972] 2018, 8). Ein Blick, der kein Subjekt, sondern ein Objekt sieht.

Fabio Pusterla beschreibt dies treffend:

> *Der große Chirurg* [...] *schaut unverwandt geradeaus und konzentriert sich auf das bösartige Objekt, das es zu entfernen gilt: Sein Blick ist präzise und fachmännisch, im Grunde genommen uninteressiert an allem anderen.*
> (Pusterla 2007, 19; Übersetzung G. Bernegger)

Ein ikonografisches Beispiel dafür liefert uns das wohlbekannte Gemälde *Die Anatomiestunde des Dr. Nicolaes Tulp* von Rembrandt aus dem Jahr 1632.

Roberta De Monticelli bietet uns einen Schlüssel zum Verständnis dieses Blicks in seiner ganzen Tragweite:

> *In der Philosophie gibt es mindestens zwei große Modelle – die wiederum Paradigmen von Theorien sind – dieser Disposition, der Aufmerksamkeit. Das eine ist das des frontalen, absichtlichen Blicks, also die Vorstellung eines Strahls des Geistes, der, vom Willen gelenkt, auf dieses oder jenes Objekt gerichtet wird und es mehr oder weniger intensiv beleuchtet. Wir können es als Modell des Blicks oder auch als Modell der Intentionalität bezeichnen.* (De Monticelli 2004; Übersetzung G. Bernegger)

Auf das zweite Modell werden wir später eingehen.

Man kann diesen Blick als einen Blick definieren, der **sieht** (im Gegensatz zu einem Blick, der **zuhört**). Das bedeutet gleichzeitig einen Blick, der **nicht sieht** (was er nicht sehen will). (*„Die Augen gelten als frei, weil sie sich entscheiden können, nicht hinzuschauen, sich abzuwenden, sich hinter die schützende Dunkelheit der Augenlider zurückzuziehen. Sie haben das Privileg, über natürliche Verschlussklappen zu verfügen, und* [...] *sie können das Objekt ausblenden, indem sie ihre Wahrnehmungsbereitschaft zurückziehen* [...]*"* Carnevali 2020, 156; Übersetzung G. Bernegger). Mehr noch. Es ist ein Blick, der auch den Anspruch hat, über das Offensichtliche hinaus- oder hindurchzusehen und sogar Zugang zu dem zu erhalten, was die betroffene Person selbst nicht über sich weiß.

Ein Blick, der auch der der prädiktiven Medizin ist, die sich nicht darauf beschränkt zu sehen, sondern auch vorherzusehen. Und wo – ganz im Sinne des Aphorismus von Marshall McLuhan *„Ich hätte es nicht gesehen, wenn ich es nicht geglaubt hätte"* – wer mehr weiß, auch mehr sieht.

Wenn die paternalistische Haltung – diejenige, die sieht, über das Sichtbare hinausblickt und vorhersieht – in der therapeutischen Beziehung Sicherheit bieten kann, birgt sie gleichzeitig die Gefahr, den anderen in seiner Autonomie und Selbstbestimmung nicht ausreichend zu berücksichtigen und ihn nicht wirklich als anderen zu sehen.

Sich in die Augen schauen: „Auf Augenhöhe"

Im Gegensatz zu der eben betrachteten asymmetrischen Haltung und dem Blick von oben stehen alle relationalen und ethischen Modelle, die den gleichberechtigten Charakter der Gesprächspartner betonen, unabhängig von der Rolle, die sie verkörpern. Dies ermöglicht eine andere Form des Blicks und einen anderen Beziehungsstil, die auf Gegenseitigkeit beruhen. Für Georg Simmel – wie Barbara Carnevali hervorhebt – ist „sich in die Augen schauen" die ursprüngliche Verbindung zwischen Menschen, denn diese sinnliche Beziehung zeichnet sich durch ihre symmetrische, perfekte Wechselwirkung aus.[2] John Berger kommt zu dem Schluss:

> *Dieser wechselseitige Charakter des Sehens und Gesehenwerdens ist umfassender als der eines gesprochenen Dialogs, der demzufolge häufig durch den Versuch bestimmt wird, visuelle Wahrnehmung in Sprache zu übertragen, entweder bildlich oder im Wortsinn zu erklären, wie man ‚sieht', und herauszubekommen, wie andere ‚sehen'.* (Berger [1972] 2018, 9)

Hier finden wir jene Modelle, die das Prinzip der Autonomie in den Vordergrund stellen, allen voran das, was in der Bioethik als „Prinzipienethik" bezeichnet wird, deren Urheberschaft auf Beauchamp und Childress Ende der 70er-Jahre des letzten Jahrhunderts zurückgeht (Beauchamp und Childress 1979).

Das Prinzip der Autonomie ernst zu nehmen, bedeutet mehr, als nur die Selbstbestimmung des Patienten zu respektieren, sein Recht, seine eigene

2 Die Wechselseitigkeit ist übrigens eine besondere Eigenschaft des Sehsinns, worauf Barbara Carnevali in ihrem Kommentar zum "Exkurs über die Soziologie der Sinne" in der *Soziologie* von Georg Simmel hinweist: *„Die Sinne sind die Voraussetzung für soziale Beziehungen* [...]. *Der allererste soziale Bezug bahnt sich insbesondere über die Augen an, wodurch der Blickkontakt mit seiner einzigartigen Dialektik zwischen der Wahrnehmung des anderen und dem eigenen Ausdruck zur ursprünglichen und grundlegenden Verbindung zwischen Menschen wird"* (Carnevali 2016; Übersetzung G. Bernegger). Der Text, auf den Bezug genommen wird, ist Simmel [1908] 2014, S. 484–485 der Originalausgabe: *„Unter den einzelnen Sinnesorganen ist das Auge auf eine völlig einzigartige soziologische Leistung angelegt: auf die Verknüpfung und Wechselwirkung der Individuen, die in dem gegenseitigen Sich-Anblicken liegt. Vielleicht ist dies die unmittelbarste und reinste Wechselbeziehung, die überhaupt besteht.* [...] *In dem Blick, der den andern in sich aufnimmt, offenbart man sich selbst* [...]. *Man kann nicht durch das Auge nehmen, ohne zugleich zu geben"*; s. auch Carnevali 2020, 150.

Meinung zu haben und Entscheidungen zu treffen, die seinen Werten entsprechen. Es bedeutet auch, die Perspektive des anderen ernst zu nehmen: seine Geschichte und seine Sichtweise, seine Sicht auf seinen eigenen Zustand zu „achten". Anders gesagt: *„seine Geschichte zu würdigen"* – den Ausdruck entlehne ich von Rita Charon (Charon 2006).

Das heißt gleichzeitig, ihn als Subjekt anzuerkennen, als „kompetentes" Subjekt, dessen Sichtweise auf sein Leben und die Welt nicht außer Acht gelassen werden darf, wenn man eine therapeutische Beziehung mit ihm aufbauen will. Hier ist es der Patient, der den Ton angibt. Nur der Patient kann sagen, was ihm am Herzen liegt und wie er die Dinge sieht. Und das muss auch dort gelten, wo es weniger selbstverständlich ist, wo es schwieriger zu erwarten ist – wie die Kunst hilft, wahrzunehmen. Ein Beispiel für alle: Sophie Calle setzt diese Haltung dort um und inszeniert sie, dank einer Arbeit aus dem Jahr 1986 mit dem Titel *Les Aveugles* (Calle 2003, 377–384), in der sie blind geborene Menschen bat, zu beschreiben, was für sie das Bild der Schönheit sei. *„Das Schönste, was ich je gesehen habe"*, antwortet ein seit seiner Geburt blinder Mann, *„ist das Meer, das Meer, soweit das Auge reicht"* (Calle 2003, 378; Übersetzung G. Bernegger). Und jeder teilte seine eigene Vorstellung von Schönheit.

Sich auf Augenhöhe mit dem anderen zu begeben, seine Sichtweise und Selbstbestimmung anzuerkennen und zu respektieren, ist das, was die Symmetriemodelle vorgeben. Die Wurzeln dieser Perspektive lassen sich in der anthropologischen Sichtweise der Moderne finden, die das Subjekt als rational, unabhängig, frei, aufrecht und rechtschaffen versteht – in Bezug auf seine Haltung, sein Wesen und seinen Status, in moralischer Hinsicht und in rechtlicher Hinsicht – gemäß einer geometrischen Ordnung, die auf verschiedenen Ebenen wirkt, wie es Adriana Cavareros schönes Buch *Inclinazioni. Critica della rettitudine* (Cavarero 2014) (was man übersetzen könnte mit *Neigungen. Kritik der Rechtschaffenheit*) gut veranschaulicht.

Dieses Modell der Symmetrie, das sich auf die Achsen der Gleichheit und Gerechtigkeit stützt, hat jedoch auch seine Grenzen. Es berücksichtigt nämlich die Gleichheit zwischen zwei Subjekten, die sich im übertragenen Sinne in die Augen schauen können, weil sie auf eigenen Beinen stehen und eine reife und freie Sicht auf das haben, worüber sie entscheiden müssen, sowie die Herrschaft auf die Schritte, die sie gehen wollen und können. Dies ist oft nicht der Fall, wenn es sich um einen Patienten in seiner Situation der Zerbrechlichkeit und Abhängigkeit handelt.

Das Risiko besteht also darin, die grundlegende Verletzlichkeit des Subjekts im Dunkeln zu lassen und somit nicht zu sehen, da der Blick ganz auf dessen Autonomie gerichtet ist. Es besteht die Gefahr, zu vergessen, dass Krankheit und Leiden als solche dazu führen können, dass das Subjekt sich selbst und seine Perspektiven nicht vollständig sehen kann und vielleicht auch nicht bereit oder in der Lage ist, „am Tanz teilzunehmen".

Die Gefahr besteht also darin, die unüberwindbare Asymmetrie der Positionen nicht zu sehen, in denen sich die einen und die anderen, die Pflegenden und die Patienten, befinden. Auch wenn sie sich bemühen, in die gleiche Richtung zu blicken, sind Therapeuten und Patienten unterschiedlichen Bedingungen ausgesetzt: die einen in Sicherheit, die anderen gefährdet.

Sich neigen: Geneigte Blicke

Die Neigung charakterisiert die nächste Figur und damit eine Haltung in der Beziehung sowie eine Blick- und Aufmerksamkeitsweise. Man könnte verleitet sein, diese asymmetrische Haltung mit der ersten betrachteten Einstellung zu vergleichen, die ebenfalls asymmetrisch ist; tatsächlich ist diese Situation jedoch grundlegend anders. Es handelt sich hier nämlich um eine fürsorgliche Verbeugung vor dem anderen.

Die dritte Haltung, die genau auf die Grenzen der ersten beiden Ansätze reagiert, wird durch die Ethik der Fürsorge (*Ethics of Care*) repräsentiert: ein Ansatz, der sich aus der feministischen Tradition entwickelt hat und sowohl einen anderen Blickwinkel als auch eine andere Stimme vermittelt (*In a different voice* lautet der Titel des grundlegenden Buches von Carol Gilligan aus den frühen 1980er-Jahren; Gilligan 1982).

Dieser Ansatz bietet gerade der Verletzlichkeit des Individuums und seiner konstitutiven Abhängigkeit von anderen mehr Sichtbarkeit. Es handelt sich um eine Sichtweise des Individuums, die besonderen Beziehungsformen sowie einer spezifischen Art der Fürsorge und der Verantwortung gegenüber dem anderen entspricht.

Die Qualität des Blicks, aber auch die Körperhaltung, ist zwar wie im ersten Fall asymmetrisch, hat nun aber die Konnotation der Neigung zum anderen, der verletzlich daliegt;[3] hat die Konnotation der fürsorglichen Aufmerksamkeit, die für die Klinik typisch ist, woran uns die Etymologie von *klinein* erinnert. Genau über den altruistischen Charakter dieser Neigung, im Gegensatz zu der zuvor erwähnten aufrechten Haltung, lädt uns Adriana Cavarero in dem o. g. Buch zum Nachdenken ein:

> *Während sich in der klassischen Figur des rechtschaffenen Menschen und in den verschiedenen Korrektivmitteln der philosophischen Tradition ein egoistisches, in sich geschlossenes, autarkes und selbstreferentielles Ich verbirgt, nimmt in der Figur der Neigung hingegen ein altruistisches, offenes Selbst Form an, das dazu getrieben ist, aus seiner Achse herauszutreten, um sich dem anderen zuzuwenden.* (Cavarero 2014; Übersetzung G. Bernegger)

Ein „Sich-Neigen" zum anderen hin, das für denjenigen, der sich neigt, Risiken mit sich bringt, denn er sieht in der leidenden Person seine eigene Verletzlichkeit widergespiegelt und erkennt darin auch eine eigene Möglichkeit. Die Verletzlichkeit, die in diesem Modell zum Vorschein kommt, betrifft

3 Über die Anerkennung der Relevanz der Kategorie der Verletzlichkeit in der ethischen Reflexion s. Maillard (2011).

tatsächlich nicht nur den Patienten. Auch der Therapeut geht ein Risiko ein, wenn er sich über den liegenden Patienten beugt, um ihm näherzukommen.

Es handelt sich um eine Haltung, die übrigens unerbittlich – durch die Konfrontation mit dem Gesicht des anderen in seiner Verletzlichkeit – zur Verantwortung aufruft, da man ihm eine Antwort schuldig ist: Der Verweis auf Emmanuel Levinas ist hier ebenso unverzichtbar wie selbstverständlich (Levinas 1961).

In dieser Perspektive scheint der Blick selbst ein Mittel der Fürsorge zu sein, wie das terminologische Wechselspiel zwischen *regarder* (betrachten) und *garder* (bewachen) nahelegt, woran uns Jean-Luc Nancy erinnert: *„Das Sehen rückt das Subjekt in den Vordergrund. ‚Sehen' bedeutet zunächst bewachen, wachen oder warten, überwachen, behüten und schützen. Sich kümmern und sorgen. Beim Schauen wache ich und bewahre (mich)"*.[4] Aber das Schauen bringt auch sofort die Gegenseitigkeit, die reziproke Beteiligung ins Spiel: „[...] *beim Schauen werde ich ins Spiel gebracht. Ich kann nicht schauen, ohne davon betroffen zu werden*"[5] (Nancy 2000, 74–75; Übersetzung G. Bernegger).

Der geneigten Haltung entspricht somit ein geneigter Blick: ein Blick, den Roberta De Monticelli – im Gegensatz zu dem zuvor erwähnten frontalen, absichtlichen Blick – als offenen Blick präsentiert.

> [...] *Es ist das, was wir als Modell des Herzens oder Modell der Konzentration bezeichnen könnten. Auf dieser Grundlage betrachtet man die Aufmerksamkeit eher als eine Haltung der gesamten Person denn als eine Handlung oder eine mentale Einstellung, eine Haltung, die die charakteristischen Merkmale der Besinnung, der Konzentration auf sich selbst und dennoch der Offenheit für eine Botschaft, für etwas, das nicht von selbst kommt, aufweist. Eine Offenheit jedoch, die typischerweise nicht frontal, sondern seitlich, geneigt ist.* (De Monticelli 2004; Übersetzung G. Bernegger)

4 Im Französischen ist der Zusammenhang zwischen den unterschiedlichen Begriffen sichtbarer; im Original: „[...] *Regarder porte le sujet en avant. 'Regarder' vaut d'abord comme garder, warden ou warten, surveiller, prendre en garde et prendre garde. Prendre soin et souci. En regardant je veille et je (me) garde."*

5 „[...] *dans le regard je suis mis en jeu. Je ne peux regarder sans que ça me regarde."*

Es ist ein Blick, der zuhören kann.

Im Gegensatz zu dem Blick, der das sieht, was er bereits kennt, gibt es hier die Bereitschaft, sich dem Unerwarteten, dem noch Unbekannten, dem, was Furcht, aber auch Sehnsucht hervorrufen kann, zu öffnen. Sicherlich ist dieser Blick, der das Neue, das Potenzielle, das noch Unbekannte erkennen und annehmen kann, in der therapeutischen Beziehung von großem Wert: Dies gilt insbesondere dann, wenn diese Beziehung das Ziel hat, den Patienten bei der Entdeckung und dem Sehen eines Horizonts zu begleiten, der sich ihm noch öffnen kann, auch wenn Krankheit und Leiden jede Perspektive verschlossen und die Möglichkeit, darüber hinauszuschauen, zunichte gemacht zu haben scheinen.

Und damit kommen wir zur vierten und letzten Haltung und zur letzten Form des Blicks, die ich hier betrachten möchte.

Jenseits blicken, anderes sehen

Die letzte Haltung ist die, bei der die beiden Personen nebeneinanderstehen und in die gleiche Richtung blicken, ins Freie. Die Aufmerksamkeit richtet sich auf diese Weite, auf den Horizont, zu dem der Blick führt.

Mit dieser Haltung geht eigentlich ein offener Blick einher, der in der Lage ist, das Mögliche, das Potenzial, die Ressourcen des Subjekts in Bezug auf sein Sein-Können zu sehen – oder zumindest zu erahnen. Wolfgang Blankenburg schreibt: *„[…] das Sein-Können wird einbezogen; und zwar nicht nur Sein-Können im Sinne möglicher Defizienz, möglichen Entgleisens, sondern auch in dem Sinn positiver prospektiver Potenzen“* (Blankenburg 2007, 144).

Wenn man den therapeutischen Prozess nicht nur als Wiederherstellung eines gestörten Gleichgewichts versteht, sondern als einen Transformationspfad, der es ermöglicht, den anderen *„als anderen entstehen zu lassen“* (der Ausdruck stammt von Lazare Benaroyo 2006), und um für das Individuum wieder *„das Mögliche möglich zu machen“* [6] (die Formulierung ist von Michael Musalek 2010, 534), muss man einen Blick schulen, der dabei hilft, das Mögliche zu erahnen, zu erkennen und anzunähern. Das ist der Blick des Künstlers, mit dem sich der Therapeut vertraut machen kann, um ihn in die Ausübung der Kunst der Pflege und der Behandlung zu übertragen. Dies entspricht der Vorstellung vom Arzt als „Ermöglicher“, wie Viktor von Weizsäcker es treffend definiert hat (von Weizsäcker [1928] 1985).

Denn tatsächlich ist der andere – sei es ein Therapeut, ein Künstler, ein Geliebter oder ein Freund – unverzichtbar, damit diese „Möglichkeiten“ verwirklicht werden können, mehr denn je in einem Zustand des Leidens. Es ist nämlich der Blick des anderen, der eine offene Sicht auf das bieten kann, was sein kann, was sein könnte; eine Sicht, die die Möglichkeiten des Subjekts erkennen, zeigen und wecken kann. *Tu che mi guardi, tu che mi racconti* (was man mit *„Du, der du mich ansiehst, du, der du mir erzählst“* übersetzen könnte) ist der Titel, fast eine Mahnung, mit der Adriana Cavarero (1997) daran erinnert, dass man die Vermittlung anderer braucht, um sich selbst kennenzulernen – und dass diese Vermittlung in narrativer Form erfolgt, durch eine Erzählung, die den Menschen so porträtiert, wie er ist und wie er sein kann.

Die Vermittlung durch andere ist notwendig, wenn es wahr ist, dass es nicht möglich ist, sich selbst direkt zu sehen: Ich kann mich selbst nicht sehen, noch meinen Blick sehen, ohne mich durch den anderen zu reflektieren. (Cavarero erwähnt, dass bei den Griechen der Daimon für die Person selbst unsichtbar war, da er sich auf ihrer Schulter befand und nur für andere zu sehen und zu erkennen war.) Noch weniger kann ich allein jenseits blicken, über mich selbst hinausschauen und das entdecken, was ich noch nicht über mich weiß, was aber dennoch schon zu mir gehört.

6 *„We need a medicine in which human beings with all their potential become the measure of all things, a medicine that provides a basis upon what is possible for the individual becomes possible.“*

Der aktuelle „Selfie-Trend", der die Unentbehrlichkeit des anderen negiert, zielt auf die bloße Reproduktion eines Bildes ab, wie in einem Spiegel, und leugnet dabei die Subjektivität – während *„das Gemälde ein Subjekt zeigt, [...] zeigt der Spiegel ein Objekt"*, wie Jean-Luc Nancy behauptet (Nancy 2000, 93; Übersetzung G. Bernegger).

Genau diese offenbarende Funktion wird jedoch von der Kunst verlangt und durch sie ermöglicht.

Die Notwendigkeit des Anderen, um sich selbst sehen zu können, wird sehr gut anhand von Alberto Giacometti veranschaulicht, den Paola Caròla eines Tages mit einem Porträt, einer Büste, beauftragte: um sich selbst zu sehen, um sich betrachten zu können, um sich entdecken zu können. Alberto Giacometti brachte seinerseits das Bedürfnis zum Ausdruck, zu malen oder zu modellieren, *„um zu erkennen, was er sah"* – ein Beweis dafür, dass diese offenbarende Funktion sowohl für das porträtierte Subjekt als auch für den Künstler selbst gilt. Wie John Berger in einem wertvollen Band über das Sehen treffend sagt:

> [...] *Das Betrachten war für ihn* [Giacometti] *eine Form des Gebets, eine Weise, sich dem Absoluten zu nähern, ohne es jemals greifen zu können. Es war das Schauen, das ihm das Bewusstsein gab, ständig zwischen Sein und Wahrheit zu schweben.* (Berger [1980] 1995, 162; Übersetzung G. Bernegger)

Aus dieser Suspension, diesem Doppelspiel zwischen Reproduktion und Enthüllung, Beschreibung und Erfindung, Bestätigung und Entdeckung, Anerkennung und Staunen gewinnt natürlich auch das porträtierte Subjekt Erfahrung. So erzählte Paola Caròla, nachdem Giacometti ihre Skulptur geschaffen hatte:

> *Heute zu Hause bin ich überrascht von der Präsenz meiner Büste und staune darüber, wie sie mir erscheint. Denn ich erkenne mich eher in*

meinem Körper als in meinem Kopf wieder. Ich bin der Hals, die Rundung der Schultern, die Wölbung des Rückens, die Haltung, all das, worüber er nie gesprochen hat. Den Kopf, das Gesicht sehe ich, als würde ich einer Fremden begegnen. Aber nicht immer. Manchmal, wenn ich von meinem Balkon aus auf das Meer bei Sonnenuntergang schaue und mich dem Unbekannten gegenüber fühle, denke ich an den fernen Blick der Skulptur und erkenne mich darin wieder. (Caròla [2008] 2011, 39; Übersetzung G. Bernegger)

Dieser offene und öffnende Blick, der somit die vierte Haltung charakterisiert, lädt zur Transformation ein und bietet die Chance, zu offenbaren, was das Subjekt nicht nur ist, sondern auch sein könnte, sein möchte. Es ist sicherlich sehr wichtig, dass auch diejenigen, die sich in der Position des Therapeuten oder Pflegers befinden, diese Sichtweise und Haltung einnehmen. Dies geht Hand in Hand mit einer Vorstellung von der Genesung als Wiederherstellung und Eröffnung der dem Patienten eigensten Möglichkeiten, um Michael Musalek (2010) zu folgen, wo der Mensch mit Viktor von Weizsäcker als „ein werdendes Sein" gesehen wird, das sein kann, sein muss, sein will und nicht nur das ist, was es ist (von Weizsäcker [1928] 1987).[7]

Das bedeutet, dass hier etwas ins Spiel kommt, das einer anderen „Vision" angehört: die Fähigkeit, nicht das zu sehen, was ist, sondern das, was sein könnte, was Robert Musil als „Sinn für das Mögliche" bezeichnet, was man aber auch einfacher als „Vorstellungskraft" bezeichnen könnte:

[...] *Wenn es Wirklichkeitssinn gibt (...), muss es auch Möglichkeitssinn geben ... Wer ihn besitzt, sagt beispielsweise nicht: Hier ist dies oder das geschehen, wird geschehen, muss geschehen; sondern er erfindet: Hier*

7 *„[...] der Mensch [...] nicht das und das ist, sondern sein darf, muss, will, soll und kann. Der Mensch wird hier als werdendes Sein, nicht als seiendes Sein erkannt, und [...] nur wenn er so erkannt wird, ist die Erkenntnis nützlich für eine Beeinflussung von der Art der Therapie".*

sollte, könnte oder müsste geschehen; und wenn man ihm von irgend etwas erklärt, daß es so sei, wie es sei, dann denkt er: Nun, es könnte wahrscheinlich auch anders sein. (Musil 1930–33)

Diese Fähigkeit, diese Vision ist wichtiger denn je für diejenigen, die in Zeiten des Leidens unter der Abwesenheit eines offenen Horizonts leiden, unter der Unfähigkeit, den Blick von dem abzuwenden, was ihnen als einzige Realität erscheint. Ein Zustand, der so treffend in dem mehr als hundert Jahre alten, aber zeitlosen Gedicht von Camillo Sbarbaro beschrieben wird, das ich hier zitiere:

Still, Seele genuss- und leidensmüd'
– schickst dich ins eine
wie ins andere –
Hör' ich in mich hinein, kommt eine deiner
Stimmen zu mir.
Nicht Trauer ob der elenden
Jugend, noch Zorn oder Aufbegehren
und nicht einmal Überdruss.
Verstummt ruhst du mit dem Leib
in verzweifelter Gleichgültigkeit.
[...]
Wir wunderten uns nicht,
nicht wahr, meine Seele,
wenn jetzt das Herz
still stünde, der Atem
stockte …
Stattdessen wandern wir.
Und die Bäume sind Bäume,
die Häuser
sind Häuser, die Frauen,

die vorübergehen, sind Frauen
und alles ist,
was es ist – was es ist.

Das Ereignis von Freud' und Leid
berührt uns nicht. Verloren hat
die Weltsirene ihre Stimme,
und die Welt ist eine große Wüste.
In der Wüste
erblicke ich trockenen Auges mich selbst.
(Sbarbaro [1914] 2010)

Eine Antwort auf Sbarbaro scheint ein Fragment aus Leopardis *Zibaldone* (das tatsächlich weit früher entstanden ist) zu bieten, das genau zu diesem doppelten Blick auffordert, dem Blick der Vorstellungskraft, der Offenheit und Schönheit verkündet:

Für einen mit Empfindungs- und Vorstellungskraft begabten Menschen, der – wie ich während langer Zeit – auch beständig in seinen Empfindungen und Vorstellungen lebt, ist die Welt, sind die Gegenstände gewissermaßen doppelt. Mit den Augen sieht er einen Turm, eine Landschaft; mit den Ohren hört er den Klang einer Glocke; und gleichzeitig sieht er in seiner Vorstellung einen anderen Turm, eine andere Landschaft und hört einen anderen Klang. In dieser zweiten Ordnung der Dinge liegt all ihre Schönheit und Annehmlichkeit. (Leopardi [1826] 2009)

Ich möchte diesen Beitrag über Haltungen und Blicke mit einem Zitat von John Berger (1980, 7–10; Übersetzung G. Bernegger) abschließen: *„Ich glaube nicht, dass die Augen lediglich Organe der optischen Wahrnehmung sind, obwohl sie das auch sind“.* [...] *„Kehren wir* [...] *zu den Augen zurück: Was geschieht, wenn man träumt und trotz geschlossener Augen Dinge mit* *unglaublicher Präzision sieht? Ich glaube, dass Inspiration sehr oft aus Träumen oder traumähnlichen Zuständen entsteht"* – aus der „rêverie", könnte man mit Gaston Bachelard (1960) sagen.

Aber vergessen wir nicht, dass um diese inneren Bilder sehen zu können, um Träume und fantasievolle Darstellungen zu formen, die Vorboten der Verwandlung sind, auch der andere notwendig ist, der andere Künstler oder der andere Therapeut, der Künstler der Behandlung und der Pflege. Und dies ist umso notwendiger, wenn das Subjekt selbst in seiner Zerbrechlichkeit Schwierigkeiten hat, sich selbst zu sehen und andere mögliche Bilder von sich selbst zu erahnen.

Mehr denn je kann in solchen Fällen der Blick des anderen eine Art Geschenk sein.

Literatur

Bachelard, G.: La poétique de la rêverie. Presses Universitaires de France, Paris 1960

Beauchamp T. L.; Childress, J. F.: The Principles of Biomedical Ethics. Oxford University Press, New York 1979

Benaroyo, L.: Éthique et responsabilité en médecine. Éd. Médecine & Hygiène, Genève 2006

Berger, J.: Sehen. Das Bild der Welt in der Bilderwelt. Fischer, Frankfurt/M [1972] 2018 (Übersetzung von Axel Schenck)

Berger, J.: Del guardare. Nodi Sestante, Ripatransone (AP) [1980] 1995

Berger, J.: About Looking. Pantheon Books, New York 1980

Blankenburg, W.: Psychopathologie des Unscheinbaren. Parodos, Berlin 2007

Calle, S.: Les Aveugles, in Sophie Calle m'as-tu vue. Centre Pompidou, Éditions Xavier Barral, Paris 2003

Carnevali, B.: Aisthesis et estime sociale. Simmel et la dimension esthétique de la reconnaissance. Terrains/Théories [online], 4l2016

Carnevali, B.: Social Appearances: A Philosophy of Display and Prestige. Columbia University Press, New York 2020

Caròla, P.: Monsieur Giacometti, vorrei ordinarle il mio busto. Abscondita, Milano [2008] 2011

Cavarero, A.: Tu che mi guardi, tu che mi racconti. Feltrinelli, Milano 1997

Cavarero, A.: Inclinazioni. Critica della rettitudine. Raffaello Cortina, Milano 2014

Charon, R.: Narrative Medicine: Honoring the Stories of Illness. Oxford University Press, New York 2006

De Monticelli, R.: Pensare un mondo con le donne. Ed. Repubblica e Cantone Ticino (DECS) 2004

Gilligan, C.: In a different voice. Harvard University Press, Cambridge MA 1982

Leopardi, G.: Zibaldone di pensieri. 30. Nov. 1826. Zanichelli, Milano 2009 (Übersetzung von Sabine Heymann)

Levinas, E.: Totalité et Infini. Essai sur l'extériorité. Martinus Nijhoff, La Haye 1961

Maillard, N.: La vulnérabilité. Une nouvelle catégorie morale. Labor et Fides, Genève 2011

Musalek, M.: Social aesthetics and the management of addiction. Current Opinion in Psychiatry. 2010; 23:534

Musil, R.: Der Mann ohne Eigenschaften. Rowohlt, Berlin 1930–33

Nancy, J.-L.: Le regard du portrait. Galilée, Paris 2000

Pusterla, F.: Le parole in ospedale. rivista per le Medical Humanities. n. 4, ottobre-dicembre 2007

Sbarbaro, C.: Pianissimo. La Voce, Firenze 1914 (Übersetzung von Stefanie Golisch, Quaderni di Traduzioni, IV, Marzo 2010 – im Text zitiert nach dieser Übersetzung, die minimal überarbeitet wurde)

Simmel, G.: Soziologie. Untersuchungen über die Formen der Vergesellschaftung. Duncker & Humblot, Berlin 1908 (neu veröffentlicht vom Dogma Verlag, Bremen, 2014)

von Weizsäcker, V.: Körpergeschehen und Neurose. In: Achilles P. et al. (Hrsg.), Viktor von Weizsäcker, Gesammelte Schriften, Bd 6. Suhrkamp, Frankfurt/M [1928] 1985

von Weizsäcker, V.: Kranker und Arzt. In: Achilles P. et al. (Hrsg.), Viktor von Weizsäcker, Gesammelte Schriften, Bd 5. Suhrkamp, Frankfurt/M [1928] 1987

Wittgenstein, L.: Philosophische Untersuchungen. Suhrkamp, Frankfurt/M [1953] 2003

Präsenz aus dem Geist von Ästhetik und Therapie: Eine Spurensuche

Martin Tauss

„Die wahre Entdeckungsreise besteht nicht darin, neue Landschaften zu suchen, sondern mit neuen Augen zu sehen.“ (Marcel Proust)

Wer Ästhetik und Therapie miteinander in Dialog bringt, eröffnet weite Reflexions- und Praxisräume. Wenn diese Räume institutionell unter einem Dach zusammenfallen, kann man wohl von besonders günstigen Bedingungen sprechen. Das jedenfalls ist im Wiener Anton Proksch Institut der Fall. Dort hat die Auseinandersetzung mit dem Spannungsfeld von Ästhetik und Therapie zu neuen theoretischen Impulsen sowie zur Erweiterung des Rehabilitations- und Behandlungsprogramms durch philosophisch fundierte Therapiekonzepte geführt (Musalek und Poltrum 2011; Musalek 2010).

In der Therapie soll die Ausrichtung auf ästhetische Erfahrung wesentlich dazu beitragen, attraktive und nachhaltig motivierende Alternativen für die Klienten anzubieten sowie den Fokus auf bereichernde, erfüllende Ziele zu

Dieser Beitrag erschien erstmals in: Poltrum, M.; Heuner, U. (Hrsg.) (2015) Ästhetik als Therapie. Therapie als ästhetische Erfahrung, S. 35–48; Wiederabdruck mit freundlicher Genehmigung des Parodos Verlags, Berlin.

M. B. Wagner-Pischel, *Die Macht des Schönen*,
https://doi.org/10.1007/978-3-662-72581-8_19

richten. Praktisch steht somit die Neu- und Wiederentdeckung der schönen Seiten des Lebens im Vordergrund: *„Ein gesundes Leben ist ein wichtiges Therapieziel, aber gerade im Zusammenhang mit Suchterkrankungen geht es darum, vom gesunden zum schönen Leben zu gelangen, denn nur das ist ein nachhaltiges Prophylaktikum."* (Musalek und Poltrum, 2011, 10). Das Schöne und die Ästhetik sind hier nicht, wie heute oft üblich, als oberflächliche Phänomene zu betrachten, sondern vielmehr in ihrer existenziellen Tiefendimension zum Vorschein zu bringen – so wie es in der europäischen Philosophiegeschichte vielfachst verbürgt ist (Poltrum 2010).

Es stellt sich daher die Frage, welche Faktoren imstande sind, die Tiefendimension der Ästhetik zu erschließen und nutzbar zu machen. Im Vergleich zur ästhetischen Berieselung des Alltags bedeutet dies eine Erfahrung des Schönen, die uns tiefer trifft und näher geht – und somit auch eher mit einer Neuausrichtung des Lebens korreliert. Die Auseinandersetzung mit Präsenz und ihrer Konzeptualisierung erscheint in diesem Zusammenhang viel versprechend.

Als praxisrelevantes Konzept zwischen Kulturwissenschaft und therapeutischem Diskurs wurde „Präsenz" etwa beim *„Salon philosophique"* des Anton Proksch Instituts vorgestellt (Gross 2014). Inspiriert durch diese Veranstaltung, werden hier weitere Fährten zum Thema Präsenz aufgenommen.

Präsenz als Offenbarung und Übung

In der westlichen Philosophiegeschichte ist Präsenz ein ursprünglich theologischer Begriff und verweist, wie etwa in Augustinus´ Brief *„De praesentia Dei"*, auf eine Omnipräsenz Gottes. Aber auch zeitgenössische christliche Denker wie Richard Rohr beziehen sich heute in zentraler Weise auf Präsenz – nun etwa im Sinne eines „reinen Daseins", in dem die Quintessenz der christlichen Spiritualität und überhaupt der mystische Kern aller großen Religionen dargestellt werden soll (Rohr 2013). In der modernen Philosophie finden sich Präsenz-Konzepte unter anderem in der Phänomenologie Edmund Husserls sowie im Denken von Martin Heidegger und Jacques Derrida. Etymologisch geht der Begriff auf das lateinische *„praesentia"* zurück und heißt so viel wie Gegenwart oder Anwesenheit.

Im Sinne von Geistesgegenwart – der rote Faden dieser Überlegungen – meint Präsenz zunächst schlicht ein Da-Sein im Hier und Jetzt. Man ist sich dessen gewahr, **was** geschieht, **während** es geschieht. „Gegenwärtig-Sein" verweist weiter auf eine Begegnung oder Konfrontation, und zwar indem man etwas oder jemanden „gewärtigt", ihm entgegensieht. Präsenz ist abzuleiten aus *„prae-esse"* (lat.), der Situation des „Vor-Einem-Befindens" (Gumbrecht 2004, 33). Die Wortherkunft zeigt an, dass man im Modus der Präsenz **gegenüber** den Phänomenen anwesend ist. Das lässt sich mit der Katze vor dem Mauseloch veranschaulichen: Auch wenn diese oft einen schläfrigen und zutiefst entspannten Eindruck macht, wird sie das Erscheinen der Maus nicht verpassen. Präsenz impliziert, **rechtzeitig** zur Stelle zu sein.

Hier lässt sich das antike Konzept der beiden Zeitdimensionen von Chronos und Kairos ins Spiel bringen. Chronos, der Gott mit der Sanduhr, steht für den Ordnung gebenden Zeitverlauf und die geordnete Zeiterfahrung; Kairos hingegen galt als Gott des rechten Augenblicks und der günstigen Gelegenheit. In der griechischen Mythologie wird der Kairos oft als Figur mit kahl geschorenem Hinterkopf und einem Haarschopf an der Stirn dargestellt: Der Mann mit den Flügeln an den Füßen ist eine flüchtige Erscheinung; man bekommt ihn nur schwer zu fassen – und nur dann, wenn man ihm von vorne entgegentritt, ihn im Vorhinein gewärtigt. Läuft man erst einmal hinterher, greift man unerbittlich ins Leere. Denn wann, wenn nicht im gegenwärtigen Augenblick, besteht schon eine reelle Chance, das Leben am Schopf zu packen? Das ist eine Einsicht, die vielleicht am besten in der Sprache der Dichter zum Ausdruck kommt, etwa in den Worten des palästinensischen Poeten Mahmoud Darwish: *„Übe das Leben jetzt, damit es dich Leben lehrt* [...] *und setz ab hier und jetzt von deinen Schultern deine Bahre* [...]*."*

Ob durch Naturereignisse wie ein aufleuchtender Blitz oder ein verglühender Sonnenuntergang, ob bei der Betrachtung eines Gemäldes oder beim Musikhören – eindringliche Präsenz kann ganz plötzlich als Augenblick außergewöhnlicher Wahrnehmung entstehen: eine Art des Erlebens, die die Alltagsrealität gleichsam durchschneidet (Dazu passt das scharfe Messer, mit dem der Kairos manchmal dargestellt wird). Das Konzept der Präsenz wird daher einerseits in der Kategorie der Offenbarung gedacht, gleichsam als Gabe, die unvermittelt vom Himmel fällt (also *„Top-Down"*): als Ereignis der Intensität, als Einbruch einer anderen Wirklichkeit, als „insulare Erfahrung" (H.U. Gumbrecht). Oder, um bei der Analogie von Chronos und Kairos zu bleiben, als „Zeitwende", als herausragender Moment, als zeitliches Empfinden, das quer steht zur linearen Abfolge der messbaren Stunden. Auch der Geistesblitz des Erkennens wird damit evoziert. Im Rahmen einer christlichen Lesart erhält der Kairos im Neuen Testament noch andere Bedeutungsfärbungen, zum Beispiel als „erfüllte Zeit".

Präsenz ist aber nicht ausschließlich mit dem flüchtigen Erscheinen des Kairos assoziiert; sie ereignet sich nicht nur in unvorhersehbaren magischen Momenten. Denn Geistesgegenwart zeigt sich auch in subtilsten Schattierungen; und sie kann kultiviert werden: Wiewohl Präsenzerfahrungen nicht willentlich herbeiführbar sind, kann man günstige Bedingungen dafür schaffen. Diese inneren und äußeren Bedingungen umfassen im therapeutischen Kontext etwa die Gestaltung von Behandlungsatmosphären, die entsprechende Schulung und Sensibilität des Therapeuten sowie den Einsatz spezieller Behandlungsverfahren, insbesondere Achtsamkeits-basierter Therapien. Geistesgegenwart kann sich entfalten, wie eine Pflanze, die bei ausreichend Licht, Luft und Wasser gen Himmel wächst: Das Konzept der Präsenz sollte daher ebenso in der Kategorie der Praxis und der Übung erfasst werden (also *„Bottom-Up"*). Dieser Zugang ist gerade an der Schnittstelle von Ästhetik und Therapie von Interesse.

Präsenz und ästhetisches Erleben

Seit den 1990er Jahren hat sich ein zunehmend breites Forschungsfeld entwickelt, das sich mit Präsenz-Effekten in Kunst und Literatur auseinandersetzt (Kreuzmair 2012, 234). Vor allem durch die einflussreichen Arbeiten des deutsch-amerikanischen Literaturtheoretikers Hans Ulrich Gumbrecht ist der Begriff der „Präsenz" in den Geistes- und Kulturwissenschaften prominent geworden. Gumbrecht plädiert dafür, das ästhetische Erleben von Präsenz gegenüber dem ausschließlich interpretierenden Weltzugang aufzuwerten, der die letzten Jahrhunderte des abendländischen Denkens – und somit auch unsere Wahrnehmungsgewohnheiten – geprägt hat. Während die Hermeneutik darauf abzielt, den „eigentlichen Sinn" jenseits der Oberfläche der Welt zu enträtseln, lenkt Gumbrecht den Blick auf das konkrete Diesseits: die Materialität der Texte und Kunstwerke oder die Körperlichkeit der ästhetischen Erfahrung. Beispielhaft für Präsenzerlebnisse seien das „Augenblicksversprechen" durch bestimmte Bilder, die „überströmende Süße" beim Hören klassischer Musik, aber auch der „Moment der Bewunderung" bei Sportereignissen wie dem American Football. Die intensive Begegnung mit Kunst oder anderen Objekten ästhetischer Erfahrung ist demnach ein Ort der Gegenwart; das ästhetische Erleben oszilliert zwischen Präsenz und Sinn. Ausgehend von diesem Konzept sieht Gumbrecht die moderne westliche Gesellschaft vornehmlich als „Sinnkultur", die aber gerade heute von einer „Sehnsucht nach Präsenz" befallen sei (Gumbrecht 2012, 332f.; 2010, 143).

Wer nach schönen Beispielen sucht, um diese These zu bekräftigen, findet in einer Kunst-Performance am New Yorker *Museum of Modern Art* starken Stoff. Im Jahr 2010 machte die serbische Künstlerin Marina Abramović ihre eigene Anwesenheit zum Thema einer Ausstellung: Für das Projekt *„The artist is present"* saß sie für jeweils sieben Stunden an sechs Tagen pro Woche auf einem Sessel im Atrium des Museums, und das drei Monate lang. Die Besucher waren eingeladen, einzeln gegenüber der schweigenden Künstlerin Platz zu nehmen. Allmählich entwickelte das Kunstprojekt eine erstaunliche

Dynamik und emotional aufgeladene Atmosphäre. In den letzten Wochen der Performance stellten sich die Besucher sogar tage- und nächtelang an, nur um für eine Weile mit der Künstlerin zu sitzen. Viele wurden zu Tränen gerührt, einige schilderten fast schon mystische Erlebnisse von Nähe und Verschmelzung. Zeitungen berichteten, dass auch beim Dokumentarfilm zur Performance viele Kinobesucher emotional mitgenommen wurden. Und das, obwohl – oder gerade weil? – es keinen verbalen Austausch zwischen Abramovic´ und den Teilnehmern gegeben hatte. Was war geschehen? Wie ist die heftige Affektwirkung zu erklären? Es gibt eine Erklärung, die über die konkreten psychologischen Aspekte, über die persönliche und künstlerische Biographie von Abramović hinausweist. *„Wenn wir die Vorstellung der ‚charismatischen Persönlichkeit' einmal beiseite lassen"*, so der Psychiater und Psychoanalytiker Rainer Gross, *„wurde der Effekt schlicht durch die intensive und durch die Inszenierung weiter aufgeladene Präsenz der Künstlerin hervorgerufen"* (Gross 2014, 12).

Diese Performance lässt sich als einprägsames Lehrstück über Präsenz heranziehen – an Kunstuniversitäten ebenso wie in Meditationsseminaren oder in der Fortbildung für Psychotherapeuten. Sie verdeutlicht nicht nur Gumbrechts Präsenzverständnis; es scheint, als ob hier Kunst exemplarisch zu erlebter Gegenwart verdichtet wird. Diese Tendenz teilt die Performance mit allen Kunstformen, bei denen körperliche Präsenz radikal eingefordert wird. Aber nicht nur das: Ist es nicht so, dass Kunst generell unsere Gegenwart provoziert, auf authentische Begegnung angelegt ist? Im Fall von Abramović ist das eine Begegnung zwischen Menschen, aber der Aspekt der „ästhetischen Einladung" findet sich auch bei den Kunstobjekten (und der Welt ihrer Schöpfer) sowie überhaupt bei der Erfahrung des Schönen, dessen Anziehungskraft unsere Aufmerksamkeit ruft. Das Schöne ist **per se** attraktiv: Um seinen Ruf braucht man sich keine Sorgen zu machen; dieser ist quer durch alle Zeiten und Kulturen zu vernehmen. Denn das Schöne appelliert an unsere Sinne und an unser ganzes Wesen.

Ästhetische Faktoren wirken in großer Vielfalt. Ihre vereinnahmende Wirkung kann sich umso mehr entfalten, wenn sie in einer günstigen Umgebung zum Vorschein kommen, etwa wenn ein Abstand zwischen Alltagswelt und ästhetischer Erfahrung hergestellt ist. Ergriffenheit durch Musik oder Film entsteht leichter im feierlichen Rahmen des Konzertsaals oder der dunklen Höhle des Kinos als zu Hause vor der Stereoanlage oder vor dem Fernsehgerät. Die Kunst der Ausstellungsmacher ist gefragt, wenn es darum geht, Kunstwerke zur Geltung zu bringen. Auch Sakralbauten können die Kraft des Schönen atmosphärisch fördern. Weitere Beispiele wären rasch zur Hand. Was aber sind die inneren Bedingungen, die ästhetische Erfahrung begünstigen?

Wer wach und mit offenen Augen durch die Gegend geht, kann an jeder Straßenecke solche Erfahrungen machen. Man begegnet dem Schönen dann auch unverhofft, zum Beispiel in Form von wild wuchernden Gewächsen, die sonst gemäß kulturell konditionierter Wahrnehmung als „Unkraut" abgetan würden. Denn der Ruf des Schönen verhallt oft in den Grauschleiern des Alltags, in der Rund-um-Geschäftigkeit des modernen Lebens. Es bedarf somit einer „ästhetischen Haltung" und einer ebensolchen „Aufmerksamkeit", um für diesen Ruf empfänglich zu werden:

> *Ästhetische Faktoren wirken immer, auch ohne dass wir uns ihrer bewusst sind. Wir können sie uns aber bewusst machen, sie kultivieren und damit intensivieren, indem wir unsere ästhetische Wahrnehmungsbereitschaft, also die Möglichkeit zu empfinden und zu erleben durch ästhetische Aufmerksamkeit, Achtsamkeit, Offenheit und ästhetische Zuwendung erhöhen. Wie und wie viel wir ästhetisch erleben, hängt somit nicht nur von der jeweiligen Situation, sondern vor allem auch von unserer ästhetischen Aufmerksamkeit und Haltung ab.* (Musalek und Poltrum 2011, 12)

Es bedarf, so lässt sich folgern, einer bestimmten Art von Präsenz, um ästhetisches Erleben in Gang zu setzen oder zu vertiefen. Von dieser

Geistesgegenwart ist zu erwarten, dass sie bei entsprechender Intensität den Blick auf die Tiefendimension der Ästhetik eröffnen kann.

Präsenz durch kontemplative Praxis

Um zu sehen, welche Wirkung innere Bedingungen im Hinblick auf das ästhetische Erleben entfalten können, lohnt es sich, einen Bereich ins Auge zu fassen, in dem die Kultivierung von Präsenz gewissermaßen auf der Tagesordnung steht. In den Yoga-basierten kontemplativen Traditionen mit ihren vielfältigen Erscheinungsformen ist dies der Fall. Buddhistische Meditation beispielsweise ist eine bestimmte Form der Yoga-Praxis. Sie hat sich ab der zweiten Hälfte des 20. Jahrhunderts in der westlichen Welt verbreitet und wird heute auch im säkularen Kontext, im Dialog mit der Hirnforschung, als „Wissenschaft des Geistes" ohne metaphysischen Überbau diskutiert (vgl. u.a. Singer und Ricard 2013) – und, in weiterer Folge, sogar als Werkzeug, das flächendeckend in den Schulen vermittelt werden sollte, um die geistige Autonomie der Schüler im Zeitalter der neuen Medien zu erhöhen (Metzinger 2014, 361ff.).

Lässt sich damit womöglich auch die ästhetische Empfänglichkeit steigern? Wer sich mit zeitgenössischer buddhistischer Literatur auseinandersetzt, wird immer wieder auf Berichte und Anekdoten stoßen, in denen die meditative Praxis die Erfahrung des Schönen hervorbringt. So erzählt etwa die Meditationslehrerin Christina Feldman, wie sie einmal ein Seminar in der Wüste von Arizona geleitet hat: Unzählige Personen hatten ihr zuvor von der gigantischen Schönheit dieser Landschaft berichtet, und sie war schon gespannt, dies auch selbst zu erleben. Nach der nächtlichen Ankunft stellte sie sich daher schon frühzeitig den Wecker, um den Sonnenaufgang ja nicht zu verpassen. Doch der erste Blick war enttäuschend – nur eine braune, flache Landschaft ohne jeden Anschein von Leben. War das womöglich eine andere Wüste als in den Berichten? Erst nach ein paar Tagen fortgesetzter Meditationspraxis, so Feldman, begann die Landschaft das Geheimnis ihrer Schönheit preiszugeben:

Je mehr ich schaute, lauschte und fühlte, desto mehr sah ich. Die Wüste war durchdrungen von Leben. Der Dunst der Hitze schimmerte über dem Boden. Im braunen Ton der Landschaft waren unzählige subtile Schattierungen und Texturen. Jede Stunde, wenn die Sonne sich bewegte und verschiedene Licht- und Schattenmuster warf, veränderte sich die Wüste. (Feldman 2001, 171; Übersetzung des Autors).

Eine andere Anekdote findet sich beim britischen Theravada-Mönch Ajahn Brahm, der in der thailändischen Waldtradition gelernt hat und heute Abt eines buddhistischen Klosters in Australien ist. Es handelt sich um einen Bericht, der die Wahrnehmungs-verändernde Kraft einer stark gesteigerten Achtsamkeit verdeutlichen soll:

Als junger Mönch im Wat Pa Nanachat im nordöstlichen Thailand übte ich in der Halle gern das Meditieren im Gehen und fand dabei Frieden. Ich hielt den Blick stets gesenkt, sodass er etwa zwei Meter vor mir über den Betonboden strich. Dann musste ich stehen bleiben. Ich traute meinen Augen nicht, aber der triste Betonboden wandelte sich zu einem Bild von unfassbarer Schönheit. Die Grautöne zusammen mit der Oberflächenstruktur erschienen mir auf einmal als das Schönste, was ich je gesehen hatte. Ich dachte schon, man müsste dieses Stück Boden ausschneiden und an die Tate Gallery in London schicken – ein Kunstwerk! Ein, zwei Stunden später war es wieder ein absolut gewöhnliches und nichts sagendes Stück Betonboden.
(Ajahn Brahm 2007, 148)

Vermag intensive Geistesgegenwart auch die nichts sagenden Dinge des Alltags zu strahlender Schönheit zu erwecken? Berichte dieser Art deuten jedenfalls darauf hin, dass die Intensität der ästhetischen Erfahrung durch das Ausmaß der Präsenz vermittelt werden kann. Ästhetisches Erleben ist gemäß der buddhistischen Lehre allerdings kein Selbstzweck – geht es doch auch darum, die unschönen und unappetitlichen Seiten des Daseins zu kontemplieren, um den tiefsitzenden Gewohnheiten des geistigen Anhaftens entgegenzuwirken.

In der buddhistischen Weisheitslehre soll Präsenz letztlich dazu verhelfen, die Natur der Phänomene klar zu erkennen. Diese Geistesgegenwart wird im Rahmen des „edlen achtfältigen Pfades" konzeptualisiert, und zwar über das Zusammenspiel der beiden Geistesqualitäten „rechte Achtsamkeit" und „rechte Sammlung", die durch „rechtes Bemühen" zu entwickeln sind. Ein solches Sich-Üben konstituiert die Praxis der Meditation (Pali: „Samadhi"). Anders ausgedrückt bemüht sich der Meditierende, durch Kultivieren eines achtsamen **und** gesammelten Geistes eine bestimmte Form von Präsenz zu entwickeln. Diese meditative Praxis soll von den anderen Pfad-Faktoren aus den Bereichen „Weisheit" und „Ethik" (Tugend) getragen werden. Man könnte auch sagen, dass Präsenz hier aus dem Geist von Weisheit und Ethik hervorgebracht wird: eine Geistesgegenwart, in die alle Faktoren des „edlen achtfältigen Pfades" hineinwirken sollen – analog zur traditionellen Darstellung der Lehre als Rad, dessen acht Speichen im Zentrum zusammenkommen. In einer derart zentrierten Präsenz soll die gesamte buddhistische Geistes- und Herzensschulung kulminieren.

Präsenz als therapeutischer Faktor

Dass Aufmerksamkeit und Geistesgegenwart erlernbar sind und durch konkrete Übungen geschult werden können, ist die Prämisse der Yoga-basierten kontemplativen Traditionen. Seit dem ausgehenden 20. Jahrhundert ist dieser Zugang massiv in das therapeutische Feld eingeflossen. Ausschlaggebend dafür war auch die persönliche Begegnung einer wachsenden Zahl von Therapeuten mit meditativen Formen der Aufmerksamkeitsschulung. Die Entdeckung dieses Potenzials im klinisch-therapeutischen Kontext geht maßgeblich auf die Pionierarbeit von Jon Kabat-Zinn zurück, der in den 1970er Jahren das Programm der *„Mindfulness-based Stress Reduction"* (MBSR), der Achtsamkeits-basierten Stressreduktion, begründet hat.

Die weite Verbreitung und erfolgreiche Weiterentwicklung dieses Ansatzes in einer Vielzahl Achtsamkeits-basierter Verfahren hat das aktuelle Verständnis, wie Präsenz für die Therapie hilfreich sein kann, wesentlich geprägt. Insofern erfolgt die Auseinandersetzung mit dem therapeutischen Faktor „Präsenz" heute größtenteils unter dem Label der „Achtsamkeit". Und nicht nur das: Plakativ, aber durchaus berechtigt, lässt sich sagen, dass das 2500 Jahre alte Konzept der Achtsamkeit zu Beginn des 21. Jahrhunderts die Wissenschaft erobert – so zumindest lautete der Titel eines interdisziplinären Projekts, bei dem Natur-, Sozial- und Geisteswissenschaftler im Dialog mit Vertretern des Buddhismus die enthusiastische Rezeption der Achtsamkeit in der Medizin, Psychologie und Hirnforschung sowie in der Pädagogik und anderen Sozialwissenschaften beschrieben (Zimmermann et al. 2012). Heute ist Achtsamkeit das mit Abstand am besten erforschte Präsenz-Konzept.

Abgeleitet von ihren Wurzeln in der buddhistischen Psychologie bezeichnet Achtsamkeit eine bestimmte Form der Hinwendung zur gegenwärtigen Erfahrung. Achtsamkeit vermittelt eine, wenn man so will, warmherzige Präsenz: Denn diese Hinwendung zur momentanen Erfahrung ist charakterisiert durch Qualitäten wie Akzeptanz, Wohlwollen und Offenheit. Sie erfolgt unmittelbar und unvoreingenommen, ohne automatische Wertung und (Vor-)Urteil. Achtsamkeit ist gleichsam „Hautkontakt" mit der Gegenwart – sie erkundet einfach, was im Moment da ist. Das bedeutet, mit der ganzen Aufmerksamkeit im **Hier und Jetzt präsent zu sein** und sich dabei der Sinneswahrnehmungen, Gedanken, Gefühle, Verhaltensimpulse und/oder anderer Bewusstseinseindrücke gewahr zu sein, sowie auch der Aufmerksamkeitslenkung selbst bewusst zu werden (vgl. Remmel et al. 2013, 116).[1]

Die Steuerung der Aufmerksamkeit ist ein integraler Bestandteil der Achtsamkeitsschulung. Tatsächlich wird mit zunehmender Fähigkeit, die Aufmerksamkeit zu lenken, die geistige Autonomie erhöht. Wie bei einem Schiff, das bisweilen einem stürmischen Wellengang ausgesetzt war, gibt es nun jemanden, der das Steuerrad zu bedienen weiß. Durch Achtsamkeitstraining entsteht so etwa die Fähigkeit, von quälenden Grübeleien und Emotionen Abstand zu nehmen; die Patienten können erfahren, dass sie dem Krankheitserleben nicht machtlos ausgeliefert sind. Umgekehrt wird das Vermögen gestärkt, mit der Aufmerksamkeit bei heilsamen Aspekten der Erfahrung zu verweilen und damit positive Ressourcen zu nähren. Das gilt auch für die Begegnung mit dem Schönen und damit assoziierte Qualitäten wie ästhetischer Genuss, Freude oder Dankbarkeit.

Dem Prinzip Achtsamkeit wird heute generell große Bedeutung für den klinischen Alltag in Medizin und Psychotherapie beigemessen: In der Behandlungssituation gilt Achtsamkeit als einer jener unspezifischen Wirkfaktoren, die laut Psychotherapieforschung sogar bedeutsamer sind als spezifische Faktoren oder Techniken. Das heißt, dass der Therapeut bereits als Person, in seiner Präsenz und Klarheit, seinem Wohlwollen und seiner Zugewandtheit, eine signifikante Wirkung entfaltet (Ryan et al. 2012). Von Seiten der Patienten kann Achtsamkeit die spezifischen Therapien grundlegend fördern. Als immer wieder zu übende Grundhaltung und Einstellung kann sie therapeutische Veränderungsprozesse wesentlich erleichtern. Die Wirksamkeit von Achtsamkeits-basierten Therapien wird mittlerweile in zahlreichen klinischen Anwendungen durch kontrollierte Studien belegt, insbesondere auch

1 Zur Begriffserörterung von „Achtsamkeit" an der Schnittstelle von Buddhismus, Wissenschaft und Therapie vgl. Williams und Kabat-Zinn 2013; Zimmermann et al. 2012; Weber 2009; zur umfassenden Bedeutung des Begriffs der „rechten Achtsamkeit" im Kontext der buddhistischen Lehre vgl. Thanissaro Bhikkhu 2012.

in der Behandlung und Rückfallprophylaxe bei Menschen mit Suchterkrankungen (Remmel et al. 2013; Bowen et al. 2010).

Um die Arbeit mit Achtsamkeit weiterzuentwickeln, ist die Reflexion ihres historischen Ursprungs weiterhin wichtig. Denn bei der Übersetzung des Konzepts der Achtsamkeit aus einer kontemplativen in eine therapeutische Praxis ist eine Rumpffassung des ursprünglichen Begriffs (Pali: „Sati“) entstanden, herausgelöst aus den erkenntnismäßigen und ethischen Kontexten der buddhistischen Lehre (Weber 2010). Und Achtsamkeit erscheint in der modernen Rezeption nunmehr ohne jene Geistesqualität, die ihr traditionellerweise als untrennbarer Zwilling an die Seite gestellt wurde: „Samadhi“, die Sammlung, Zentrierung und Einung des Geistes, die mit innerer Stabilität einhergeht und dafür sorgt, dass die Achtsamkeit langfristig aufrechterhalten werden kann. Mit wachsender Ausprägung verleiht „Samadhi“ der ganzen Erfahrung zunehmende Tiefe. Auch dieser Aspekt der kontemplativen Praxis, der im therapeutischen Diskurs bislang so gut wie ausgeblendet ist, könnte nicht nur für Yogis interessant sein.

Die buddhistische Psychologie ist aber bei weitem nicht die einzige Quelle für Präsenz-Konzepte, die an der Schnittstelle von Ästhetik und Therapie relevant erscheinen. So kann der antike griechische Mythos des Kairos, des günstigen Augenblicks, auch heute noch für die therapeutische Arbeit aufschlussreich sein. Spuren zum Thema Präsenz finden sich nicht nur in der abendländischen Geistesgeschichte, sondern auch in der westlichen Therapie-Tradition selbst: beispielsweise im Werk von Carl Rogers, dem Begründer der Person-zentrierten Psychotherapie, der eindringliche Erfahrungen in Encounter-Gruppen mit dem Begriff „*presence*“ charakterisierte (Tichy 2018); in der Gestalttherapie von Frederick Perls, der sich auf ein Konzept des „Hier und Jetzt“ bezog (Knittel 2014); oder in Eugene Gendlins Beschreibung einer „verkörperten Bedeutung“ am Übergang zwischen somatischer und gedeuteter Welt (Weber 2010, 64f.). Auch das ganze Spektrum der

Körper-orientierten Psychotherapien bietet Anknüpfungspunkte, denn ein wichtiger gemeinsamer Nenner westlicher und östlicher Auffassungen von Geistesgegenwart ist das Körper-Gewahrsein: Präsenz ist demnach nicht-dissoziiert vom körperlichen Erleben (Weber 2010, 67).

Präsenz als Konzept und Erfahrung

Wie der bisherige Streifzug gezeigt hat, erscheint Präsenz tatsächlich als intimes Bindeglied zwischen Ästhetik und Therapie. Die Kultivierung von Präsenz ermöglicht stets ein tieferes „Sehen“: Insofern ist sie wie ein Schlüssel zur Tiefendimension der Ästhetik und zur heilsamen Erfahrung des Schönen.

Aufschlussreich in diesem Zusammenhang ist bereits die Wortherkunft von Ästhetik, denn der altgriechische Begriff *„Aisthesis“* meint ursprünglich so viel wie Sinneswahrnehmung oder Sinnesempfindung (vgl. Poltrum 2010, 2007). Während also Ästhetik im engeren Sinn mit Schönheit und Kunst assoziiert ist, gründet Ästhetik im weiteren Sinn auf *„Aisthesis“*, auf jeglicher Form von Sinneswahrnehmung, und bezeichnet dabei jenen *„Ort, wo Ego und Welt, Ich und Lebenswelt vermittelt über die Sinne ineinander verschlungen sind* […]*“* (Poltrum 2010, 53). Im breiten Spektrum zwischen den konträren Polen „Ästhetik“ (Entfaltung der Sinneswahrnehmung) und „Anästhetik“ (Betäubung der Sinneswahrnehmung) weist Präsenz eindeutig in die ästhetische Richtung. Sie führt in dieser Hinsicht zur vollen Ausschöpfung des „ästhetischen Potenzials“. Umgekehrt wird klar, warum bei der therapeutischen Anwendung eines Präsenz-Konzepts wie Achtsamkeit auch Voraussetzungen und Kontraindikationen abzuklären sind, denn es gibt Menschen, die gleichsam einen anästhetischen Schutz gegenüber Aspekten ihrer Wahrnehmung benötigen, insbesondere im klinischen Kontext.

In der Auseinandersetzung mit Präsenz gilt es schließlich noch ein subtiles Paradoxon zu beachten: Denn einerseits handelt es sich um einen grundlegenden Modus des menschlichen Geistes, um eine universelle Erfahrungsqualität, die nicht an ideologische oder kulturelle Identitäten gebunden ist. Sie kann in allen Lebensbereichen aufscheinen: zum Beispiel im Zusammensein mit einem geliebten Menschen, in der Inspiration durch große Kunst, in der therapeutischen Begegnung oder beim Sport. Andererseits aber ist Präsenz bestimmt durch die Motive und Bedingungen ihrer Entstehung und somit auch konditioniert durch den etwaigen Übungsweg, der sie hervorgebracht hat. Präsenz-Konzepte wirken auf diese Weise in die Präsenz-Erfahrung hinein. Diese wiederum ist in besonderem Maß dazu geeignet, Konzepte aller Art hinter sich zu lassen. In der konkreten Erfahrung manifestieren sich die Früchte der Präsenz – nicht zuletzt eine **Attraktivität des Erlebens**, die gerade für die Suchttherapie hilfreich sein könnte.

Literatur

Abramović, Marina: The Artist is Present. Hrsg. von Klaus Biesenbach. The Museum of Modern Art, New York 2010 (siehe auch DVD mit gleichlautendem Dokumentarfilm)

Ajahn Brahm: Im stillen Meer des Glücks. Handbuch der buddhistischen Meditation (Orig.: Mindfulness, Bliss, and Beyond). Aus dem Englischen von Jochen Lehner. Lotos Verlag, München 2007

Bowen, Sarah; Chawla, Neha: Marlatt, G. Allan: Mindfulness-based relapse prevention for addictive behaviors. A Clinician's Guide. Guilford Press, New York 2010

Feldman, Christina: The Buddhist Path to Simplicity. Spiritual Practice for Everyday Life. Thorsons (Harper Collins Publishers), London 2001

Gross, Rainer: Präsenz – ein Konzept zwischen Kulturwissenschaft und therapeutischem Diskurs. Vortrag am 8.1.2014 im „Salon philosophique" des Anton Proksch Instituts (API), Wien (Unveröffentlichtes Manuskript) 2014

Gumbrecht, Hans Ulrich: Diesseits der Hermeneutik. Über die Produktion von Präsenz. (Orig.: Productions of Presence. What Meaning Cannot Convey). Aus dem Englischen von Joachim Schulte. Suhrkamp, Frankfurt/M 2004

Gumbrecht, Hans Ulrich: Unsere breite Gegenwart. Aus dem Englischen von Frank Born. Suhrkamp, Berlin 2010

Gumbrecht, Hans Ulrich: Präsenz. Suhrkamp, Berlin 2012

Kreuzmair, Elias Hans Ulrich: Gumbrechts Begriff der Präsenz und die Literatur. Helikon. A Multidisciplinary Online Journal. 2012; 2:233–247

Metzinger, Thomas: Der Ego Tunnel. Eine neue Philosophie des Selbst: Von der Hirnforschung zur Bewusstseinsethik (erweiterte und aktualisierte Ausgabe; erste deutschsprachige Auflage 2009). Piper, München 2014

Musalek, Michael: Social aesthetics and the management of addiction. Current Opinion in Psychiatry. 2010; 23(6):530–535

Musalek, Michael; Poltrum, Martin (Hrsg.): Ars medica. Zu einer neuen Ästhetik in der Medizin. Papst Science Publishers, Lengerich und Parodos Verlag, Berlin 2011

Poltrum, Martin: Klinische Philosophie. Logos Ästhetikus und Philosophische Therapeutik. Papst Science Publishers, Lengerich, und Parodos Verlag, Berlin 2010

Poltrum, Martin: Ästhetik und Anästhetik. Das Schöne als Therapeutikum. In: psycho-logik. Jahrbuch für Psychotherapie, Philosophie und Kultur, Bd. 2. Hrsg. von Rolf Kühn und Karl Heinz Witte. Verlag Karl Alber, München 2007

Remmel, Andreas; Remmel-Richarz, Britta; Tauss, Martin: Achtsamkeit als Haltung und Basis therapeutischer Veränderungsprozesse – Chancen für die Suchtbehandlung. rausch. Wiener Zeitschrift für Suchttherapie. 2013; 2:115–127

Rohr, Richard: Pure Präsenz: Sehen lernen wie die Mystiker (Orig.: The Naked Now). Aus dem Amerikanischen von Andreas Ebert (6. Auflage; erste Auflage 2010). Claudius Verlag, München 2013

Ryan, Anjanette; Safran, Jeremy D.; Doran, Jennifer M.; Muran, J. Christopher: Therapist mindfulness, alliance and treatment outcome. Psychotherapy Research 2012; 22:289–297

Singer, Wolf; Ricard, Matthieu: Hirnforschung und Meditation. Ein Dialog (7. Auflage; erste Auflage 2008). edition unseld, Frankfurt/M 2013

Thanissaro Bhikkhu (2012) Right mindfulness: memory & ardency on the buddhist path. Metta Forest Monastery, Valley Center, CA, USA. Online abgerufen unter www.accesstoinsight.org/lib/authors/thanissaro/rightmindfulness.pdf (12/2014; zuletzt abgerufen am 16.11.2025)

Tichy, Harald E.: Die Kunst, präsent zu sein. Carl Rogers und das frühbuddhistische Verständnis von Meditation. Psychotherapiewissenschaft in Forschung, Profession und Kultur, Bd. 22. Waxmann, Münster 2018

Weber, Akincano M.: Achtsamkeit – ein Begriff zwischen den Welten. Teil 1 – Zur Psychologie buddhistischer Geistesgegenwart. Transpersonale Psychologie und Psychotherapie. 2009; 2:71–82

Weber, Akincano M.: Achtsamkeit – ein Begriff zwischen den Welten. Teil 2 – Buddhistische Geistesgegenwart in therapeutischer Praxis. Transpersonale Psychologie und Psychotherapie. 2010; 1:61–73

Williams, Mark; Kabat-Zinn, Jon (Hrsg.): Achtsamkeit. Ihre Wurzeln, ihre Früchte (Orig.: Mindfulness: diverse perspectives on its meaning, origins, and multiple applications at the intersection of science and dharma). Aus dem Englischen von Mike Kauschke. Arbor Verlag, Freiburg/Br 2013

Zimmermann, Michael; Spitz, Christoph; Schmidt, Stefan (Hrsg.): Achtsamkeit. Ein buddhistisches Konzept erobert die Wissenschaft. Huber, Bern 2012

GPSR Compliance

The European Union's (EU) General Product Safety Regulation (GPSR) is a set of rules that requires consumer products to be safe and our obligations to ensure this.

If you have any concerns about our products, you can contact us on ProductSafety@springernature.com

In case Publisher is established outside the EU, the EU authorized representative is:

Springer Nature Customer Service Center GmbH
Europaplatz 3
69115 Heidelberg, Germany

Batch number: 10339798

Printed by Printforce, the Netherlands